東洋医学思想研究

―鍼灸思想の伝承と現代人の養生―

閻　淑珍　著

文眞堂

はしがき

　東洋医学は、数千年乃至数万年の歴史に生きた人々の知恵と経験の結晶として、中国文化の精華であると言っても過言ではない。中国は長い歴史にたくさんの戦争や疫病を被っても、自然環境に決して恵まれていないなかでも、依然として繁栄し続けているのは、東洋医学の功績が大きい。医学は日常生活の衣・食・住・行にあり、生活こそ医学である。東洋医学は日常の生活と常に一体となっている。

　本書は、東洋医学における得意な分野である鍼灸と養生学を研究対象とし、二部より構成している。第一部は、鍼灸医学の源となる『黄帝明堂経』系統の伝承と伝承過程に起きた変化、およびその変化をもたらした根本的な原因を考察したものである。特に、これまでほとんど考察されてこなかった灸療法にスポットを当て、『医心方』等の日本に残存する史料を活用し、「明堂類」「明堂系統」の流伝と継承を明らかにしようとする。同時に、近世以降の灸経にも考察の範囲を拡大し、現代医療の臨床にもヒントを与えようとする。この部分は筆者が数年間をかけて完成した博士論文である。

　『黄帝明堂経』は、鍼灸の治療を施す経穴に関して専門的に論述した最古の専著である。成立年代は明らかではないが、漢代であると考えられており、唐代には楊玄操や楊上善による注釈書が著された。宋代に散逸し、日本に巻一の零本が三点、敦煌文書に断片が残存するだけであるが、その理論はさまざまな形で継承され、経穴学という東洋医学における得意な分野を形成した。『黄帝内経』とともに東洋医学のバイブルとして重要視され、今日の針灸医学に至るまで大きな影響力を発揮した。したがって、東洋医学の主要文献として、医学史研究者のみならず臨床の針灸師にも大いに注目されている。これまでの研究においては、伝存本の校勘、覆刻や書誌学的考察がなされ、『甲乙経』『外台秘要方』『太平聖恵方』『医心方』等に引用された佚文を集録してテキストを復原する試みもなされてきた。

本書は、そうした先行研究の成果を踏まえながら、『黄帝明堂経』に関連する論述の理論的な分析を行うことによって、その流伝と継承の具体的様相を明らかにし、『黄帝明堂経』を基盤とする灸療法、経穴学が六朝から唐にかけてどのような展開を繰り広げたかを考究しようとしたものである。これまでの研究は、書誌学的な方面での考察が中心であり、論述内容に立ち入って議論するものはあまりなかったので、本書は筆者の意欲作と言える。しかも、考察対象を『黄帝明堂経』だけに限定せず、明堂類、灸療法、経穴学という大きな括りで把握し、その全体像を探ろうとしたものである。

　考察の中心となったものは『医心方』巻二である。これに関してはこれまでの数多くの研究成果を十分に消化したうえで、さらに灸療法の資料の精読を行い、いくつもの新しい視点を見出そうとしている。また、『外台秘要方』『太平聖恵方』といった唐宋の医書に引用された論説を吟味し、近年発見された秦漢の出土医書や敦煌文献もあわせて考察するなど、広範囲の文献に論及し、理論分析とその思想的背景を明らかにしようと試みた。

　そもそも東洋医学における鍼灸は、今現在では「鍼」と「灸」は並称されているが、鍼灸文献を考察すれば、灸療法の歴史は鍼より早いこと、灸療法が鍼よりも民間の隅々まで浸透していたことが分かる。中国で民国まででは、"要想身体安、三里常不乾"（体が病気になりたくなければ、常に足三里にお灸をしなさい）のことわざがあるほど、また日本でも明治維新まででは"足三里にお灸しない人と一緒に旅をしない"のような俗語があるほど、灸療法は、民間社会においては病気を防ぐための免疫力のアップの手段、または様々な病気の治療に日常的に用いられたことが示されている。

　さらに、現在の中国では、灸療法が百年間あまりの間隔を経て、再び脚光を浴びるようになり、名医からは、"譲世界充満愛（艾）"（世界のどこでも愛（艾）が満ち溢れるように）のスローガンさえ提唱されている。その理由は言うまでもなく、灸療法は、現代社会に特有な生活習慣病、慢性病、婦人病、"亜健康"を退治するには最も有効な療法であり、経脈の知識が少しでもあれば、自分でもできる安価な療法である。ところが、自分でも操作できる療法であるからこそ、むやみに灸をして結局のところ事故になることが多い。

　『明堂経』以降現れた鍼灸文献に"禁灸穴"（灸してはいけないツボ）が増え

たことはその表れである。筆者は、この点に気づき、"禁灸穴について"のタイトルで論文を書いたのはこの研究のきっかけとなった。そこから、さらに明堂類、灸療法、経穴学という大きな括りで把握し、その全体像を探る試みをした。こうした研究は、思想史的に鍼灸療法の根本が見えてくるだけでなく、現代の鍼灸治療の現場にもたくさんのヒントを与えられるはずである。特に、鍼灸治療の現場と鍼灸思想の研究が関連を失った今日の時代においては大きな意味を持つと考える。

　第二部は、2010年に博士号を取得した後、筆者が講師を務める"東洋医学養生学研究班"の講義内容や大学の授業内容の一部を抽出したものである。論文ではなく、あくまでも講義内容の主旨のような形であるため、"養生学講義ノート"と名付けた。何故一般的な社会人や若い学生にこのような講義をするか、筆者自らの考え方を述べたい。まず、筆者の治学理念として、学問を研究して実生活に実践・応用できなければ、真の学問ではなく、死んだ学問としか言えない。特に東洋医学思想のような学問は、"以身証道"（自ら身を以て実践し、究極の真理を証明する）がなければ、ただの空論にすぎないことになる。次に、今日の我々が生活する時代は、表面上では物が溢れていて生活環境も便利で快適に見えるが、実際のところ、これらが合わせて慢性病やガンのもととなる体内環境を作っている。現代社会に特有な"亜健康"現象の根本的な原因を知るには、この部分の内容を一読さえすれば気づくはずである。筆者は、東洋医学の基本的な考え方は現代の人々にとって最も必要な教えだと確信しているため、このような講義を始めた次第である。

　第二部「東洋医学養生思想講義ノート」は、「自然老化」「老化を止める鍵」「四季養生法」の三つのテーマで構成されている。「自然老化」は、第一章と第二章が含まれ、『黄帝内経・素問』の首篇である「上古天真論」に関する講義内容である。「上古天真論」は東洋医学の最も重要な養生思想を説かれたもので、数千年の医学史に代々読まれて重宝されてきた教えである。

　人間は命ができてから発育・成長・成熟・老化の生命活動すべては、先天のエネルギーに支持され左右されている。このような先天のエネルギーは主に腎に貯蓄され、ことあるごとに出動を余儀なくされるので、腎気は常に減少する

運命にある。それゆえ、人体も周期的に変化する。女性は七年が一つの周期に、男性は八年が一つの周期に、体が生理的な変化を遂げる。これらの変化をもたらした根本的な駆動力は腎臓の気の盛衰である。同一の道理として、男女それぞれ各段階で起きている年齢に相応しくない成長の遅れや老化現象の根本原因は、腎気の虚弱と衰えにあると認識されている。

　腎の元気度は人間の生活の質、若さの保ち、および寿命の長短に大きく影響するので、腎気を保養することは人間の一生における要務だと言える。第三章「老化を止める鍵」においては、老化を遅らせるために如何にして腎気を保養するかについて、道教と医学の長寿不老法に基づいた具体的な方法を提案し、現代社会に特有な「亜健康状態」の人々のために役立てばと考える。具体的には、「女七男八」の規律を超越した仙人たちの生き方を明らかにしたうえで、夥しい長寿不老法から最も肝心な六つの「強腎法」に絞って説明した。これらの「強腎法」は、すべて日常生活にどこでもいつでもできる実践しやすい養生法である。心掛けして継続し、一つの生活習慣にすれば、知らずうちに様々な不快症状が消えていき、ある日ふっと元気になった自分の体に気づくはず。

　第四章「四季養生法」は、『黄帝内経・素問』の「四気調神大論篇」に関する講義内容である。古代の中国人は、自然界を大宇宙とし、人体を小宇宙とし、小宇宙と大宇宙は常にメッセージとエネルギーを交換し合う関係としてとらえている。小宇宙は大宇宙の一部分である以上、大宇宙の法則に従うべき存在の一つだと考える。この考えは、"人法地、地法天、天法道、道法自然"（人は大地を模範とし、大地は天を模範とし、天は道を模範とし、道はおのずからあるべき姿に従う。）の「天人合一」思想の根本である。自然界は、一年の四季に「春生」・「夏長」・「秋収」・「冬蔵」のリズムで動いている。人間もこの天地自然のリズムに則り、各季節に相応する生活スタイルと心の持ち方をすれば、天地とともに長く生きられ、病気せずに寿命を全うすることができるはず。逆に、病気がちや短命の場合は、生活スタイルと精神状態がこのリズムに逆らったからであると考える。本章では、春夏秋冬の四季にそれぞれ相応しい衣・食・住・行と心の持ち方を詳しく解説する。

2015 年 10 月 6 日

閻　淑珍

目　　次

はしがき

第一部　鍼灸思想の伝承に関する研究 …… 1

第一章　『明堂経』の流伝と現状 …… 2

1　『明堂』の由来と六朝時代の発展 …… 2
2　唐代における『明堂経』の伝承 …… 7
3　甄権と孫思邈の明堂図について …… 11
4　宋代における明堂関係資料の伝承 …… 20
5　現存の明堂資料について …… 22

第二章　日本の平安時代における『明堂経』の流伝
　　　　　──『医心方』巻二「孔穴主治法第一」テキストの考察 … 27

1　『医心方』巻二について …… 27
2　「孔穴主治法第一」が基づくテキストに関する疑議 …… 28
3　『医心方』編纂者丹波康頼の取穴観 …… 30
4　『黄帝内経明堂』楊上善注本の日本での流伝運命 …… 33
5　終わりに …… 42

第三章　禁灸穴から見た『明堂経』系統の変化 …… 44

1　禁灸穴について …… 44
2　原『明堂経』における禁灸穴について …… 45
3　「灸禁法第四」に見える『甲乙経』の禁灸穴 …… 46
4　「灸禁法第四」に見える『曹氏灸経』の禁灸穴 …… 48
5　唐代の灸文献 …… 52

6　各文献に記される禁灸穴 …………………………………… 55
　　7　石門穴と関元穴 ……………………………………………… 57
　　8　天府穴——もう一つの例として …………………………… 62

第四章　両楊氏の著述断片から見た『明堂経』の伝承と変化 … 65

　　1　はじめに ……………………………………………………… 65
　　2　楊玄操の生活年代についての考証 ………………………… 66
　　3　楊玄操の取背腧穴の考え …………………………………… 67
　　4　楊上善と彼の取背腧穴の考え ……………………………… 75
　　5　楊上善『黄帝内経明堂』序 ………………………………… 78
　　6　『外台秘要方』等に見える楊玄操の『明堂音義』 ………… 87
　　7　終わりに ……………………………………………………… 94

第五章　灸の禁忌から見た『明堂経』の周辺の変化
　　　　　——"八木の火"の禁忌をめぐって ……………………… 98

　　1　"八木の火"禁忌が記された文献 …………………………… 98
　　2　"木"と術数学の関わり ……………………………………… 103
　　3　灸治療と"風"観念の間 ……………………………………… 110
　　4　中国医学における"八風"理論と"天忌" ………………… 114
　　5　漢代における"八風配物"思想とその周辺 ……………… 123
　　6　"八木の火"避忌における身体部位配当説 ………………… 127
　　7　"八木"の術数学における性質 ……………………………… 132
　　8　灸の火種の取捨から見た灸の原点 ………………………… 140
　　9　終わりに ……………………………………………………… 145

結語 ………………………………………………………………………… 147

　　参考文献 ………………………………………………………………… 150

第二部　東洋医学養生思想講義ノート
——自然老化と老化を止める鍵および四季養生法——……… 155

第一章　女性の生理的に変化する周期……………………… 156

　　はじめに……………………………………………………… 156
　　1　七歳までの女児の発育と健康 ………………………… 158
　　2　十四歳までの少女の正常な発育と注意点 …………… 160
　　3　一生に一度しかない最も美しい二十一歳 …………… 164
　　4　花を思いっきり咲かせよう——女性としての黄金期の二十八歳… 165
　　5　三十五歳からは下り坂 ………………………………… 166
　　6　四十二歳：中年期の変化を遅らせるカギは何か …… 170
　　7　四十九歳：更年期をどう上手く乗り越えられるか … 173

第二章　男性の生理的に変化する周期……………………… 175

　　1　八歳までの男児の正常な発育と注意点 ……………… 176
　　2　十六歳前後の少年の正常な発育と注意点 …………… 177
　　3　あるべき二十四歳の熱血男児像と現代青年との対照 … 179
　　4　三十二歳の男性が最も魅力的 ………………………… 180
　　5　四十歳は男性の下り坂 ………………………………… 181
　　6　四十八歳：中年男性の注意点 ………………………… 183
　　7　五十六歳：男性の健康と若さを保つ鍵は何か ……… 185
　　8　六十四歳：体の衰えを止められるか ………………… 188

第三章　老化を止める鍵……………………………………… 190

　　1　「腎」というもの………………………………………… 190
　　2　「女七男八」の規律を超越した仙人たち …………… 193
　　3　腎気を保養して腎機能を良くする方法 ……………… 196
　　　（一）叩歯呑津補腎法 …………………………………… 196
　　　（二）耳のマッサージ法 ………………………………… 199

(三)　提肛法（肛門を引き上げる法）……………………… 203
　　(四)　腎を強化するツボ ……………………………………… 204
　　(五)　腎を補う食べ物 ………………………………………… 207
　　(六)　腎の保養と冬の過ごし方 ……………………………… 208

第四章　東洋医学における四季養生法 ………………………… 210

　はじめに………………………………………………………… 210
　1　春の養生法 ………………………………………………… 211
　2　夏の養生法 ………………………………………………… 217
　3　秋の養生法 ………………………………………………… 222
　4　冬の養生法 ………………………………………………… 227
　終わりに………………………………………………………… 234

あとがき……………………………………………………………… 236

第一部

鍼灸思想の伝承に関する研究

第一章
『明堂経』の流伝と現状

1 『明堂』の由来と六朝時代の発展

　"明堂"の元来の意味の解釈は様々であるが、天子が政令を発布する宮殿の意として上古の時代から使われてきたことは確かである。医学分野においては、鼻または目を指すこともあるが、天子が政令を発布する宮殿の意味を象って、経脈系統を指すことに使われるのが発端となる。明堂のイメージがどのようにして経脈と結びつくことができたかについては、経脈の身体における機能と地位によるものである。経脈の機能について、『霊枢』には繰り返し、"夫れ十二経脈なる者、人の生ずる所以（ゆえん）、病の成る所以、人の治（おさま）る所以、病の起る所以、学の始る所、工の止る所以なり、粗の易とする所、上の難とする所なり。"（『霊枢』経別）、"経脈なるものは、能（よ）く死生を決し、百病を処し、虚実を調（ととの）う所以なり、通ぜざるべからず。"（『霊枢』経別）、"夫れ十二経脈なるものは、内は府蔵に属し、外は肢節を絡す。"（『霊枢』海論）と述べられる。人の生と死、病気の発生とそれからの回復はすべて経脈によって決まる。まさに天子が臣民に政令を発布してコントロールするようなものである。

　鍼灸書の書名として、『漢書』芸文志には"明堂"は見当たらない。現時点で見ることのできる資料では、西晋の皇甫謐（215－282）の『鍼灸甲乙経』序文に、"明堂"が始めて言及されている。そこには、次のようにいう[1]。

---

1 『甲乙経』テキストは『東洋医学善本叢書』第7冊に収録される日本静嘉堂本影印本（オリエント出版社、1981年）を用いる。同時に、『鍼灸甲乙経校注』（人民衛生出版社、2004年3月）を参照した。

第一章　『明堂経』の流伝と現状　3

　按『七略』、芸文志、『黄帝内経』十八巻。今有『鍼経』九巻、『素問』九巻、二九十八巻、即『内経』也。亦有所忘失。其論遐邈、然称述多而切事少、有不編次。比按「倉公伝」、其学皆出於『素問』、論病精微、『九巻』是原本経脉[2]、其義深奥、不易覚也。又有『明堂』[3]、孔穴、鍼灸治要、皆黄帝岐伯遺（一作"選"）事也。三部同帰、文多重複、錯互非一。甘露中、吾病風加苦聾、百日方治、要皆浅近。乃撰集三部、使事類相従、刪其浮辞、除其重複、論其精要、至為十二巻。

　『七略』と『漢書』芸文志を調べると、『黄帝内経』十八巻と著録されている。今『鍼経』九巻と『素問』九巻があり、合わせて十八巻、即ち『内経』である。また失われた部分もある。論じられたのは遥か昔であるが、論述されていることは多く、肝要な点は少なく、系統立って編纂されていない。「倉公伝」を考証して見ると、彼の学は、すべて『内経』によっていることが分かる。『素問』は病気を論じるところ精微であり、『九巻』は経脈の根元をさぐり、その意味は奥深く、容易に理解しがたい。また、『明堂』があり、孔穴と鍼灸治療の要点は、みな黄帝と岐伯の遺したものである。三書の帰するところは同じであるが、文の重複が多く、混乱して整っていない。甘露年間、私は風に病み、聾に苦しんだ。百日の間治療を受けたが、その治療方法はつまらないものばかりだった。そこで、以上の三書をまとめて編纂しようとして、項目ごとに分類し、意味のない言葉を削除し、重複するところを除き、精髄を選び、最終的に十二巻と為すに至った。

　『甲乙経』の全称は『黄帝三部鍼灸甲乙経』、または『鍼灸甲乙経』という。

2　注1に引く『鍼灸甲乙経校注』では、この文は「比按『倉公伝』、其学皆出於是。『素問』論病精微、『九巻』原本経脉」と読むべきだとする。訳はこれに従った。
3　従来では「又有『明堂孔穴鍼灸治要』、皆黄帝岐伯遺事也。」と読み、『明堂孔穴鍼灸治要』を書物として考えられているが、谷田伸治『「甲乙経」を構成する"三部"とは何か』（『漢方の臨床』第36巻、第1号、第251～256頁）において、"三部"の一つは『明堂』であり、「又有『明堂』、孔穴、鍼灸治要、皆黄帝岐伯遺事也。」と読むべきとする。一方、浦山久嗣『「明堂経」系文献における書誌学的考察』（『経絡治療』第138号、25～34頁、平成11年7月1日発行）において、「又有『明堂孔穴』、鍼灸治要皆黄帝遺事也」と読むべきとしているが（つまり、『甲乙経』が採用した"明堂"系文献が、『七録』に著録された『『明堂孔穴』二巻と同一であると看做される。）、筆者は谷田の説に従う。

皇甫謐が『素問』『霊枢』『明堂』の三部の医書を合わせて編纂し、魏の甘露年間（256-259）に成書した。

　皇甫謐の序文では、二つのことに注目したい。一つに、『明堂』は『素問』『九巻』（『霊枢』）の鍼灸理論・経脈学説を基本に、経脈流注と腧穴の主治症を述べた鍼灸経典である。三書の理論趣旨は同じなので、"三部同帰"と言われる。本書は『隋書』経籍志に著録される『明堂孔穴』や、『旧唐書』経籍志と『唐書』芸文志にそれぞれ著録される『黄帝明堂三巻』『黄帝明堂経三巻』の祖本であると考えられる。二つに、『甲乙経』には『明堂』の原始的な資料が保存されていたとは言え、"文多重複"、つまり『明堂』の文は『素問』と『霊枢』と重なる部分が多いため、皇甫謐が再編纂した際、その"浮辞"と"重複"する部分を削除した。この行為には、『明堂』を保存する功績がある反面、原本の各部分をばらばらにしてしまい、『明堂』の元の姿を失わせてしまった。

　『明堂』の具体的な成立年代は定かではないが、『漢書』芸文志には"明堂"関係の医書が見えないことから、その上限は『漢書』芸文志が基づいた『七略』の後、つまり漢の哀帝の後の時代と考えられる（漢の哀帝の在位は紀元前6年から紀元前1年で、『七略』はこの時に完成し奏上された）。また、黄龍祥氏は、『甲乙経』所引主治条文に、"淋"を使わず"癃"の字が多数見え、漢殤帝劉隆を避諱していない点などいくつかの論拠からその成立年代の下限は（劉隆）延平元年（106）までと確定できると論じている[4]。

　後に、この書は大きな影響を及ぼし、中国伝統医学の鍼灸経穴学における基本典籍となった。"明堂"を冠した鍼灸書は、皇甫謐の後に現れた晋の葛洪（283～364）の『抱朴子』にも見える。

　余見戴覇、華佗所集『金匱緑囊』、崔中書『黄素方』及百家雑方五百許巻。（中略）余究而観之、殊多不備、（中略）又多令人以鍼治病、其灸法又不明処所分寸、而但説身中孔穴栄俞之名。自非旧医備覧『明堂流注』『偃側図』者、安能暁之哉[5]。

4　黄竜祥『黄帝内経明堂輯校』（中国医薬科技出版社、1987年）所収の『「黄帝内経明堂」文献研究』。
5　『抱朴子』テキストは王明『抱朴子内篇校釈』（中華書局、1985年）を用いる。『抱朴子内篇』巻三"雑応"。

私が見たものとして、戴覇・華佗の集めた『金匱緑嚢』、崔中書の『黄素方』、及び百家のさまざまな処方五百巻ばかり、(中略)私が調べたところ、不備な点が多々ある。(中略)それに、鍼灸により治療を勧めているが、その灸のやり方にしても、腧穴の部位と測る寸法を明らかにしていない。ただ体の中の腧穴、脈絡の名前だけがかいてある。古い医者で『明堂流注』『偃側図』を詳しく見た人でなければ、どうして理解できようか。

葛洪のいう『明堂流注』『偃側図』のような人体穴位図は、恐らく『隋書』経籍志の注に著録される"梁有明堂流注六巻、亡。""梁有偃側図八巻、又偃側図二巻"などに該当しよう。鍼灸書が出現してから、これらの書は常に穴位図と一緒に流布していたと考えられる。この明堂の流れは、六朝時代になって、勢いよく発展していった。そのしるしとして、鍼灸書がめざましく増加していること、特に『明堂』が数多くの異なる書名と異なる巻数の伝本に変わって行ったこと、また鍼灸技術の進歩が挙げられる。『隋書』経籍志がこれらの情況をよく物語っているので、著録される目録を一瞥する必要があろう。その前に、『隋書』経籍志について述べるべきことが二点ある。一つに、『隋書』経籍志は梁の阮孝緒の目録『七録』と『隋大業正御書目』に基づいて編纂されているので、その中に著録されている医学書籍は二つに分かれている。二つに、『隋書』経籍志の注に"亡"とあるが、これは、唐代のはじめに『隋書』経籍志を編纂する際、基づく書目に存在した書籍がすでに佚書になったことを指す。また、"亡"字がないのは存在する書籍を意味する。以下、『隋書』経籍志に著録される鍼灸関係の二つに分かれた書物をAとBに区別して記す。

〈A〉(恐らく梁の阮孝緒の目録『七録』に依拠して編纂されたものと考えられる)"明堂"の名を冠している鍼灸書籍。㈠明堂孔穴五巻　注。梁明堂孔穴二巻、新撰鍼灸穴一巻、亡。梁有明堂流注六巻、亡。㈡明堂孔穴図三巻　㈢明堂孔穴図三巻。注。梁有偃側図八巻、又偃側図二巻。

"明堂"の名を冠していない鍼灸書籍。㈠黄帝甲乙経十巻。注。音一巻、梁十二巻。㈡黄帝鍼経九巻。注。梁有黄帝鍼灸経十二巻、徐悦龍銜素鍼并孔穴蝦蟇図三巻、雑鍼経四巻、程天祚鍼経六巻、灸経五巻、曹氏灸方七巻、秦承祖

偃側雑鍼灸経三巻、亡。㈢ 徐叔嚮鍼灸要鈔一巻 ㈣ 玉匱鍼経一巻 ㈤ 赤烏神鍼経一巻 ㈥ 黄帝流注脉経一巻。注。梁有明堂流注六巻、亡。

〈B〉(『隋大業正御書目』に依拠して編纂されたものと考えられる）"明堂"の名を冠している鍼灸書籍。㈠ 黄帝明堂偃人図十二巻 ㈡ 明堂蝦蟇図一巻 ㈢ 黄帝十二経脉明堂五蔵人図一巻。

"明堂"の名を冠していない鍼灸書籍。㈠ 黄帝鍼灸蝦蟇忌一巻 ㈡ 鍼灸図要決一巻 ㈢ 鍼灸図経十一巻。注。本十八巻 ㈣ 十二人図一巻 ㈤ 鍼灸経一巻 ㈥ 扁鵲偃側鍼灸図三巻 ㈦ 流注鍼経一巻 ㈧ 曹氏灸経一巻 ㈨ 偃側人経二巻秦承祖撰 ㈩ 華佗枕中灸刺経一巻 ㈪ 謝氏鍼経一巻 ㈫ 殷元鍼経一巻 ㈬ 要用孔穴一巻 ㈭ 九部鍼経一巻 ㈮ 釈僧匡鍼灸経一巻 ㈯ 三奇六儀鍼要経一巻。

『隋書』経籍志に著録されている『明堂孔穴』は、皇甫謐の言う『明堂』と同一系統のものであろうことはすでに言及した通りである。以上の『隋書』経籍志の著録から、六朝時代に鍼灸類書籍が如何に雨後のタケノコのように現れたことが一目瞭然である。これらの鍼灸書籍は『明堂』系統とどのような伝承関係を持っているのであろうか。詳細は明らかでないが、楊上善の『太素』注文には意味ある情報が提示されている。

次黄帝取人身体三百六十五穴、亦法三百六十五日、身体之上移於分寸、左右差異、取病之輸、実亦不少。至如『扁鵲灸経』、取穴及名字即大有不同。近代秦承祖『明堂』、『曹氏灸経』等、所承別本、処所及名亦皆有異、而除痾遣疾、又復不少[6]。

さらに、黄帝が人の身体に三百五十六の腧穴を取るのも、三百五十六日に則ったものである。体表を分寸で分けて、背骨の左右に背腧穴を取る時、分寸が異なるケースも少なくない。『扁鵲灸経』の場合は、取穴と穴名で大いに異なるところがある。近き世の秦承祖の『明堂』や『曹氏灸経』などに基づく別

---

6 『太素』テキストは『東洋医学善本叢書』第一、二、三冊に収録される日本仁和寺所蔵『黄帝内経太素』巻子本の影印本（オリエント出版社、1981年）を用いる。上記の引用文は『太素』巻十一「気穴」より。

系統の本は、穴の場所と名前もみな異なるところがあるが、病いをとり除いたケースも少なくない。

　楊上善が明堂系統と異なる別系統の鍼灸書籍の例として挙げたのは『扁鵲灸経』、秦承祖『明堂』、『曹氏灸経』である。これらは恐らくそれぞれ上記の『隋書』経籍志の書目に該当するのであろう。これらに基づく"別本"は、一つの経脈にある腧穴の位置や名称が『明堂孔穴』と『甲乙経』と異なっているケースがあるという。この楊上善文を『医心方』巻二に摘録される諸家の取背腧法と合わせて考えて見れば、六朝時代の鍼灸文献は、『明堂』系統の流伝と同時に、異なる系統も流伝していたこと、つまり鍼灸学説と鍼灸治療の多様化がこの時代の特徴ではないかと思われる。

2　唐代における『明堂経』の伝承

　唐代は『明堂経』系統の全盛期である。ここで『明堂経』と呼称するのは、両唐志の著録に基づいているので、後で述べることにするが、この時代では、鍼灸経穴学が特に政府に重要視されたことがまず特筆すべきである。唐政府は、"明堂系統"を医学理論の四大支柱の一つとして、本草・脈学・『黄帝内経』系統と共に並べ、医学制度を定めた。開元二十六年（738）に作られた『唐六典』巻十四には以下のように記載されている。

　太医令掌諸医療之法、丞為之弐。其属有四、曰医師、鍼師、按摩師、咒禁師、皆有博士以教之。其考試登用、如国子監之法。【注】諸医鍼生読『本草』者、即令識薬形而知薬性。読『明堂』者、即令験図識其孔穴。読『脉訣』者、即令遍相診候、使知四時浮沈渋滑之状。読『素問』『黄帝鍼経』『甲乙』『脉経』、皆使精熟。
　凡鍼生習業者、教之如医生之法。【注】鍼生習『素問』『黄帝鍼経』『明堂』『脉訣』、兼習『流注』『偃側』等図、『赤烏神鍼』等経。業成者試『素問』四条、『黄帝鍼経』『明堂』『脉訣』各二条。

太医令が諸医療の制度を主管し、太医丞が太医令を補佐する。その下に四部門がある。医師、鍼師、按摩師と咒禁師。すべて博士が指導する。試験と採用のやり方は国子監の制度と同様である。【注】諸医生と鍼生で、『本草』を読む者には、薬の形状を識別し、薬性を知ることが求められる。『明堂』を読む者には、明堂図に基づいて孔穴を（人体に）表記することを求める。『脈訣』を読む者には、相互に脈を取って身体の異常を診断し、四時の変化による脈への影響及び脈の浮沈・渋滑の状態を知ることが求められる。『素問』『黄帝鍼経』『甲乙経』『脈経』を読み、これらに精通して熟知することが求められる。

　凡そ鍼を専門として学習する鍼生には、医学を専門とする医生と同じやり方で指導を受けさせる。【注】鍼生は『素問』『黄帝鍼経』『明堂』『脈訣』を習い、兼ねて『流注』『偃側』などの図と『赤烏神鍼』などの経典を学ぶ。学業が終わった者には、『素問』四条、『黄帝鍼経』『明堂』『脈訣』各々二条の試問をする。

　『唐六典』の注文は正文と同時に撰されたものであるので、同等な重要性を持つ[7]。この記載から、歴史上始めて、明堂系統、『黄帝内経』系統、脈学系統、本草系統が医学の四本の柱として同時に挙げられ、"医生""鍼生"の必読書として政府に正式に規定されたことが分かる。『唐六典』に挙げられた"明堂"とは一体何を指しているのか、取りあえず両唐志の明堂類を見てみよう。

　両唐志にはともに"明堂経脈類"を一つの独立したジャンルとして著録している。但し、旧唐志に著録されている唐の書籍は武周の末年（704）までで、中宗李顕以降の書物は新唐志に著録されている[8]。以下の書目は旧唐志の著録である。

　㈠黄帝三部鍼経十三巻皇甫謐撰　㈡黄帝八十一難経一巻秦越人撰　㈢赤烏神鍼経一巻張子存撰　㈣黄帝鍼灸経十二巻　㈤明堂図三巻秦承祖撰　㈥龍銜

7　宋・陳振孫『直斎書録解題』巻六「唐六典三十巻」の条に韋述の『集賢記注』を引用して次のようにいう。「開元十年、起居舎人陸堅被旨修六典、上手写白麻紙凡六条、曰理・教・礼・政・刑・事典、令以類相従、撰録以進。張説以其事委徐堅、思之歴年、未知所適。又委毋煚、余欽、韋述、始以令式入六司、象周礼六官之制、其沿革並入注、然用功艱難。」

8　『旧唐書』経籍志序に「近書採抜長安之上、神竜已来未録。」と記す。長安は武則天の年号（701〜704）、神竜は中宗李顕の年号（705〜707）。従って旧唐志に著録される書物は704年までである。

素鍼経并孔穴蝦蟇図三巻　㈧黄帝素問八巻　㈨黄帝内経明堂十三巻　㈩黄帝雑注鍼経一巻　㈪黄帝十二経脉明堂五蔵図一巻　㈫黄帝十二経明堂偃側人図十二巻　㈬黄帝鍼経十巻　㈭黄帝明堂三巻　㈮黄帝九霊経十二巻霊寶注　㈯玉匱鍼経十二巻　㈰黄帝内経太素三十巻楊上善注　㈱三部四時五臓弁候診色脉経一巻　㈲黄帝内経明堂類成十三巻楊上善撰　㈳黄帝明堂経三巻楊玄孫撰注　㈵灸経一巻　㈶鈴和子十巻賈和光撰　㈷脉経訣三巻徐氏撰　㈸脉経二巻　㈹五臟訣一巻　㈺五蔵論一巻。

　旧唐志に著録される明堂経脉類は二十六部、合わせて一百七十三巻になる。『唐書』芸文志に著録される明堂類書物は三十五部、合わせて二百三十一巻に上る。旧唐志と比べ、中宗李顕以降の唐人の書物を著録しており、その代表として"岐伯灸経""雷氏灸経"などが挙げられる。また、旧唐志に漏れた唐人と唐以前の書物も補っている。書目が多いため、すべての列記は省くが、書目だけを見ても、隋志よりはもちろん、旧唐志よりも新しい作品が著しく増加し、多種多様で盛観を呈していることが分かる、両唐志の著録は『唐六典』の記載と照応して、唐代における明堂鍼灸学のさらなる発展が裏付けられる。この明堂鍼灸学の発展は、唐政府による推進・奨励とも関係している。

　ここで再び触れなくてはならないのは、両唐志に『黄帝明堂経』三巻が現れたこと。両唐志にともに『黄帝明堂経』三巻、『黄帝明堂』三巻と著録されている点である。『黄帝明堂経』三巻は皇甫謐が基づいた『明堂』の流れであることはすでに上で言及した。また、旧唐志には"『黄帝明堂経』三巻　楊玄孫撰注"、新唐志には"楊玄注『黄帝明堂経』三巻"ともに著録されている。楊玄孫も楊玄も楊玄操の誤りである[9]。明堂鍼灸学が頂点にまで発展した歴史の潮流のなか、『黄帝明堂経』に撰注した二人、即ち楊玄操、と"黄帝内経明堂類成十三巻"を撰した楊上善が唐代に現れたことも偶然ではない。（以下、三巻本『黄帝明堂経』を『明堂経』と略称する。）鍼灸史上、『明堂経』に注釈を施したのはこの両楊氏に限る。とりわけ、楊上善が勅を奉じて三巻本『明堂経』を編纂し直して注釈をつけた十三巻本『黄帝内経明堂類成』は、経脈を考えない孔穴配置の原三巻本『明堂経』を一新して、腧穴を帰経した上で経脈ごとに

9　岡西為人『宋以前医籍考』"黄帝内経明堂"条にも、「唐楊玄操撰」と判断している。

編纂し直した作品である。この注釈本は画期的な著作であり、それまでの明堂鍼灸学の集大成とも言えよう。楊玄操と楊上善の『明堂経』注釈についてはあらためて第四章で論述するので、ここでは贅言しない。両唐志の明堂類から、『唐六典』に記される当時の"医生""鍼生"の必読書として政府に正式に規定された"明堂"は、恐らく明堂図と三巻本『明堂経』及びその注釈本などであったろう。

　鍼灸資料の保存に特に貢献した人物として、唐の初期と中期においては孫思邈と王燾を特筆すべきであろう。孫思邈の集めた鍼灸史料は『千金要方』と『千金翼方』に収められている。『千金要方』三十巻は、永徽年間（650〜655）に著されたものである。この書には、『脈経』『肘後備急方』及び佚書となった『曹氏灸方』『小品方』『龍銜素鍼経』など六朝時代に現れた代表的な医学書がすべて見える。しかも、殆ど手を加えずに原文そのままを引用しているので、六朝時代の重要な鍼灸資料の元の姿が『千金要方』に多く遺っている。鍼灸巻として、第二十九巻は腧穴の部位、第三十巻は主治症が記されている。『千金要方』の鍼灸篇は二つの特徴をもっている、まず『明堂経』に記される腧穴主治症を病症別に再分類して、腧穴主治症を整理する新しいモデルを作ったこと。次に巻二十九の"明堂三人図"に、四肢にあるすべての腧穴を帰経したこと。『千金翼方』の巻二十六〜二十八は鍼灸巻であり、『千金要方』を補足する形を取っている。両書の鍼灸巻は六朝時代から唐代の初期までの『明堂経』の伝承過程に起きた変化を研究するのに欠かせない貴重な資料である。

　最後に、『外台秘要方』に収められる鍼灸資料と『明堂経』の伝承関係について少し触れておこう。『外台秘要方』第三十九巻は"明堂巻"であり、六つの章節が含まれている。本巻は主に『甲乙経』に基づいているが、『明堂経』伝本と異なる内容も含まれている。

　なかにある『明堂経』伝本と異なる内容は、『明堂経』伝本の流れに起きた変化を見るのに掛け替えのない資料である。そこで、宋代になると、『明堂経』がすでに佚失したこともあり、政府主導で大型医学書を編纂した際に『外台秘要方』に収められる明堂資料が重要な参考文献として利用された。

3　甄権と孫思邈の明堂図について

　『明堂経』の流伝を論じる際、唐初における"明堂図"の伝承を明らかにしなければならない。明堂図は古代においては"偃側図"または"人形図"ともいい、現代においては経穴図または穴位図といい、人体の経脈の流注と腧穴の位置を示し、鍼灸経穴を明確に分かりやすくするための図である。明堂図は恐らく鍼灸書が世に問われると同時に流布していたと考えても間違いないが、唐の初期まででは、これに関する詳細な記事が見当たらない。唐の政府は、医学文献の修訂を重視する姿勢を見せ、人々を集めて明堂図を作らせたことがある。ほかの明堂図と区別をつけるために、これを官制明堂図と名づけておこう。民間においては、甄権の明堂図と孫思邈の明堂図が広く伝写され、後の鍼灸史に与えた影響は大きい。官制明堂図と甄権と孫思邈の明堂図との間にどのような繋がりが存在するのか、これらの明堂図は『明堂経』系統とどのような伝承関係を持っているのか、当時の明堂図の流伝状況はどのような様子だったか、これらを明らかにすることで『明堂経』系統の唐初における伝承状況を明堂図の角度から見ることが出来る。

　ここで再び隋志と両唐志に著録される明堂図を振り返る。

　隋志で梁の阮孝緒の『七録』に依拠したと思われる目録。㈠ 明堂孔穴図三巻　㈡ 明堂孔穴図三巻。注、梁有偃側図八巻、又偃側図二巻。

　隋志で『隋大業正御書目』に依拠したと思われる目録。㈠ 黄帝明堂偃人図十二巻　㈡ 黄帝十二経脉明堂五蔵人図一巻　㈢ 十二人図一巻　㈣ 扁鵲偃側鍼灸図三巻　㈤ 偃側人経二巻秦承祖撰。

　旧唐書。㈠ 明堂図三巻秦承祖撰　㈡ 黄帝十二経脉明堂五蔵図一巻　㈢ 黄帝十二経明堂偃側人図十二巻。

　新唐志。㈠ 黄帝十二経脉明堂五臓図一巻　㈡ 曹氏黄帝十二経明堂偃側人図十二巻　㈢ 秦承祖明堂図三巻　㈣ （甄権）明堂人形図一巻。

　孫思邈の明堂図は恐らく『千金要方』と『千金翼方』の附図として作られたので、唐志"明堂経脈類"には著録されていない。また、官制明堂図の姿も見

えない。従って、上記の明堂図はあくまでも当時流布していた目録の一部分にすぎないことが分かる。著録されている曹氏と秦承祖及びほかの数家の明堂図はすべて現存しないため、詳細は一切分からないが、幸いなことに、孫思邈の『千金要方』と『千金翼方』の鍼灸巻に明堂図の記事が残っている。これらを両唐書の記事に合わせて解読すれば、甄権の明堂図、官制明堂図及び孫思邈の明堂図の三者の作られた時代順が判断できる。

『千金要方』巻二十九「明堂三人図第一」[10]　　夫病源所起、本於臓腑。臓腑之脈、並出手足、循環腹背、無所不至、往来出没、難以測量。将欲指取其穴、非図莫可。預備之要、非灸不精。故『経』曰。湯薬攻其内、鍼灸攻其外、則病無所逃矣。方知鍼灸之功、過半於湯薬矣。然去聖久遠、学徒蒙昧、孔穴出入、莫測経源[11]、済弱扶危、臨事多惑[12]。余慨其不逮、聊因暇隙、鳩集今古名医『明堂』、以述『鍼灸経』一篇[13]、用補私闕。庶依図知穴、按経識分、則孔穴親疎、居然可見矣。旧明堂図年代久遠、伝写錯誤、不足指南。今一依甄権等新撰為定云耳。若依『明堂』正経、人是七尺六寸四分之身、今半之為図、人身長三尺八寸二分、其孔穴相去亦皆半之、以五分為寸、其尺用夏家古尺。（中略）其十二経脈、五色作之、奇経八脈、以緑色為之。

　病気のもとは、臓腑に起因する。臓腑の脈は、すべて手足より始まり、腹背を循環して、至らない所はない、経脈は往来して出没しているので、（その循行のルートは）測量し難い。取穴の際、指で腧穴を探そうとする時、図がなければできない。病気を防ぎ備える要として、灸より優れたものはない。故に、『経』にいう。「湯薬は体内から攻め、鍼灸は体表から攻める。そうすると、病気が潜伏するところがなくなる。」そこで、鍼灸の効果は湯薬よりも優れることが分かるのである。しかし、既に聖人の時代から遠く隔たり、後学は道理に

10　『千金要方』のテキストは『宋版　備急千金要方』（東洋医学善本叢書九、十、十一、オリエント出版　1989年）を用いる。同時に、同出版社より発行された『新雕孫真人千金方』（『東洋医学善本叢書』十二、オリエント出版、1989年）を参照した。
11　「学徒蒙昧、孔穴出入、莫測経源」は、『孫真人千金方』に「学徒昧於孔穴出入、莫測其経源」に作る。
12　「惑」は、『孫真人千金方』に「感」に作る。
13　「鍼灸経」は、『孫真人千金方』に「灸経」に作る。

暗昧で、孔穴の位置も、経脈の流注も分からない。病弱の者に手当てを施そうと、危篤状態の患者を救おうとしても、その場に臨んでは迷いが多い。私は治療の現場に優れた孔穴鍼灸書がないことを深く感じたので、暇を利用して、古今名医の明堂図をかき集め、(これらを参考に) 一章の「鍼灸経」を述べ、私の今まで書いた書物に欠いている部分を補おうと考える。私の願いとしては、図によって孔穴の位置を知り、経脈に基づいて分寸を識れば、孔穴の間の間隔がはっきり分かる。古い明堂図が年代も久しく、転写している間に誤写が生じたので、指南とすることはできない。そこで、甄権などが新しく撰したものにすべて依拠した。『明堂』の正経によれば、人の身長は七尺六寸四分である。これを半分にして図を作ると、図の人形の身長は三尺八寸三分になる。図の孔穴と孔穴の間隔もまた半分にして、五分を一寸とする。尺は夏の時代の古い尺を用いる。(中略)十二経脈は五色の色で表示し、奇経八脈は緑色で表示する。

『千金翼方』巻二十六「取孔穴法第一」[14]
　論曰。安康公李襲興称[15]、武徳中出鎮潞州、属隨徴士甄権以新撰『明堂』示余[16]、余既暗昧、未之奇也。時有深州刺史成君綽、忽患頸腫如数升、喉中閉塞、水粒不下已三日矣、以状告余、余屈権救之、鍼其右手次指之端、如食頃、気息即通、明日飲噉如故[17]。爾後縉紳之士、多写権図略、遍華裔。正観中入為少府、

14　テキストは元版『千金翼方』(東洋医学善本叢書十四　オリエント出版社発行　1989年)を用いる。
15　李襲誉について、『旧唐書』李襲志伝に伝記がある。「襲誉、字茂実、少通敏、有識度。(中略)太宗討王世充、以襲誉為潞州総管。時突厥与国和親、又遣使於世充、襲誉掩撃、悉斬之。(中略)召拝太府卿。襲誉性厳整、所在以威粛聞。凡獲俸禄、必散之宗親、其余資多写書而已。(中略)撰『五経妙言』四十巻、『江東記』三十巻、『忠孝図』二十巻。」
16　『旧唐書』甄権列伝、「甄権、許州扶溝人也。嘗以母病、与弟立言専医方、得其旨趣。隋開皇初、為秘書省正字、後称疾免。隋魯州刺史庫狄嶔苦風患、手不得引弓、諸医莫能療。権謂曰。但将弓箭向垜、一鍼可以射矣。鍼其肩隅一穴、応時即射。権之療疾、多此類也。貞観十七年【筆者案、643年】、権年一百三歳、太宗幸其家、視其飲食、訪以薬性、因授朝散大夫、賜几杖衣服。其年卒。撰『脈経』『鍼方』『明堂人形図』各一巻。」
17　『鍼灸資生経』巻六、「按『銅人』云、少商穴在手大指端内側、去爪甲角如韮葉、成君綽鍼頸頷腫大如升、(云云同上) 甄権鍼之立愈、病状少異、功効実同。但李云次指端、銅人云大指端、未知其孰是。果鍼少商、当在大指端也、姑両存之以俟識者。」/ 張介賓『類経図翼』巻六、「少商、在手大指内側端去爪甲角如韮葉白肉際宛中。(中略) 唐刺史成君綽忽項腫如升、喉閉、水粒不下、甄権以三稜鍼刺之微出血、立愈。」

奉勅修『明堂』、与承務郎司馬徳逸、太医令謝季卿、太常丞甄立言等、校定経図、於後以所作呈示。甄権曰、人有七尺之軀、臓腑包其内、皮膚絡其外、非有聖智、孰能弁之者乎。

吾十有八而志学于医、今年過百歳[18]、研綜経方、推究孔穴、所疑更多矣。窃聞尋古人、伊尹『湯液』[19]、依用炎農『本草』。扁鵲『鍼灸』[20]、一準黄帝雷公、問難殷勤、対揚周密。去聖久遠、愚人無知、道聴途説、多有穿鑿、起自胸臆。至如王遺烏銜之法[21]、単行浅近、雖得其効偶然、即謂神妙。且事不師古、遠渉必泥。夫欲行鍼者、必準軒轅正経。用薬者、須依『神農本草』。自余『名医別録』[22]、益多誤耳。余退以『甲乙』校秦承祖図[23]、有旁庭蔵会等十九穴、按六百四十九穴、有目無名。其角孫景風一十七穴、三部鍼経具存焉、然其図欠漏。仍有四十九穴、上下倒錯、前後易処、不合本経、所謂失之毫釐、差之千里也。至如石門、関元二穴、在帯脈下相去一寸之間、鍼関元主婦人無子、鍼石門則終

---

18 『旧唐書』甄権伝に、「貞観十七年【筆者案、643年】、権年一百三歳、太宗幸其家、視其飲食、訪以薬性、因授朝散大夫、賜几杖衣服。其年卒。」の記載から、貞観四年までに"明堂鍼灸図"が完成された後、審査を依頼された甄権はまだ九十歳前後であったと推測できる。また、『備急千金要方』序の「吾幼遭風冷、屡造医門、湯薬之資、罄尽家産。所以青衿之歳、高尚兹典、白首之年、未嘗釈巻。」を孫思邈の自序に照らし合わせて「吾十有八而志学于医、今年過百歳」からの文は孫思邈の自述であろうと考える。

19 伊尹『湯液本草』について 『史記・殷本紀』、「伊尹名阿衡、(中略)負鼎俎以滋味説湯致于王道、或曰伊尹処士、湯使人聘迎之、五反然後肯性、従湯言素王及九主之事。」／『漢書』芸文志に「湯液経法三十二巻」が著録されるが、撰者の名は著録されていない。／『鍼灸甲乙経・序』、「夫医道所興、其来久矣。上古神農、始嘗草木而知百薬。黄帝咨訪岐伯、伯高、少俞之徒、内考五蔵六府、外綜経絡血気色候、参之天地、験之人物、本性命、窮神極変、而鍼道生焉。其論至妙、雷公受業、伝之於後。伊尹以亜聖之才、撰用『神農本草』、以為『湯液』。」

20 扁鵲は『史記・扁鵲倉公列伝』に伝記がある。『漢書』芸文志に「扁鵲内経九巻」「外経十二巻」「泰始黄帝扁鵲俞拊方二十三巻」が著録されている。また、『医心方』巻二「諸家取背輸法第二」に『扁鵲鍼灸経』からの抜粋文が見える。

21 「王遺烏銜」は「玉匱烏銜」の誤りで、『玉匱鍼経』『赤烏神鍼経』『竜銜素鍼経』を指すと考えられる。両唐志にともに「竜銜素鍼経并孔穴蝦蟇図三巻」「玉匱鍼経十二巻」「赤烏神鍼経一巻張子存撰」を著録する。また、『太平御覧』巻七百二十四に、「玉匱針経序曰、呂博少以医術知名、善診脉論疾、多所著述、呉赤烏二年、為太医令、撰玉匱針経及注八十一難経、大行於代。」とある。

22 『名医別録』は陶弘景の作。隋志に「名医別録三巻陶氏撰」、両唐志に「名医別録三巻」と著録されている。

23 秦承祖、南北朝劉宋時の名医。『唐六典』巻十四注、「宋元嘉二十年、太医令秦承祖奏置医学、以広教授。」／宋・張杲『医説』、「秦承祖、不知何郡人也、性耿介、有決断、当時名人咸所帰伏、而専好芸術、精於方薬、不問貴賤、皆治療之、当時称之為上手。」／『隋志』に「偃側人経二巻秦承祖撰」「秦承祖薬方四十巻」、「新唐志」に「秦承祖明堂図三巻」と著録されている。

身絶嗣。神庭一穴在於額上、刺之主発狂、灸之則愈癲疾。其道幽隠、豈可軽侮之哉。人誠知惜命、罕通経方。抄写方書、専委下吏、承誤即録、紕繆転多。近智之徒、不見正本、逢為経鈔、以此而言、可為深誡。今所述鍼灸孔穴、一依甄公『明堂図』為定、学者可細詳之。且夫当今医者、各承一業、未能綜練眾方、所以救疾多不全済。何哉、或有偏功鍼刺、或有偏解灸方、或有惟行薬餌、或有専于禁咒。故以網羅諸疾、有愈於是[24]。慨其如此、聊以養疾之暇、撰録『灸経』、以貽後嗣。其于条例具之。医者意也、善于用意、即為良医。良医之道、必先診脈処方、次即鍼灸。内外相扶、病必当愈。何則、湯薬攻其内、鍼灸攻其外。不能如此、雖時愈疾、茲為偶差、非医差也。又以孔穴難諳、非図莫可。雖復経本具述、自非碩学之士、造次未可卒知。所以先述取穴方法云爾。

　筆者が以下のように論じる。

　安康公李襲興は以下のように述べている。武徳年間、私が潞州（現在の山西省長治市）の長官となった。ちょうどその時、隋の徴士の甄権は撰述した明堂図を私に見せてくれた。私は当時それに関して全然分からなかったので、大したものとは思わなかった。ある時、深州（現在の河北省深県）刺史の成君綽が急に首に数升くらいの腫れ物ができた。喉頭が塞がって、水も食べ物も通らずにして三日も経ったという。この病状の報告を受けた私が、甄権に彼の命を救助するようにお願いした。甄権が患者の右手の人差し指の末端に鍼を刺し、しばらくすると、息が通るようになり、翌日になると食事もいつものように取れるようになった。その後、士大夫の多くが甄権の明堂図の模様を書き写した、そして、甄権の明堂図が全国に広がった。貞観年間、私は中央官僚機関に入り、少府監に任命された。その時、明堂図を修訂せよとの勅を奉じ、承務郎の司馬徳逸、太医令の謝季卿、及び太常丞の甄立言などと共に、『明堂経』と明堂図を校訂した。その後完成したものを（甄権に）見せた。甄権はこのように言った。人は七尺の身長で、臓腑は中に包まれ、皮膚は表を包み、並外れた英知を持っている人でないと、誰がその真髄が分かるであろうか。（筆者案。注釈の15、16、18、26、27と関係する引用文から、ここまでの文章は李襲誉の文章からの抜き書き、以下は孫思邈の論述であると考える。）

24　「愈」は『漢書』淮南衡山済北王伝「王亦愈欲休、即許太子」／『史記』淮南衡山列伝「王亦偸欲休、即許太子」【裴駰『集解』、徐広曰、偸、苟且也。】

私は十八歳の時に医学を学ぶことを志し、いま年が百歳を超えても、経方を研究して纏め、孔穴を深く探求しているが、疑問に思うところがますます多くなった。古人の書物を考察してみても、伊尹の『湯液本草』は『神農本草経』に依拠して用い、『扁鵲鍼灸経』は専ら黄帝と雷公の問答に基づいている。その質問は懇勤であり、その受け答えは周到かつ綿密である。今既に聖人の時代から遠く隔たり、見識の狭い人々は物事の道理をわきまえぬ、聞きかじりにして、多くのこじつけは、憶測に由来したものである。さらに『玉匱鍼経』『赤烏神鍼経』『龍銜素鍼経』の鍼灸法になると、ただただ浅はかなものばかりなのに、もし偶然効果を得られたケースがあったとすると、すぐさま優れていると考えてしまう。それに、事に当たるとき古人の教えに従い守らないと、長くやっていくうちに必ずふさがってしまうのである。鍼灸治療を行う場合は必ず軒轅黄帝の正経を守らなければならない。薬を投与する場合は必ず『神農本草経』に依拠しなければならない。このほか、『名医別録』の場合、よりいっそう多くの誤りがある。そこで、私が原点に戻って、『甲乙経』を使って秦承祖の明堂図を校勘したところ、旁庭、蔵会など十九の腧穴が図に腧穴のみが表示されているが、穴名が記されていない。（案ずるに全部で六百四十九腧穴ある）角孫、景風など一十七の腧穴が『甲乙経』には存在しているが、秦承祖の明堂図には漏れている。また、四十九の腧穴の上下の位置が逆さになったり、前後の位置が反対になったりしていて、本経に合っていない。いわゆる「最初はごくわずかの違いであっても、最後は大きな違いになる」ということである。一例を挙げると、石門と関元の二つの腧穴が、位置は帯脈の下にあり、間の間隔は一寸ある、ところが関元穴に鍼をすると女性の不妊症に効くが、石門穴に鍼をすると一生子供を生めなくなる。神庭穴は額の上に位置し、鍼をすると精神病に効くが、灸をすると癲癇に効く。鍼灸は奥深いものであり、どうして軽んずることができようか。人々は命の大切さを切実に知っているのに、経方に精通する者が少ない。医書を引き写す時、すべて下級役人に任せ、誤謬を踏襲してそのまま写すため、間違いがますます多くなってきた。無知の人達は原本を見ずに、医書を見るとじかに引き写しをしてしまう。従って、我々は極力用心すべきだと思うのである。ここで述べた鍼灸孔穴は、すべて甄権の明堂図に依拠した。学ぶ者は綿密に究めるべきである。さらに言えば、今の医者は、それ

ぞれ一分野しか修めず、すべての医方を広く多く学ぶことができないので、治療の際、多くの場合は命を救うことができない。なぜならば、ある人は鍼を専攻し、ある人は灸しか分からない、ある人は薬物ばかり研究し、またある人は専ら呪文に従事している。いずれか一つの手法ですべての病気を網羅して治そうとし、いい加減にごまかしている。私がこのような治療の現状に慨嘆し、とりあえず療養の暇を利用し、「灸経」を著述して子孫に残しておこうと考えた。体裁として、孔穴を一つ一つ列挙する。医とは「意」という意味である、「意」をうまく働かせる医者は良医である。良医のやり方として、必ず第一番に脈を取り処方箋を書く。次に鍼灸治療を行う。体内と体表から治療を同時に行うことによって相乗効果が得られ、病気は必ず治るはずである。なぜならば、湯薬は体内から邪気を攻め、鍼灸は体表から邪気を攻める。このような治療ができなければ、仮に一時的に病気が治ったとしても、それはただ偶然に治っただけにすぎず、治療によって治ったわけではない。また、孔穴は覚えにくく、図がなければ分からない。たとえ医書にすべて記されたとしても、博学の者でなければ、突然すべて分かるはずはない。そこで冒頭に取穴法を述べた次第である。

　『千金翼方』巻二十六「取孔穴法第一」の記事は、『千金要方』巻二十九「明堂三人図第一」の補足として、"明堂三人図"を作る経緯を記したものであるので、両者を合わせて読むべきと考える。孫思邈の明堂図がいつ完成されたかはっきり分からないが、唐初において孫思邈の明堂図まで、明堂図が少なくとも二回ほど修訂された史実は、『千金翼方』巻二十六「取孔穴法第一」の記述によって分かる。一回目は武徳年間甄権の作った明堂図、二回目は貞観年間修訂された官制明堂図である。しかも、"正観中入為少府、奉勅修『明堂』……、校定経図"の記述から、当時、明堂図と同時に『明堂経』の修訂も行われたことが分かる。ところが、甄権の明堂図と官制明堂図はそれぞれいつ作られたか、特に官制明堂図は誰が主導して作られたか、『千金翼方』の記述が明瞭さを欠くため、誤読を免れない点が多い。李襲興が武徳年間、潞州を鎮守していたことは『旧唐書』李襲志列伝で確認できる[25]。また、『旧唐書』高祖本紀に

25　注15と同じ。

よれば、この史実は武徳三年（620）にあたる[26]。従って、甄権の明堂図が作られた時期は 620 年か或いはその少し前と判断できる。官制明堂図については、現時点で見ることの出来る資料では、貞観年間明堂図の修定を発布した記載は見つからないが、『唐書』巻五十六刑法志には以下のような記載がある。

（貞観四年）太宗嘗覧"明堂鍼灸図"、見人之五臓皆近背、鍼灸失所則其害致死。歎曰、夫箠者、五刑之軽、死者、人之所重、安得犯至軽之刑而或致死。遂詔罪人無得鞭背。

太宗はかつて"明堂鍼灸図"を読み、人の五臓がみな背中に近く、鍼灸治療の際、腧穴の位置を間違えると患者が死に至る可能性があるのを知り、感嘆していった、鞭刑は五刑のなかで最も軽い刑である。死は人間の重要と考えるものである。どうして最も軽い刑で死に至る可能性のある刑を受けさせられようか。そこで、犯罪者に背中の鞭刑を受けさせないようにと詔を下した。

この詔令を発布したのは貞観四年（630 年）であった。太宗が見た"明堂鍼灸図"はどの明堂図か分からないが、『旧唐書』孫思邈の本伝と太宗本紀の記事を読めば少し判断がつく。

『旧唐書』孫思邈伝　　及太宗即位、召詣京師、嗟其容色甚少、謂曰、故知有道者、誠可尊重、羨門広成豈虚言哉。将授以爵位、固辞不受。

太宗は即位に及んで、（孫思邈を）京に招いて引見した。（太宗）は彼の容貌の若さに賛嘆して言った。以前から優れた方だと聞いている、誠に尊敬すべきだ。羨門子高と広成子の言うことはまさか嘘ではあるまいと。官位を授けようとしたが、（孫思邈は）固辞して受けなかった。

『旧唐書』太宗本紀　　「（貞観三年）九月癸丑諸州置医学」

（貞観三年）九月癸丑、諸州に医学（医学の人材を養う機構）を設立した。

以上の記載から、太宗は即位してからまもない時期に医学或いは健康に対す

---

[26] 『旧唐書』高祖本紀、「（武徳三年）七月壬戌、命秦王率諸軍討王世充。」

る関心を示したことを見て取れる。また、「取孔穴法第一」にある「正観中入為少府、奉勅修『明堂』」の記述は、『文献通考』でも程度確認できる[27]。太宗が見た明堂図はこの時期に完成された官修明堂図の可能性が高いと考える。官修明堂図が作られた時期は"少府監"が設立された貞観元年（627）から"鞭背"禁止の詔令が発布された貞観四年（630）の間と推定できよう。つまり、"奉勅修『明堂』"のリーダー役は当時少府監に任命された李襲興であり、完成した後、明堂図を見せられた人は甄権であろう。恐らく官制明堂図の名称は『唐書』巻五十六刑法志に記される"明堂鍼灸図"であり、甄権の"明堂人形図"を手本にして作られ、政府機関に定められた正式な教材として使われたのではないかと推測する。また、孫思邈の明堂図は官制明堂図の後の可能性が高いが、これも甄権の明堂図に依拠して、仰人・伏人・側人を作り、"其十二経脈、以五色作之。奇経八脈、以緑色為之。三人孔穴共六百五十穴"とした史上初の彩色明堂図である。従って、甄権の鍼灸書と明堂図が当時も、また後世においても与えた影響は大きいと言えよう。甄権の著作はすべて亡佚してしまったが、『千金要方』『千金翼方』『外台秘要方』『太平聖恵方』などに引用されているため、その引用文を集めて研究することは可能である。

　孫思邈が明堂図を作る本来の意図は、古い明堂図が転写されて久しいため、誤写がたくさん生じ、指南とすることができないので、自ら明堂図を新しく作ろうと考えたことにある。彼は明堂図を作る際、甄権の明堂図に依拠したが、根本的な基準として、鍼灸治療には必ず"軒轅正経"を守らなければならないと主張する。"軒轅正経"とは、同じ『千金翼方』にいう"本経"と『千金要方』にいう"『明堂』正経"と同様、ともに両唐志に著録される『黄帝明堂三巻』『黄帝明堂経三巻』を指す。鍼灸多元化が極まった唐代においても、中心的な役割を果たしたのは三巻本『明堂経』であることを改めて示した。

27　『文献通考』巻五十七職官考、「貞観元年（筆者案、627年）五月、分太府中尚方織染坊掌冶坊署、置少府監。竜朔二年（筆者案。662年）改為内府監。」

4 宋代における明堂関係資料の伝承

　宋代では、医学書を最大限に集めて大型の医方書を編纂することが一つの国家事業として行われた。宋代の初期に編纂された『太平聖恵方』は、太平興国三年（978）に医官の王懐隠らが太宗（在位 976〜997）の勅命を奉じて、編纂した百巻もある大型医方書である。完成されるまで十四年の歳月を費やし、淳化三年（992）にようやく刊行された。当時、この書の着手にあたって、医学を好む太宗は自ら詔書を発布して、全国各地に広く医学書を求め集めさせた[28]。その結果、『太平聖恵方』の編纂に豊富で貴重な資料が提供された。太宗はこのように全国から広く医学書を集めさせたが、『太平聖恵方』巻九十九と百に収められる鍼灸資料は『明堂経』系統と比べると、まったく別本であった。その構成も内容も異なっていて、新しいものが含まれている。この両巻は古い伝本を踏まえて、唐代に新たに現れた鍼灸文献を加えて纏め、実用的に編纂したものと見られる。唐政府の主導によって修訂や撰注された『明堂経』は、宋政府の主導によって編纂された『太平聖恵方』にその姿が見えないことは、この時期には『明堂経』が失われてしまい、手に入れることができなかったことしか考えられない[29]。原三巻本『明堂経』も両楊氏の注釈本もこの時期に消失し

28　宋の太宗が『太平聖恵方』の序文に「朕昔自潜邸、求集名方、異術玄鍼、皆得其要。兼収得妙方千余首、無非験験、並有準縄、貴在救民、去除疾。並偏於翰林医官院、各取到経乎家伝応効薬方、合万余道、令尚薬奉御王懐隠等四人、校勘類編、凡諸論証、並該其中、品薬功効、悉載其内、凡候疾之深浅、先弁虚実、次察表理、然後依方用薬、則無不愈也。」という。太宗の医学好みがここに映し出されている。また、宋・李燾『続資治通鑑長編』巻二十二には、「（太平興国六年〔981〕）癸酉, 詔。『諸州士庶、家有蔵医書者、許送官。願詣闕者、令乗伝、県次続食。罪其巻数、優賜銭帛、及二百巻已上者与出身、已仕官者増其秩。』」（中華書局発行　1992 年、506 頁）の詔令が記されている。

29　『太平聖恵方』巻九十九「鍼経」における天府穴条。「天府二穴、在両腋下三寸宛中。是穴、手太陰脈気所発。（中略）鍼入四分、留七呼、灸二七壮。不除、灸至一百壮能。出『明堂経』。」また、巻百「灸経」。「若是禁穴、諸般医療不差、『明堂』許灸、一壮至三。」とあるが、前者は原『明堂経』かどうか確定できない。ただし、後者は原『明堂経』のことを指すと考えられる、ところが、二巻を全体的に見れば、『明堂経』系統の内容と異なるので、原『明堂経』が当時現存した裏づけにはならない。また、篠原孝市「『黄帝内経明堂』総説」（『東洋医学善本叢書』第八冊所収、東洋医学研究会　1981 年）では、「楊上善の『明堂』及びその他の『明堂』諸本が校定をうけることなく佚亡してしまったのは、1026 年に王維一が歴代の経穴学書を参照しつつ編纂した国定の経穴学書と

たことは、唐末から五代の間の戦乱によって紛失してしまったことを意味する。

『太平聖恵方』巻九十九の"鍼経"では、鍼灸と取穴の方法が論じられ、『甲乙経』『千金要方』『外台秘要方』はもちろん、現在佚書である『小品方』『山眺鍼灸経』甄権『鍼灸鈔』など独特な鍼灸取穴法も多く見られる[30]。巻九十九の鍼灸資料は、後の南宋の王執中『鍼灸資生経』と明代の高武『鍼灸聚英』にたくさん採り入れられている。巻九十九の特徴として、『千金要方』の"三人明堂図"の形式をまね、仰人・伏人・側人のそれぞれを四枚まで増やし、十二枚の人形図に図ごとに腧穴と文字の説明が付け加えられている点である。十二枚の人形図には一枚あたり十から二十余りの腧穴が表示され、本文に記される腧穴の名称・主治・鍼法などと合わせて、分かりやすい形を取っている。

巻百の"灸経"には最後に"小児明堂"が附され、専ら灸法が論じられている。『鍼経』と同じ形式を取って、合わせて四十五枚の人形図が作られている。鍼灸史上において、"灸経"は『外台秘要方』巻三十九以降に現れたもう一つの灸専章である。特に"黄帝灸中風法""岐伯灸法""華佗療男子卒疝法""張文仲灸法""秦承祖明堂"などの引用文から、現在佚書となっているこれら六朝隋唐時代の貴重な文献の断片を見ることができる。宋代以降、この巻百のみを抽出して『黄帝明堂灸経』と名づけて単刊本として刊行されたこともあれば、元代では、この"灸経"をアレンジして三巻とし、『新刊黄帝明堂灸経』と名づけて刊行されたこともある。『太平聖恵方』にあるこの両巻の鍼灸篇は、当時の鍼灸教育の規範とされ、後に編纂された『新鋳銅人腧穴鍼灸図経』の最も重要な依拠文献とされた。従って、『太平聖恵方』に収められた鍼灸資料は、宋代以降の鍼灸文献に多大な影響を与えたと言えよう。

『銅人腧穴鍼灸図経』の正式な名称は『新鋳銅人腧穴鍼灸図経』といい、『銅人経』または『銅人』と略称される。上で述べたように、『太平聖恵方』を編纂する際、原本『明堂経』がすでに姿が消えてしまったこともあったため、仁

いうべき『銅人腧穴鍼灸図経』の完成が大きな原因となっているに違いないと思われる。」と判断されているが、筆者は異なる見解である。
30 北宋・王尭臣などの撰した『崇文総目』に、「山眺鍼灸経一巻、闕」と記されていることから、本書は『太平聖恵方』が成書した後に佚失したと推測される。

宗（在位 1022-1063）の天聖元年（1023）、翰林医官の王維一が経絡経穴学の誤りを統一せよとの命令を受け、それまでの経穴学書と明堂図を参照しつつ、『銅人腧穴鍼灸図経』に着手した。1026 年に校定作業を終え、十四経三百五十四穴の順序や部位等を定めた『銅人腧穴鍼灸図経』三巻を完成させた。翌年の十月、経絡経穴の分布を刻した銅制の人体模型を製造し[31]、鍼灸教育のテキストとして刊行された。以来、この国定の経穴学書は、明堂系統の経穴学書の地位に取って代った。この書は経脈に造詣の深い王維一が、諸家の説を集めた上で慎重に編纂したもので[32]、そこでは、手足三陰三陽の経脈と督脈任脈の循行及び主治症、腧穴の部位などについて、異説をすべて考証し、訂正した上で統一した。『銅人腧穴鍼灸図経』は"明堂"系統とほかの異なる説をどのように継承し、どのように統合して発展を遂げたかについては、詳細な考察を必要とする。本書の考察範囲は唐代までであるので、今後の課題としたい。

5　現存の『明堂経』資料について

　繰り返しになるが、現在言う『黄帝内経明堂』とは、『黄帝明堂経』三巻をもとに、楊上善が再編纂して注釈を付け加えた『黄帝内経明堂類成』十三巻本を指す。楊上善はそれまでの三巻本『黄帝明堂経』を"診候交雑し、窺察明らかにし難し"として改編し、"是を以て十二経脈各々一巻と為し、奇経八脈復た一巻と為し、合わせて十三巻とした。"この元となる三巻本は、筆者がすでに何度も言及したように、『旧唐書』経籍志、『唐書』芸文志、『通志』芸文略に著録される"黄帝明堂経三巻"をあてることが最も妥当であろう[33]。
　『黄帝内経明堂』は同じ楊上善撰注となる『黄帝内経太素』（以下『太素』と

31　北宋・夏竦『新鋳銅人腧穴鍼灸図経』の序文に、仁宗の銅人模型を製造する意図が述べられている。「又以古経訓詁至精、学者封執多失、伝心豈如会目、著辞不若案形、復令創鋳銅人為式、内分臓腑、旁注谿谷、井栄所会、孔穴所安、竅而達中、刻題於側、使観者爛然而有第、疑者煥然而冰釈。」

32　夏竦の序文に王惟一の医術と編纂姿勢を、「殿中省尚薬奉御王惟一素授禁方、尤工礪石、竭心奉詔、精意参詳、定偃側於人形、正分寸於腧膜、増古今之救験、刊日相之破漏、総会諸説勒成三篇。」と記す。

33　矢数有道『方証学後世要方釈意・素問活用論文集』（自然社、1997 年、207 頁）にも同様な指摘がされている。

略称する）と同様、中国本土では亡佚してしまったが、日本には、第一巻（肺経）と楊氏の序文だけの三種の手鈔本が残存している。それは、江戸文政年間に『太素』とともに発見された仁和寺に所蔵されている手鈔零本（永仁本・永徳本二種、丹波家書写）、前田育徳会尊経閣文庫に現存する手鈔本（文永本、和気家書写。）である。仁和寺本の国宝『黄帝内経明堂』は昭和五十六年に影印出版されたが、尊経閣本の善本性が前者よりも資料的価値が高いと考えられ、平成四年北里研究所東洋医学総合研究所から彩色で影印出版された[34]。（写真１を参照）

　この残巻と『甲乙経』及び『医心方』巻二などを合わせ参照して、『明堂経』の復元を試みたのは、黄龍祥『黄帝内経明堂輯校』[35]と桑原陽二『経穴学の古代体型——明堂経を復元する』[36]及び北里研究所東医研医史学研究部より刊行

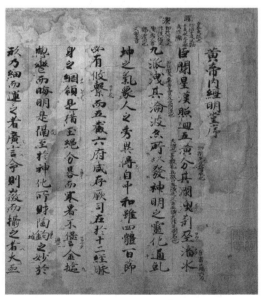

写真１『黄帝明堂経』巻一首　序文部分（原寸大）
出所：『小品方・黄帝内経明堂　古鈔本残巻』より。

34　尊経閣本の書誌考察は、小曽戸洋「『黄帝内経明堂』書誌研究」（『小品方・黄帝内経明堂　古鈔本残巻』所収、北里研究所附属東洋医学総合研究所発行、1992年）で行われている。
35　黄竜祥『黄帝内経明堂輯校』　中国医薬科技出版社、1987年。
36　桑原陽二『経穴学の古代体型——明堂経を復元する』　続文堂、1991年。

24　第一部　鍼灸思想の伝承に関する研究

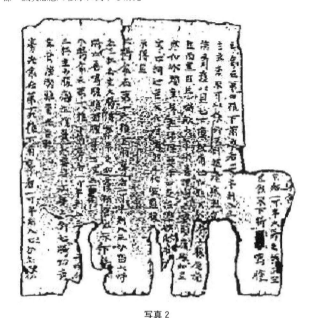

写真2
出所：『俄蔵敦煌文献』第6冊、149頁より。

された『黄帝内経明堂』である[37]。

　その中に『明堂経』を引用したと見られる文献が少なからずある。まず、『太素』の楊上善注に『明堂経』という書名が六十九回、『明堂経』が四回見える。いずれも『黄帝明堂経』を指すものであろう。日本では、寛平年間（889～897）に藤原佐世が撰した『日本国見在書目録』に、『黄帝内経明堂楊上善撰』と著録されたのを始めとする（巻数は書かれていない）。永観二年に完成した丹波康頼の『医心方』では、鍼灸篇の巻二に、『黄帝明堂経』、『明堂経』、『明堂本経』という書名が一度ずつ見える。このほか、『外台秘要方』、『弘決外典抄』、『医家千字文註』などもそれぞれ引用文が見える。これら大量の引用文は『明堂経』の輯佚校勘資料として重要な意味を持っている。

　また、近年敦煌莫高窟文書に発見された『黄帝明堂経』三巻の一部と見られる文書も触れておかなくてはならない[38]。この文書は三枚の残片ではあるが

37　北里研究所東医研医史学研究部刊『黄帝内経明堂』、1999年。
38　『俄蔵敦煌文献』第6冊149頁。整理番号。Dx0235＋0239＋3070。　上海古籍出版社、俄羅斯科

(写真2を参照)、唯一の古い三巻本『明堂経』の現存資料であるため、その価値は計り知れない。これについての詳細な紹介と分析は、小曽戸洋氏『「黄帝内経明堂」書誌研究』[39]と遠藤次郎・梁永宣両氏の『敦煌本「明堂経」の復元ならびに原「明堂経」に関する考察』[40]を参考されたい。

　総じて言えば、現存する明堂資料或いは経穴資料に関して、時代順に挙れば、唐以前は、まず『黄帝内経』に散見し、後の『甲乙経』は『明堂経』を取り入れている。唐においては、まず唐初の孫思邈『千金要方』と『千金翼方』がある。後に『太素』楊上善注所引『明堂経』と楊上善注『黄帝内経明堂』一巻がある。次に、唐の中期に現れた王燾『外台秘要方』の巻三十九は明堂篇である。『素問』王冰注にも経穴資料が散見する。また、日本では、『医心方』巻二の鍼灸資料は、すべて六朝隋唐時代の鍼灸書からの抜粋文であるため、『明堂経』のテキスト及び六朝隋唐期の鍼灸書の流れを見るのに欠かせない存在である。『医心方』巻二は『明堂経』をどのように継承したか、腧穴の部分はどのようなテキストに依拠したか、この点明らかにすることは、『明堂経』の流伝の考察にとって重要であるので、第二章で改めて考察する。

　しかし、以上のような資料は、現存しているとは言え、発見された敦煌文書はほんの僅かの断片のみであり、『甲乙経』は『明堂経』を採り入れたものの、削除された部分もあり、原の形がばらばらに編集されている。また、楊上善注『黄帝内経明堂』は、全体の十三分の一しか現存しておらず、『外台秘要方』巻三十九は明堂資料ではあるが、依拠したのは主に『甲乙経』である。したがって、六朝隋唐期と言われる明堂学の発展・成熟の段階における明堂資料の発掘・研究が必要となる。この研究の第一歩として、本論は『明堂経』に注釈した楊玄操と楊上善の著述、及び『医心方』、『千金要方』、『千金翼法』、『外台秘要方』、『太平聖恵方』などに収められた鍼灸資料を手掛かりに、四つの章節に分けて異なる角度から『明堂経』系統の継承と流伝の過程に起きた変化を考察した。

　　学出版社東方学部、1996年。
39　注34と同じ。
40　『漢方の臨床』43巻9号、1996年。

附　明堂系統医書伝承簡図

前漢末～後漢初成立

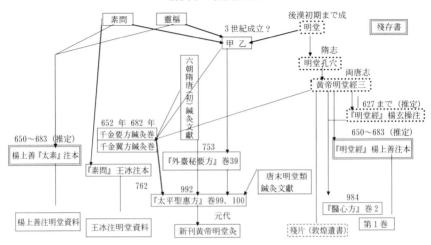

出所：筆者作成。

第二章

日本の平安時代における『明堂経』の流伝
―『医心方』巻二「孔穴主治法第一」テキストの考察 ―[41]

1 『医心方』巻二について

　永観2年(984)に完成した丹波康頼の『医心方』は、現存最古の日本の医書である。全篇は先行する中国医書の抜粋の集成から成り立っている。引用された204種の書物は、若干の日本書と朝鮮書を除けば、大部分がそれまで日本に伝わってきた六朝隋唐の医書、しかもほぼ原型の姿をとどめている。これらの抜粋は、残巻や亡佚書となっている中国の六朝隋唐時代の医学文献の輯佚校勘資料として、かけがえのない存在である。また、北宋の改修以前の医書の元の姿をそのまま保存しているので、文献の面でも価値が高い。

　『医心方』巻二は、鍼灸篇として、以下の十二方面から鍼灸を論じている。すなわち、「孔穴主治法第一」、「諸家取背輸法第二」、「鍼禁法第三」、「灸禁法第四」、「鍼例法第五」、「灸例法第六」、「鍼灸服薬吉凶日第七」、「人神所在法第八」、「天医扁鵲天徳所在法第九」、「月殺厄月衰日法第十」、「作艾用火法灸治頌第十一」、「明堂図第十二」である。日本に舶載された医書にはそれまでの中国の重要な医書の殆どが入っていると見られる。丹波康頼はそれらの鍼灸書から要領よく抜書きして、十二章節に分けて『医心方』の巻二を組み立てている。唐末から五代の間の戦乱により、それ以前に流伝していた『明堂経』系統を中心とした鍼灸文献の大半が次第に中国大陸から散佚した。この十二節の内容

41　本章は『「医心方」巻二"孔穴主治法第一"テキストの考察』と題し、『歴史文化社会論講座紀要』（京都大学大学院人間・環境学研究科　歴史文化社会論講座発行　2008年3月。）第五号13〜28頁に掲載されたものに基づいている。『医心方』テキストは国宝半井家本医心方（オリエント出版社、1991年）を用いる。

は、これらの文献を考察するのに、恰好の材料となっている。従って、これらの抜粋文とその周辺を詳細に検討することによって、六朝隋唐時代における鍼灸文献の具体像を浮き彫りにし、同時に平安時代における鍼灸医学の受容の仕方も見ることができよう。

現在まで資料が乏しいせいか、唐までの鍼灸文献を系統立てて研究する論文は数少ない。従って、基礎的な研究が差し迫った課題となっている。本章では研究課題のスタートラインとして、まず鍼灸明堂系統の流れを考察したうえで、『医心方』巻二「孔穴主治法第一」が基づくテキストを明らかにしたい。なぜなら、取穴方鍼の変遷は唐代までの鍼灸医学における一つの特徴であり、そこから鍼灸経穴学の発展と進歩が見られるからである。経脈を考えない孔穴配置の古い三巻本『明堂経』をテキストとして依拠したか、それとも三巻本を経脈ごとに編纂し直した楊上善注十三巻本『黄帝内経明堂』に依拠したかを解明することは、日本の平安時代における鍼灸医学の受容の解明に関わってくる。また、早い時期に中国大陸から姿を消した楊上善注十三巻本『黄帝内経明堂』の日本での流伝の歴史も知ることができる。従来の研究では、『医心方』巻二「孔穴主治法第一」の孔穴配置は楊上善が注釈した十三巻本『黄帝内経明堂』に基づいている、とするのがほぼ定説となっているが、本章では、それに疑議をとなえ、異なる考えの実証を試みる。

2 「孔穴主治法第一」が基づくテキストに関する疑議

「孔穴主治法第一」の冒頭には、"合六百六十穴。『明堂経』穴六百四十九、諸家方穴十一"、と孔穴の数と出処が説明されている。なかには二十一カ所に"注曰"があり、短い注釈がついている。次の「諸家取背輸法第二」には、『明堂経』に注釈を施した楊玄操と楊上善二人の抜粋文、及び『黄帝明堂経』本文を始めとする九家の抜粋文が配置されている。『明堂経』、『黄帝明堂経』とは、古い三巻本かそれとも楊上善注十三巻本かに関しては、明示されていない。楊上善注本は最高のレベルに達していたことが当時の共通の認識であり、それに何よりも丹波・和気両家の手鈔本には未だに序文と第一巻が残っているので、

第二章　日本の平安時代における『明堂経』の流伝　29

『医心方』に用いられたテキストは楊上善十三巻注本であると推定するのは最も自然なことであり、ほぼ定説となっている[42]。ところが、「孔穴主治法第一」の孔穴の配列は孔穴と経脈との関係を排除し、孔穴が部位別に配列されているので、楊上善の考えとは異なっている。そこで、遠藤次郎と梁永宣の『敦煌本「明堂経」の復元ならびに原「明堂経」に関する考察』（以下『考察』と略称する）は、異議を唱えている[43]。

　『考察』は、まずロシアのサンクトペテルブルグにあるエルミタージュ博物館に所蔵されている敦煌莫高窟『明堂経』の残片を『医心方』と『外台秘要方』などを参考にしながら復元した。さらに、敦煌本と『医心方』及び楊上善注本の類縁関係を考察し、それぞれにおける孔穴の配列を比較した上で、以下の結論に達した。すなわち、敦煌本における主治症の表現方法や記載順は『医心方』のそれに近く、楊上善の注本もそれらに近いことから、三者は極めて近い関係にある。しかし、敦煌本の孔穴の配列は『医心方』に近い。その結果、『医心方』のテキストは楊上善注本『黄帝内経明堂』という説や、『医心方』の孔穴の配列は丹波康頼が独自に行った、という見解は肯首しがたい。即ち、『医心方』の「孔穴主治法第一」が基づくテキストは、楊上善注本ではなく、古い三巻本『明堂経』であるという結論を導いた。

　ところが、『考察』には、孔穴配列以外に、証拠が挙げられていない。そこで小論はさらに『医心方』巻二の冒頭に丹波康頼が自ら述べた言葉や、「諸家取背輸法第二」に引用されている両楊氏の考え方、及び後に成立した日本の医学文献に引用されている『明堂経』、特にその注を分析することによって、論拠を補足したい。

42　小曽戸洋『「黄帝内経明堂」書誌研究』（『小品方・黄帝内経明堂　古鈔本残巻』所収、北里研究所附属東洋医学総合研究所発行、1992年）と篠原孝市『「黄帝内経明堂」総説』（『東洋医学善本叢書』八所収、オリエント出版、1982年）が代表として挙げられる。
43　『漢方の臨床』43巻9号、1996年。

3 『医心方』編纂者丹波康頼の取穴観

　『医心方』全三十巻の殆どは中国の先行医書の抜粋文から成り立っており、丹波康頼が自らの言葉を使って直接自らの考えを述べるのは他の巻には一切見えないが、鍼灸篇の巻二に限って冒頭に丹波康頼の言葉が述べられている。これは『医心方』において極めて異例である。丹波康頼の意図は一体何処にあるか。彼がこの巻を特に重視したので、自らの考えを述べるのも自然なことではあるが、実際にそれを吟味して見ると、今まで研究者に見過ごされたこの短い文章に、『明堂経』テキストに関する情報が含まれている。巻二の冒頭を見てみよう。

　夫『黄帝明堂経』、華・扁鍼灸法、或繁文奥義、巻軸各分。或上孔下穴、次第相違。既而去聖綿邈、後学暗昧、披篇按文之間、急疾難治、取艾作炷之処、要穴易迷。是以頭・面・手・足・胸・脇・腹・背、各随其処、尽抄其穴、主治之法、略注穴下、鍼灸之例、詳付条末。専依軒宮之正経、兼拾諸家之別説、唯恐軽以愚戇之思、猥乱聖賢之蹤、庸誤乱聖旨[44]、譬猶夏蛾之自迷灯、秋蟬之不知雪矣。

　『黄帝明堂経』、華佗・扁鵲の鍼灸法（『華佗鍼灸経法』と『扁鵲鍼灸経』を指すと考えられる）は、文章が複雑で意味が難解なうえ、巻と軸とがばらばらになっているものもあれば、上下の腧穴が順序相違ったりするものもある。聖人の時代を去ること遠く遥かであるので、後学者は道理にくらく、書物を開いて探している間に、急病には対処できない。灸で治療する際、もとめる腧穴に迷いやすい。故に、本巻では、頭・顔・手・足・胸・脇・腹・背中、おのおのの部位に属する腧穴をすべて纏めて書き写す。また主治法を簡単に腧穴の下に注記し、鍼灸の例は条末に詳しく付け加える。もっぱら軒轅の正経に依拠し、諸家の異なる説も兼ねて拾う。ただ恐れているのは、軽々しく自分の愚かな考

---

44 「庸誤乱聖旨」は原注によって補ったものである。原注は「已上五字雖在宇治本、医本等停之。」

えで、妄りに聖人の足跡を乱し、つねにその教えを誤解することで、この態度は喩えてみれば、まるで身の程も知らずに夏の蛾が灯にむかい、秋の蝉が冬雪の寒さを知らないようなものである。

　ここで丹波康頼は、はっきりと自分の取穴基準を述べているのではなかろうか。『黄帝明堂経』『華佗鍼灸法』『扁鵲鍼灸経』はそれまですでに数多くの伝抄を経たので、錯綜や破損または誤写が生じた。そのため、救急の際、要穴を見つけにくい。そこで、撰者は孔穴（腧穴）と主治法をきちんと整理する必要があると感じ、「孔穴主治法第一」の中にこの仕事を成し遂げようとする。取穴の際、軒轅の正経に依拠して、身体のおのおのの部位にある孔穴を別々に纏め、主治法を注記したという。この丹波康頼の言葉は、孫思邈『千金要方』巻二十九「明堂三人図第一」冒頭の言葉を意識して書かれたものであろう。孫氏の文は、「去聖久遠、学徒蒙昧、孔穴出入、莫測経源、済弱扶危、臨事多惑。余慨其不逮。聊因暇隙鳩集今古名医明堂、以述鍼灸経一篇、用補私闕。……若依明堂正経、人是七尺六寸四分之身……」である。"明堂正経"は丹波康頼のいう"軒宮之正経"と同一のもの、即ち三巻本『明堂経』であると考えられる。所謂"軒宮之正経"は、"諸家取背輸法第二"にも現れる。それは同章冒頭に引用された楊玄操の文である。

　黄帝正経椎有廿一節。（中略）時人穿鑿、互生異見、宜取軒后正経[45]、勿視雑術之浅法也。（中略）又云。諸輸皆両穴、俠脊相去三寸。諸家雑説多有不同。（中略）『明堂』者黄帝之正経、聖人之遺教、所注孔穴、靡不指的。又皇甫士安、晋朝高秀、洞明医術、撰次『甲乙』、并取三部為定。如此、則『明堂』『甲乙』是聖人之秘宝、後世学者宜遵用之、不可苟従異説、致乖正理也。
　楊玄操曰く。黄帝正経では、椎が二十一節あると記されている。（中略）ある人達が無理にこじつけたため、異なる意見が生じた。軒轅黄帝の正経に従うべきであり、雑術の浅はかな説と比べてはいけない。（中略）（黄帝正経では）

---

[45] 軒后、軒轅黄帝を指す。『史記』五帝本紀に、「黄帝者、少典之子、姓公孫名曰軒轅。」と記される。"后"は、古代において天子または諸侯に対する称号。孫思邈『千金翼方』序文に「鏡軒后於遺編」とあり、『唐書』李徳裕伝に「陛下脩軒后之術」とある。

また云う。諸腧みな二つ孔穴（腧穴）があり、脊椎を夾んで相去ること三寸である。（しかし、）この点についても諸家の雑説にはそれぞれ異なるところが多い。（中略）『明堂経』は黄帝の正経であり、聖人の遺教である。なかに記されている孔穴は、合っていないものはない。また、皇甫謐は晋の優れた人物で、医術を知り尽くした。彼は『甲乙経』を編纂した際、三部（『素問』、『霊枢』、『明堂』）をひとまとめにして定経とした。したがって、『明堂』『甲乙経』は聖人の秘宝である。後世に学ぶ者は、これらに従い用いるべきであり、かりそめにも異説に従い、正しい教えにそむくべきではない。

　軒轅とは即ち軒轅黄帝である。黄帝の正経は『明堂経』であることをはっきりと言っている。この『明堂経』は『旧唐書』と『新唐書』に記載されている三巻本『黄帝明堂経』であろう。

　楊玄操については、両唐志とも"明堂経脉"の項目に"黄帝明堂経三巻"の注釈者として記載されている。また、『日本国見在書目録』には「明堂音義二　楊玄操撰」が著録されている。彼に関しては第四章で考証を行う。丹波康頼が「諸家取背輸法第二」において、異なる諸家の説を抽出して本章を組み立てる際、楊玄操の文を冒頭に配置し、対立意見である楊上善の文をその次に配置していることは、編者としての前者を賛同する立場を表しているのではなかろうか。巻二以外の巻には丹波康頼自ら述べた言葉が一切見えないことは、すでに言及したように、彼自身の考えは諸家の説の配置順によって表すことに因っている。これは『医心方』における記述の一つの特徴である。「諸家取背輸法第二」の配置順は「孔穴主治法第一」にある編者の言葉と呼応している。しかし、ここで新しい疑問が生じる。丹波康頼が使ったテキストは三巻本『明堂経』とすれば、「孔穴主治法第一」の"注曰"は誰の注なのか、楊上善十三巻本を使わなかった現実的な理由とは何だったか、を追究する必要がある。以下、日本における『明堂経』の伝承に関する研究を踏まえてこの答えを探りたい。

4 『黄帝内経明堂』楊上善注本の日本での流伝運命

　日本における『明堂経』の伝承の経緯について、小曽戸洋氏は詳細な考証を行った[46]。以下、本論と関係ある小曽戸氏の考察のキーポイントを要約して引用する。氏の考察によれば、大宝元年（701）に完成された『大宝律令』のうちに、『医疾令』があった。『医疾令』には医生・鍼生の指定教科書に関する次のような記事があったと推定される。

　「凡医鍼生、各分経受業。医生習『甲乙』『脈経』『本草』、兼習『小品』『集験』等方鍼生習『素問』『黄帝鍼経』『明堂』『脈訣』、兼習『流注』『偃側図』等図、『赤烏神鍼』等経。」

　「凡医鍼生、初入学者、先読『本草』『脈経』『明堂』。読『本草』者、即令識薬形薬性。読『明堂』者、即令験図識其孔穴。……」

　ここに見える『明堂』は、『旧唐書』経籍志と『唐書』芸文志に著録されている「黄帝明堂経三巻」ないしは「黄帝明堂三巻」であろう。この楊上善注本の底本に用いられた『黄帝明堂経』三巻は、楊上善注本の成立以前、七世紀前半に日本にもたらされていたと考えられるという。

　また、天平宝字元年（757）十一月九日の勅令には、

　「其須講……、医生者『太素』『甲乙』『脈経』『本草』、鍼生者『素問』『鍼経』『明堂』『脈訣』……」（続日本紀）、という。

　『太素』も新たに加わったことから、『太素』の渡来は大宝元年から天平宝字元年の勅令の間（701〜757）にあることになる。ここに見える『明堂』は、無注三巻本のようにも思われるが、楊上善『黄帝内経明堂』序文で『太素』と『明堂』は一対として行われるべきと述べるごとく、両書はペアとなって日本に渡来したと見るのが自然である。すなわち、楊上善注本『明堂』の渡来期も『太素』と同時、八世紀の前半と推定されるという。

　さらに、九世紀末の藤原佐世『日本国見在書目録』には『明堂』関係書とし

46　注36に記す小曽戸洋『「黄帝内経明堂」書誌研究』を参照。

て次の二書が載せられている。すなわち「黄帝内経明堂楊上善撰」と「明堂音義二楊玄操撰」。前者は楊上善注十三巻本に違いない。

　延長五年（927）に奏上された『延喜式』の典薬寮の部に、医学教科書の学習法が以下のように規定されている。

「凡応読医経者、『太素経』限四百六十日、『新修本草』三百十日、『小品』三百十日、『明堂』二百日、『八十一難経』六十日。……」「凡『太素経』准大経、『新修本草』准中経、『小品』『明堂』『八十一難経』並准小経」

　医学教科書の『明堂』は、楊上善の十三巻本『黄帝内経明堂』であると判断されている。

　以上は、小曽戸洋氏の書誌研究から関係する部分を抽出して引用したものである。

　さて、中国本土では、楊上善が奉勅撰注した『黄帝内経明堂類成』十三巻に、すべての孔穴が特定の経脈に配当されている。また、『甲乙経』『千金方』にもすべてではないが、手足の孔穴は必ず経脈別になっている。小曽戸氏の考察した結論に従って言えば、日本では、『延喜式』が奏上された時代に、楊上善の十三巻本『黄帝内経明堂』はすでに鍼灸を学ぶ者の必読書として、不動の地位を占めており、その代わりに三巻本の『明堂経』が注目されなくなったという推論になるが、『延喜式』が奏上された五十七年後に『医心方』を奏上した丹波康頼は、もっぱら鍼灸を記す巻二に、まったく時代の潮流に逆らって、古い三巻本『明堂経』の取穴方法を採った、それは何故だろうか。

　篠原孝市は『医心方』巻二「孔穴主治法第一」の依拠したテキストは楊上善注本の『明堂経』であると考えた上で、"ところが孔穴主治法は、楊上善注本『明堂経』に基づいて編修されているにもかかわらず、孔穴の配列については楊上善注本のような経脈別をまったく採らず、手足の孔穴すらも部位別としている。経脈を意識させないように、手足の孔穴は、その部位表記に基づき、徹底して空間的な位置関係で配列されている。即ちこうした極端なまでの経脈排除の姿勢は、中国の隋唐時代までの傾向からすると全く異様である。このような姿勢のよってくる由縁は、'経脈'というような有機的で複雑な要素の絡んでくる概念を敬遠し、孔穴を身体の特異的な作用を有する一部位の問題に簡素化することで或る意味での'実用化'を計ろうとしたためであろう。"[47]と述べ

る。

　篠原氏は、当時医学教科書の『明堂経』は楊上善注十三巻本『明堂経』であることを確信した小曽戸氏とは同じ考えであるものの、困惑も示している。しかし、今まで見過ごされた「孔穴主治法第一」の冒頭には、丹波康頼が自ら依拠したテキストは三巻本『明堂経』であることをはっきり述べている。つまり、丹波康頼が依拠したテキストが古い三巻本『明堂経』であるからこそ、部位別の取穴姿勢を取ったのではないか。そこで、何故に丹波康頼が優れた楊上善の経脈別の十三巻本を排除しなければならなかったか、何かやむを得ない現実的な要因でもあったのか、と筆者は考えたくなる。

　まず、仁和寺現存の丹波家書写の永仁本・永徳本二種の『明堂経』は、ともに序文と巻一だけであることを見落としてはいけない。この点について矢数有道がすでに鋭い目で注目し、仁和寺本『明堂経』は寛平年間にはすでに一巻だけのものであり、その後に残闕したものではないと大胆な見解を示している[48]。ただし、証拠を挙げていない。筆者はこの見解に賛成したい。

　前田育徳会尊経閣文庫に現存する和気家書写の手鈔本"文永本"も同じく序文と第一巻のみであることはさらなる一つの証拠と言える。さらに、寛平三年（891）に完成して奏進した『日本国見在書目録』には、『黄帝内経明堂楊上善撰』と書かれていて、巻数は書かれておらず、『類成』二字も欠落している。果たしてこれは単に書き漏れだけとして片づけることができようか。これに関して、石原明の『日本の医学』には、"嵯峨天皇の収集にかかる冷然院の蔵書が、貞観十七年（875）一月二十八日に焼失し多くの漢籍を失ったので、光孝天皇が他に現存する漢籍目録の作成を藤原佐世に命じた。"[49]と述べる。『日本国見在書目録』がこれである。楊上善注本の残りの十二巻はこの時に焼失した可能性が果たしてないだろうか。しかし、後の時代に引用されている第一巻ではない『明堂経』の文と楊上善注は存在している、これはまたどのように考えれば良いか、もしこれらの引用文は本当に楊上善注本『明堂経』からのものであれ

47　篠原孝市『医心方』の鍼灸。（『医心方の研究』106頁　半井家本『医心方』附録　1994年　オリエント出版社）
48　矢数有道『方証学後世要方釈義・素問活用論文集』176頁、自然社、1977年。
49　石原明『日本の医学』26-27頁、至文堂、昭和三十四年。

ば、焼失したという推理は成り立たない。もしそうでなければ、以上の推理を裏付けることになる。以下、これらの引用文を調べた上、図の形で纏めてみた。

『弘決外典鈔』は正暦2年（991）に具平親王が、妙楽湛然の『止観輔行伝弘決』の中の仏典以外の典籍の引用文に、注釈を付け加えたものである。『明堂経』本文と本文の後に配置されている楊上善注の引用文が巻三と巻四合わせて15ヶ所見える。『医家千字文註』（一巻）は永仁元年（1293）に惟宗時俊が著したものであり、『明堂経』本文と楊上善注を合わせて12条が引用されている。日本において、『医心方』の後に『明堂経』本文を引用した文献は以上の二書に尽きる。『明堂経』の書名だけ触れてはいるが、本文や注文が引用されていない後世の文献は、本論の視野に入れない。

表1 『弘決外典鈔』所引『明堂経』

巻	篇		引用内容	備考
3	6	①	明堂経云、肝蔵、其行木、其星歳。心蔵、其行火、其星熒惑。脾蔵、其行土、其星鎮。肺蔵、其行金、其星太白。腎蔵、其行水、其星辰也。	明堂本文の引用
4	9	②	明堂経云、肺重三斤三両、六葉両耳、凡八葉。肝蔵魂、心蔵神、肺蔵魄、脾蔵意、腎蔵志。	明堂本文の引用。これと並んで"太素経云"の引用文が前者の解釈として配置されている。
		③	明堂経云、心重十二両、中有七孔三毛、盛精汁三合。心者、五蔵六府之大主、精神之舎。	同上
		④	明堂経云、肝重四斤四両、左三葉、右四葉、凡七葉。	同上
		⑤	明堂経云、脾重二斤三両、扁、広三寸、長五寸、有散膏半斤、主裏血、温五蔵。	同上
		⑥	明堂経云、腎有二牧、重一斤一両、在左為腎、在右為命門者、男子蔵精、女子以繋胞、其気通腎、故又名腎。	同上
		⑦	明堂経云、胆、肝之府也、中正之府、胆在肝短葉間下、重三両三銖、盛木精汁三合。	同上
		⑧	明堂經云、脾與胃合、脾之府也、五穀之府也。胃重二斤十二兩、紆曲屈伸、長二尺六寸、大一尺五寸、徑五寸、横屈受三斗、其中之穀常留者二斗水一斗。	

第二章　日本の平安時代における『明堂経』の流伝　37

	⑨	明堂経云、小腸、心之府也、受盛之府也。小腸重二斤十四両、後附脊、左還縈、積其注。廻腸者附於臍上、廻運環反十六曲、大二寸半、径八分分之小半、長三丈二尺、受一斗三合合之大半、穀四升、水六升三合合之大半。楊上善云。小腸胃受水穀已伝与大腸也。	ここの"楊上善云"の引用文は『太素』の佚文と考えられる
	⑩	明堂経云、大腸、肺之府也、伝道官也。大腸重二斤十二両、廻腸大腸也。当臍左環廻周葉、積而下、廻運環反十六曲、大四寸、径一寸寸之小半、長二丈一尺、受一斗七升升之半、穀一斗水七升升之半。楊上善云。小腸附脊而在後、大腸近臍而有前。	ここの"楊上善云"の引用文は『太素』巻第13の"腸度"に見える。
	⑪	明堂経云、膀胱、腎之府也、津液之府也。膀胱重九両二銖、縦横広九寸、盛溺九升九合、膀胱之皮薄以濡、即溺胞也。注云、胞児、裏也。此溺時構胞以裏溺故也。	両唐志に楊玄操"黄帝明堂経三巻"、『日本国見在書目録』に"明堂音義二楊玄操撰"が著録されているので、この注は楊玄操注である可能性がある。
	⑫	明堂経云、三膲者、中瀆之府也、水道出、属膀胱、是孤之府也。上膲如霧、謂膈已上、中膲如漚、謂臍已上、下膲如瀆、謂臍已下、主将諸気、有名無形也。	明堂本文の引用
	⑬	("薄皮厚皮筋"条注釈)　楊上善云。十二経筋与十二経脈倶稟三陰三陽行於手足、内行胸、腸、郭中、不入五蔵六府、脈有経絡、筋有大筋、小筋、膜筋。	"楊上善云"は『太素』巻第13の"経筋"に見える。
	⑭	"毛"、"垢汗"、"血"、"脈"、"脳髄"、"屎"条の注釈はすべて"太素云"として引用している。	
	⑮	("涕"条注釈) 楊上善云。泣従目下、涕自鼻出、同為一液、故人哭之時涕泣交連。涙、泣也。	"楊上善云"は『太素』巻第29の"水論"に見える。
	⑯	("尿"条注釈) 明堂経云。水穀并居胃中、成糟粕而倶下、於大腸而成下膲、澡而倶下、渚泌別、汁脩下膲、澡入膀胱。	明堂本文の引用

出所：筆者作成。

　『弘決外典鈔』の巻四に、肺・心・肝・脾・腎・胆・胃など身体器官及びこれらと関係するもの合わせて28条の中で、『明堂経』『太素』及び楊上善注が数多く引用されている。以上の図から見ると、『弘決外典鈔』に『明堂経』本文は13条引用されている。②から⑧は、『明堂経』本文の引用文の後に、解釈と補足の形として引用されているのは、すべて『太素』本文である。また、③

⑥⑦の『太素』本文の次に、解説の形として『太素』楊上善注は引用されているが、『明堂経』楊上善注は見当たらない。⑨の『明堂経』引用文の後の"楊上善云"は『太素』の佚文と考えられる。また、⑩の『明堂経』引用文の後の"楊上善云"は『太素』に見える。⑪の『明堂経』引用文の後の"注云"は、誰の注とは明示されていないが、楊玄操の『明堂経』注と見なすのが妥当であろう。⑬⑮は"楊上善云"となっているが、『明堂経』注文ではなく、『太素』注文である。⑭の諸条は、ほかの条と一緒に並んでいるが、『明堂経』からの引用文はなく、『太素』からのものである。『弘決外典鈔』には『太素』と『太素』楊上善注、また『太素』楊上善注と考えられる引用文は四十一条にも達している。

このほか、楊玄操注の引用文も見られる。彼の引用文をここで取り上げてみると、巻三の"上医視色"条に、"楊玄操云、仮令肝部見青色者、肝自病、見赤色者、心乗肝、肝前病"。"中医聴声"条に、"楊玄操云、宮商角徴羽以配五蔵。仮令病人好哭者、肺病也。好歌者、脾病。""下医診脈"条に、"楊玄操云、案其寸口之脈、若絃多者、肝病也。勾勾多者、心病也。浮数則病在府、沈細則病在蔵、勾見下。""（腎）主司人命"条に、"楊玄操云、腎者、人生之根本、元気之宗始也。"巻四。"楊玄操云、脾在胃下、脾音卑也。""楊玄操云、胃中穀熟則伝入於小腸、小腸受之伝入於大腸、大腸受之於広腸、広腸受大腸之穀而伝出。胃属土、故其利色黄。"がある。これらの楊玄操文は『難経』注であるが[50]、唐代においては初唐以降、日本においては平安時代に、楊玄操の著作がかなり読まれていたことは間違いないようである[51]。

次に、『医家千字文註』はまたどのような様相を呈しているかを見てみたい。

『医家千字文註』における『明堂経』本文と楊上善注の引用文十二ヶ所のうち、①③⑥⑦⑧⑨⑪⑫は『明堂経』本文、④⑤は楊上善『明堂経』残存第一巻

---

50 これらの引用文は、『難経』六十一難、三十六難、四十二難などの楊玄操注釈文をアレンジして引用されたものと見られる。

51 『外台秘要方』の灸篇である巻三十九に楊玄操の文が引用されていることも一つの論拠である。また『医心方』に一度引用される「楊音」は薬名の藜蘆への反切で、同文が918年頃の『本草和名』上巻にも「楊玄操音」として記載される。『本草和名』には「楊玄操」「楊玄操音」「楊玄操音義」が多量に引用されている。これらは恐らく『日本国見在書目録』の「楊玄（操）本草注音」のことであろう。以上から楊玄操の書物が当時よく利用されていたと推測できよう。

第二章　日本の平安時代における『明堂経』の流伝　39

表2　『医家千字文註』所引明堂経本文及び楊上善注

引用内容	備考
① 明堂経曰、聖人図写人之血気行処、説十二経脈溝渠、以備血流行。	明堂本文
② 堂経揚上善註曰、小児知咲（笑）曰孩、未咲（笑）之前孆。	『太素』巻第五の"十二水"に、また『医心方』巻二十五"小児方例第一"に見える
③ 明堂経曰、肝合胆、肝之府也。胆在肝葉門下、重三両三銖、故云附連也。	明堂本文
④ 明堂経揚上善注曰、喉、通気之路也。	楊上善注13巻『明堂経』の残存第一巻の注釈。
⑤ 明堂経揚上善注曰。咽者、通飲食也。	同上
⑥ 明堂経曰、胃者、五穀之府、長二尺六寸、大一尺五寸、径五寸、横屈受三斗。	明堂本文。"明堂経曰"の後に"難経楊玄操注"がある
⑦ 明堂経曰、小腸長三丈二尺、受一斗三合合之大半。明堂本文。	"明堂経曰"の後に"太素経楊上善注曰"がある。
⑧ 明堂経曰、大腸廻運環返十六曲、長二丈一尺、受一斗七升升之半。	明堂本文。"明堂経曰"の後に"太素経曰"と"（楊上善）注曰"がある。
⑨ 明堂経曰、膀胱、腎之府也、津液之府也、盛溺九升九合。	"明堂経曰"の後に"八十一難経楊玄操曰"がある
⑩ 明堂経曰、脳空穴一名顒顋、注曰、頂骨相接之処、毎鼓頷則顒顋然而動、故以為名。又曰、臂臑穴在肘下七寸、注曰、肩下肘上　肉高処謂之臑也、　肉在臂、故曰臂臑。	明堂本文
⑪ 明堂経曰、腎、其時冬、其味鹹、其日壬癸。又曰、脾蔵、其時長夏、其味甘、其日戊己。	明堂本文
⑫ 明堂経曰、肺蔵、其色白、其時秋、其日庚辛。又曰、肝蔵、其色青、其時春、其日甲乙。	明堂本文

出所：筆者作成。

の注釈である。また、⑥⑨の条に、『明堂経』引用文の後に、『明堂経』楊上善注ではなく、『難経』楊玄操注が引用されていることと、⑦⑧の条に『明堂経』引用文の後に『太素』楊上善注が引用されていることにも留意しよう。⑩の注釈は、"脳空穴"は足少陽胆経にあたり、"臂臑穴"は手陽明大腸経にあたり、それぞれ楊上善注本の第十一巻と第二巻にあると考えられるから[52]、この注文は楊玄操の注として考えてよいであろう。最後にカギとなっているのは②であ

る。②は"明堂経揚上善註曰"とはっきり言っているので、一見すると、『明堂経』巻一以外の楊上善注のように見える。もしこれが本当であれば、楊上善注『明堂経』巻一以外の十二巻が鎌倉時代にまだ存在していたことが裏付けることができる。しかし、調べてみると、この条は『太素』楊上善注の引用文である。『太素』巻五の"十二水"に、"初生為嬰児、能笑以上為孩"。また『医心方』巻二十五"小児方例第一"に、"今案太素経云、小児初生為嬰、能笑為孩"となっている。但し、『医家千字文註』には"小児知咲（笑）曰孩、未咲（笑）之前瓔。"であり、文字の異同がある。これはまたどのように考えればよいであろうか。『医家千字文註』に『太素』の佚文を含めて、七十ヶ所も引用されている。佚文でない引用文を『太素』と突き合わせてみると、一つのことが明らかになった。それは惟宗時俊が引用する際、原文をそのまま忠実に引用するのではなく、原文から重要な言葉を抽出したり、纏めてアレンジしたりすることが多いということである。幾つかの例を挙げてみよう。

　A『医家千字文註』　　太素経曰。雷公問黄帝曰、鍼論曰、得其人洒伝、非其人勿言。何以知其可伝。黄帝曰、各得其人、任之其能、故明其事。第一明人、第二聡聴人、第三智弁人、第四静慧人、第五調柔人、第六口苦人、第七毒手人、第八甘手人、謂之八能。

　『太素』巻十九・知官能　　雷公問於黄帝曰、鍼論曰、得其人洒伝、非其人勿言。何以知其可伝。黄帝曰。各得其人、任之其能、故能明其事。……黄帝曰。明目者、可使視色。［(楊上善注) 人之所能。凡有八種。……此為第一明人也。］聡耳者、可使聴音。［(楊上善注)……。此為第二聡聴人也。］接疾辞給者、可使伝論而語余人。［(楊上善注)……。此為第三智弁人也。］安静手巧而心審諦者、可使行鍼艾。……［(楊上善注)……。此為第四静慧人也。］緩節柔筋而心和調者、可使導引行気。［(楊上善注)……。此為第五調柔人也。］疾毒言語軽人者、可使唾癰祝病。［(楊上善注)……。此為第六口苦人也。］爪苦手毒、為事善傷者、可使案積抑痺。［(楊上善注)……。此為第七苦手人也。］……手毒者、可使試按亀、置亀於器之下而按其上、五十日而死矣。甘手者、復生如故。［(楊上善注)

52　注35、36、37の三つの復元本ともこのようになっている。

……。此為第八甘手人也。〕

　B『医家千字文註』　　太素経楊上善注曰、人腎有二、左者為腎、右者為命門。命門者、精之所舎也。
　『太素』巻六・蔵府気液。　腎蔵精志。〔（楊上善注）五蔵、財浪反。腎在二枚、左箱為腎、蔵志也、在右為命門、蔵精。〕

　C『医家千字文註』　　太素経曰、鬲肓之上、中有父母。注曰、心為陽、父也。肺為陰、母也。故曰高処也。
　『太素』巻十九・知鍼石　鬲盲之上、中有父母。〔（楊上善注）心下膈上謂盲。心為陽、父也。肺為陰、母也。肺主於気、心主於血、共営衛於身、故為父母也。〕

　上に挙げた例から、『医家千字文註』の中の『太素』引用文は、作者が人為的にアレンジするところが多く、しかもCのような誤りさえあることが分かる。以上の考察によって、②の"明堂経楊上善註曰"とは、事実上『太素』の楊上善注であることが間違いないと判断できよう。
　以上、『弘決外典鈔』と『医家千字文註』所引の『明堂経』本文及び楊上善注を取り上げることによって、得られた結論をまとめてみる。
　一に、日本では、『医心方』の後の時代の文献に引用されている『明堂経』では、楊上善『明堂経』注は第一巻の注しか見えない。つまり、引用されている『明堂経』本文は古い三巻本、また出処不明の注は楊玄操注の可能性が高い。さらに、以上の両書に『明堂経』楊上善注のように見える引用文は、『医家千字文註』の④⑤以外、すべて『太素』楊上善注であると考えられる。
　二に、楊上善注『太素』と楊玄操注『難経』と『明堂経』類などは、日本の平安・鎌倉時代の知識層に広く読まれていた。
　三に、楊上善注本の残りの十二巻は『医心方』が世に問われる前、もっと正確に云えば、『日本国見在書目録』が著される前に、すでに亡佚した可能性が高い。換言すれば、楊上善注本十三巻『明堂経』は、日本の知識層に正式に受容されていないうちに、すでに消失したことはほぼ事実であろう。
　以上の結論から、丹波康頼が『医心方』巻二「孔穴主治法第一」で依拠した

テキストは、経脈別の楊上善本ではなく、部位別の古い三巻本『明堂経』であることがより一層明らかになった。彼が冒頭に述べている言葉はその取捨方鍼の説明ではあるが、現実としてはやむを得ない選択肢だったであろう。短い言葉の中から、隋唐時代の"循経取穴"の潮流の前で丹波康頼氏の心底にいくらか自信を欠いているところが幾分読み取れる。

5 終わりに

　最後に、「孔穴主治法第一」に見える注を考えたい。注は 21 カ所あるが、撰注者が明記されていない。小曽戸洋は楊上善注であると考えているが[53]、筆者は以上の考証を踏まえて、異なる可能性があることを示したい。「孔穴主治法第一」と「諸家取背輸法第二」では、丹波康頼は楊玄操の考えを採り入れ、楊玄操注釈本が基づいた三巻本『明堂経』をテキストとした、というのは上で得た結論である。そこで、この 21 ヶ所の注は楊上善注よりも楊玄操注の可能性が高いことが十分考えられる、もちろん、後人によって付け加えられた可能性も残されている。

　『医心方』巻二「孔穴主治法第一」に見える二十一ヶ所の注のうち、楊上善注本『明堂経』巻一の注と、一ヶ所だけが重なっている。それは"寸口"に関する注である。

『医心方』　　経渠二穴、在寸口陥者中。[注云、従関至魚一寸、故曰寸口。]
　楊上善注『明堂経』　　行於経渠（注を略す）、為経金也（注を略す）、在寸口陥者中、刺入三分、留三呼、不可灸、灸之傷人神明。[（注）口、通気処也。従関至魚一寸、五臓六府之気皆従此中通過、故曰寸口。手太陰脈等五臓五神之気大会此穴、則神明在於此穴之中、火又克金、故灸之者傷神明也。]

　『医心方』"寸口"注は半分しか解釈されていない。もし楊上善注のであれば、

53　注 34 を見よ。

仮に略して引用したとしても、後半の重要な解説部分を切り捨てるとは考えにくい。楊上善注本には、すべての穴名の由来が解釈されている。言葉の使い方も両者は異なっている。例を挙げれば、

『医心方』注　　扶承二穴。注云、扶承其身、故曰之。
五里二穴。注云、去腹五寸、故曰之。
楊上善注　　中府。府、聚也、脾肺二気聚於此穴、故曰中府也。
天府。肺為上蓋、為府臓之天、肺気帰於此穴、故謂之天府。

両注には、本質的な違いは見えないが、『医心方』注はかなり簡単であることは言うまでもない。

以上の考察から、平安時代に日本医学の主流を代表する宮廷医が『医心方』鍼灸篇を編纂する際に用いたテキストは、循経取穴の方鍼を取った楊上善十三巻本ではなく、部位別の古い三巻本もしくは楊玄操注三巻本『明堂経』であること、また、「孔穴主治法第一」にある二十一ヶ所の注釈の作者は楊玄操である可能性が高いことの二点が本章の結論として得られた。

第三章
禁灸穴から見た『明堂経』系統の変化[54]

1 禁灸穴について

　禁灸穴や禁鍼穴は各鍼灸文献に記されている。最初に『甲乙経』を始めとする六朝時代の鍼灸文献に見られ、それ以来、各時代の鍼灸文献に受け継がれてきた。しかし、文献により数と穴名が異なる。これをどのように考えればよいのであろうか。現今の臨床上でも戸惑う場合や意見の相違が多い。

　六朝隋唐時代の鍼灸資料を纏めたうえで抜粋している『医心方』巻二を見れば、「灸禁法第四」「灸例法第六」「作艾用火法灸治頌第十一」は、灸治療の手法と避忌に関する記述である。しかも、「鍼禁法」と「灸禁法」は「鍼例法」と「灸例法」の前に配置されている。また、合薬・服薬・鍼灸の吉日忌日、人神所在、天医所在などを論じる「鍼灸服薬吉凶日第七」「人神所在法第八」「天医扁鵲天徳所在法第九」「月殺厄月衰日法第十」を合わせれば、鍼灸の避忌を記す内容は巻二の半ば以上を占めている。このことは、六朝隋唐時代において鍼灸の避忌が重んじられていたことを物語っている。

　ここでは、『医心方』巻二の第七章から十章までの四章に記される禁忌の内容そのものには立ち入らない。禁鍼穴と禁灸穴の中、後者の禁灸穴を代表として選択し、それを論究することによって、六朝隋唐時代における鍼灸治療の現状と『明堂経』系統の流伝過程に起きた変化を見てみたい。

　まず原『明堂経』の考察から着手し、各文献に記される禁灸穴を取り出して比較し、禁灸穴が設けられた灸治療の歴史的な背景と禁灸穴の真意を探りた

---

[54] 本章は『禁灸穴について』と題し、『中国思想における美・気・忌・死』(『〈醜〉と〈排除〉の感性論──否定美の力学に関する基盤研究──』の研究成果報告書　附篇　平成二十年三月) 25－48頁に掲載されたものに若干の修正を加えた。

い。『医心方』巻二「灸禁法第四」の殆どは禁灸穴に関する記述であるので、これを中心に、ほかの唐代の重要文献も加えた形で考察を進める。まず『甲乙経』が基づく鍼灸の原点である『明堂』まで遡って、禁灸穴の考証から始める。

2　原『明堂経』における禁灸穴について

　原『明堂経』は佚書であるが、『医心方』巻二と『太平聖恵方』巻百「灸経」から『明堂経』の禁灸に関する記述の一斑を窺い知ることができる。『医心方』巻二「灸禁法第四」のなかで、陳延之『小品方』によって、『黄帝経』即ち『甲乙経』の禁灸穴を列記している。『甲乙経』の十八の禁灸穴を列記する前に、冒頭にこのように言う：

　陳延之云：『黄帝経』禁曰：不可灸者有十八処、而『明堂』説便不禁之、今別之記如左。

　陳延之は次のように云っている：『黄帝経』では、禁じられて灸の治療をしてはいけない腧穴として、十八ヶ所をあげているが、『明堂』の説では、これらを禁じていない。今これらを分けて以下のように記しておく。

　「灸例法第六」に引用されている孫思邈の文には次のように言う：

　『明堂』本経多鍼入六分、灸三壮、更無余論。『曹氏』有百壮者、五十壮者。『小品』諸方亦皆有此、須准病軽重以行、不可膠柱[55]。
　『明堂』本経には、多く鍼の刺入は六分にとどめ、灸の壮数は三壮まで、と書かれているが、ほかのことは触れていない。『曹氏灸経』には百壮があれば、五十壮もある。『小品方』等も皆このような記し方がある。（いずれにせよ、経方に拘らずに）病気の深刻さに応じて灸の治療を行うべきであり、一つの基準のみに固執してはならない。

55　『千金要方』巻29に見えるが、闕字がある。『新雕孫真人千金方』には闕字がない。

さらに、『太平聖恵方』巻百では[56]、次のように言う：

若是禁穴、諸般医療不差、『明堂』許灸、一壮至三。
もし禁灸穴であって、ほかの治療手段では治らない場合は、『明堂』の説では灸を許される、一壮から三壮まで。

後の書物でそれぞれ禁灸穴が列記されているのに、『明堂経』では言及されていない。もちろん、『明堂経』に禁灸穴が存在しないとは断言できないが、禁灸に関する記述が少ないことと、鍼の刺入分と灸の壮数が少ないことが特徴であると考えても差し支えないであろう。この点は『医心方』巻二「孔穴主治法第一」からも裏付けられる。何故後の時代の鍼灸文献に禁灸穴を多く設けるようになったか。何故灸の壮数が数百壮乃至数千壮まで記す文献が現れたか。何故文献ごとに禁灸穴の数と穴名が異なっているか。これらの疑問を念頭において、各々の文献に関係する記述を取り上げ、比較しながら問題点を絞ってみたい。

3 「灸禁法第四」に見える『甲乙経』の禁灸穴

「灸禁法第四」はすべて陳延之『小品方』からの抜粋文である。『小品方』についてまず述べておこう。『小品方』は『経方小品』ともいい、『隋書』経籍志および両唐志に「小品方十二巻陳延之撰」と記されている。成立年代は、小曽戸洋氏の考証により南北朝の劉宋時代で、四五四〜四七三の間と確定されている[57]。この書は嘗て"唐令"やまたこれに倣った日本の『大宝律令』で、医学生の必修教科書に指定されたことがほぼ事実であるといわれている[58]。このこ

---

56 『太平聖恵方』のテキストは東洋医学善本叢書二十一（オリエント出版影印南宋版、1991年）を用いる。
57 小曽戸洋「『小品方』序説―現存した古巻子本」(『日本医史雑誌』第32巻第1号、1-25頁、1986年。)
58 唐令は今伝わらないが、『千金要方』末尾の「校定備急千金要方後序」によれば、「臣嘗読唐令、見其制、為医者、皆習張仲景『傷寒』、陳延之『小品』。張仲景書今尚存於世、得以跡其為法、莫不

第三章　禁灸穴から見た『明堂経』系統の変化　47

とから唐代において『小品方』は、かなり重要視されたことが伺われる。また『備急千金要方』（以下『千金要方』と略称する）、『外台秘要方』及び『医心方』に夥しく引用されていることも『小品方』の地位を示している[59]。しかし、北宋の時代になると本書は佚書となってしまった[60]。一九八五年、東京の尊経閣文庫に本書の残巻が発見され[61]、その内容が明らかになった。残巻に見える目録に、巻一から巻十は"治病要方"、巻十一は"述用本草薬性"であり、巻十二は"灸法要穴"である。陳延之は『小品方』の最後に"灸法要穴"を特別に設けているが、鍼を取り入れていない。このことは、彼が如何に灸を重要視したかを示している。「灸禁法第四」に見える陳延之の文は、『小品方』巻十二"灸法要穴"からの引用文であることは間違いない。

　『小品方』引用文にはまず『黄帝経』即ち『甲乙経』の禁灸穴を列記している。冒頭に次のように言う。

　陳延之云：『黄帝経』禁曰：不可灸者有十八処、而『明堂』説便不禁之、今別之記如左：頭維禁不可灸。承光禁不可灸。脳戸禁不可灸。風府禁不可灸。瘖門禁不可灸。耳門、耳中有膿及通祇無灸。人迎禁不可灸。糸竹空灸之不幸使人目小及盲。承泣禁不可灸。脊中禁不可灸。乳中禁不可灸。石門、女子禁不可灸。気街灸之不幸不得息。淵腋灸之不幸生腫蝕。天府禁不可灸。経渠禁不可灸。地五会禁不可灸。伏菟禁不可灸。

　陳延之は次のように云っている：『黄帝経』では、禁じられて灸の治療をしてはいけない腧穴として、十八ヶ所をあげているが、『明堂』の説では、これらは禁じられていない。今これらを分けて以下のように記しておく。頭維は禁じられており灸をしてはいけない。承光は禁じられており灸をしてはいけな

　　　有起死之功焉。以類推之、則『小品』亦仲景之比也、常痛其遺逸無余。」の記述から、唐令の内容が伺われる。
59　注58「校定備急千金要方後序」に、「究尋於『千金方』中、則仲景之法十居其二三、『小品』十居其五六。」と記すことから、『千金要方』における『小品方』の比重が分かる。『外台秘要方』と『医心方』における『小品方』の引用文は、小曽戸洋「外台秘要方所引書名人名等索引」（『東洋医学善本叢書』八、213頁、東洋医学研究会、1981年。）と同氏「『医心方』所引文献索引」（『医心方の研究』オリエント出版社、1994年）を参照。
60　注58「校定備急千金要方後序」林億らの記述を参照。
61　『小品方・黄帝内経明堂　古鈔本残巻』北里研究所附属東洋医学総合研究所発行　1992年。

い。脳戸は禁じられており灸をしてはいけない。風府は禁じられており灸をしてはいけない。瘖門は禁じられており灸をしてはいけない。耳門は耳のなかで化膿してしかも奥まで流れ込んでいる時には、灸をしてはいけない。人迎は禁じられており灸をしてはいけない。糸竹空に灸をすると、最悪の場合は人の目が小さくなり、見えなくなってしまう。承泣は禁じられており灸をしてはいけない。脊中は禁じられており灸をしてはいけない。乳中は禁じられており灸をしてはいけない。石門は、女子では禁じられており灸をしてはいけない。気街に灸をすると、最悪の場合は、呼吸ができなくなる。淵腋に灸をすると、最悪の場合は化膿してかさができてしまう。天府は禁じられており灸をしてはいけない。経渠は禁じられており灸をしてはいけない。地五会は禁じられており灸をしてはいけない。伏菟は禁じられており灸をしてはいけない。

　『小品方』に記された『甲乙経』の禁灸穴は十八ある。ところが、今本の『甲乙経』には二十四の禁灸穴が記されている。具体的に言うと、『医心方』に引用されている陳延之の文では、今本『甲乙経』に記される禁灸穴より下關、白環俞、鳩尾、陰市、陽關、瘈脈の六つを欠いている。次節では、禁灸穴が他の文献でどのように扱われているかを順次見ていくことにする。

4　「灸禁法第四」に見える『曹氏灸経』の禁灸穴

　『隋書』経籍志に「曹氏灸経一巻」が著録されている。『唐書』芸文志に「曹氏黄帝十二経明堂偃側人図十二巻」（隋志には「黄帝明堂偃人図十二巻」が著録されているが、"曹氏"を欠いている）、『通志』芸文略に「曹氏灸経一巻」「曹氏灸方七巻」が著録されている。曹氏は曹翕のことで、三国時代の魏と晋の間の人、『三国志・魏志』に曹翕に関する記事が少し見える[62]。曹氏の著作は亡

62　『三国志・魏志』巻二十武文世王公に、「東平霊王徽……、正始三年薨、子翕嗣。」の記事があり、裴松之の注には、「翕入晋封廩丘公、魏宗室之中名次鄴城公。至泰始二年、翕遣世子琨奉表来朝、詔曰：翕秉徳履道、魏宗之良。今琨遠至、其仮世子印綬、加騎都尉、賜服一具、銭十万、随才叙用。翕撰『解寒食散方』与皇甫謐所撰並行於世。」と記されている。

第三章　禁灸穴から見た『明堂経』系統の変化　49

佚してしまったが、灸関係の一部分は葛洪『肘後備急方』、孫思邈『千金要方』、楊上善『黄帝内経太素』及び『医心方』に見える。『曹氏灸経』は楊上善のいう『明堂経』系統と異なる流派の"別本"の流れである。『灸例法第四』に抜粋される陳延之の文では、『甲乙経』の十八の禁灸穴を挙げた後に、続きとして『曹氏灸経』の抜粋文と思われる"曹氏の説"を挙げている。『曹氏灸経』の記述は禁灸穴を設けた真相を解くキーポイントの一つであると同時に、受け継がれた流れと『明堂経』系統の相違も少し見えるので、全抜粋文を挙げる。

　（陳延之）又云："曹氏説"不可灸者如左。玉枕者、人音声之所経従、無病不可灸、灸則声不能語。若有疾可灸五十壮。維角者、在眼後髪際上至角脈上是也、人眼精之所心通神為明者也。不可妄灸、灸則令失明、此則頭維也。精明者、名為郎井、在眼本眦陥中可容豆者、人眼神光之所帰息也。無病不可灸、灸則失明反赤。有病可灸七壮至十四壮。舌根、在頤下廉泉之後、当結喉上、仰著下頤、当舌根下、去結喉一寸、長人可一寸半、咽呑口味時、按之有怒肉起是也、人声息之亭候。無病不可灸、灸則令気濇、語不転。有病可灸七壮至十四壮。結候、在頸下陰喉頭突起腂腂者也、人五臓営衛之所統也。無病不可灸、灸則妖鳴、語不成音、有疾可灸七壮。胡脈在頸本辺、主乳中脈上是也、一名栄聴、人五臓血気之注処也。無病不可多（灸）、多灸熟則血気決泄不可止、有疾可灸五十壮。天突者、名為天瞿、復名身道、是体精之衢路也。無病不可灸、灸則傷声反喑、有疾可灸五十壮。神府者、人神之明堂也。無病不可灸、灸則少気之恒使人無精守、有疾可灸百壮。此則鳩尾、一名龍頭是也。巨攔者、名為神精、人筋脈之所交也。不可妄灸、灸則令人不能挙臂、有疾可灸百壮。関元者、下焦陰陽宗気之奥室也。婦人無疾不可妄灸、灸則断児息、有疾可灸百壮。血海者、名為衝使、在膝内骨上一夫陥中、人陰陽気之所由従也、無病不可灸、灸男則陽気衰、女則絶産、不欲動揺肢節也。有疾可灸五十壮。足太陰者、人陽精之房衝也。無病不可灸、灸男則陽気衰、女則令絶産。有疾可灸五十壮。丘墟者、名為蹄渓、在外踝下少耶近前是也。人声室之房源、無病不可灸、灸則気下、不能上通、令喑不能言。有疾可灸十四壮。

　また云う：曹氏の説では、灸をしてはいけないところは以下の通りである。玉枕は、人の音声の経由するところであり、病いがなければ灸をしてはいけな

い。灸をすると、声を出してもきちんとした言葉にならない。もし病いがあるならば灸を五十壮まですえてもよい、維角は、眼の後ろ髪際の上から角脈の上にいたるところにある、人の眼精において、心が神明に通じて眼の明るさを生じさせるところである。妄りに灸をしてはいけない。灸をすると失明する。これがすなわち頭維穴である。精明（晴明）は、郎井とも言い、内まなじりのくぼみの中、豆を容れる位のところにある。人の眼の神光の休むところである。病いがなければ、灸をしてはいけない。灸をすれば失明するか、赤くなって炎症を起こしてしまう。もし病いがあるならば灸を七壮から十四壮まですえてもよい。舌根は下顎骨の下、廉泉の後ろで、喉頭の上に当たり、おとがいが上を向くと、舌根の下に当たり、結喉穴から一寸のところにある、背の高い人では一寸半に及ぶことがある、食べ物を飲み込む時、抑えると筋肉が突き出るところにある。人の声や息の要所であり、病いがなければ灸をしてはいけない。灸をすると、気が漏れてしまって言葉にならなくなる。もし病いがあるならば、灸を七壮から十四壮まですえてもよい。結候は頸の下の喉頭が突き出てふくらんでいるところである。人の五臓の営気・衛気の中枢である。病いがなければ、灸をしてはいけない。灸をすると、怪しげな声になり、きちんとした言葉の発音にならなくなる。もし病いがあるならば、灸を七壮まですえてもよい。胡脈は頸の付け根のよこにあり、乳房の中の脈の上の部分に当たる。一名は栄聴といい、五臓の血気が注ぐ処である。病いがなければ多く灸をしてはいけない。多く灸をしすぎて、その部位が熟してしまうと、血気が決壊して漏れて止まらなくなる。もし病いがあるならば灸を五十壮まですえてもよい。天突は、天瞿と名付け、また身道ともいい、人体の精の通路である。病いがなければ灸をしてはいけない。灸をすると、声帯を傷つけ、かえって喋ることができなくなる。もし病いがあるならば、灸を五十壮まですえても良い。神府は、体内神の宿るところである、病いがなければ灸をしてはいけない。灸をすると、呼吸がせわしくなり、体を維持するための精がなくなる。もし病いがあるとすれば、灸を百壮まですえても良い。これはすなわち鳩尾であり、一名は龍頭ともいう。巨欖は、一名神精といい、体に筋と脈の交るところである。妄りに灸をしてはいけない。灸をすると、腕を挙げられなくなる。もし病いがあるならば灸を百壮まですえてもよい。関元は、下焦にある陰陽二気の元となる奥の部屋

第三章　禁灸穴から見た『明堂経』系統の変化　51

である。女性は病いがなければ、妄りに灸をしてはいけない。灸をすると不妊となる。もし病いがあるならば灸を百壮まですえてもよい。血海は、一名衝使といい、膝の内骨の上の一夫に位置する陥みのところにある。人の陰陽二気の元となるところである。病いがなければ灸をしてはいけない。灸をすると、男の場合は陽気が衰え、女の場合は不妊となる。(血海に灸をすることは肢節を揺るがすことであり、)肢節を揺るがすことをしないように心がけること。もし病いがあるならば灸を五十壮まですえてもよい。足太陰は、人の陽精の密集してぶつかりあうところである。病いがなければ灸をしてはいけない。灸をすると、男の場合は陽気が衰え、女の場合は不妊となる。もし病いがあるならば、灸を五十壮まですえてもよい。丘墟は、一名蹄渓といい、くるぶしの表側の下少し斜めの表近くにある。人の声の源である。病いがなければ灸をしてはいけない。灸をすると、気が下に行ってしまって上に通れなくなり、喋ることができなくなる。もし病いがあるならば灸を十四壮まですえてもよい。

"曹氏の説"には、玉枕、維角、精明、舌根、結候、胡脈、天突、神府、巨欖、関元、血海、足太陰、丘墟の禁灸穴を列記し、この十二の腧穴と足太陰には灸をしてはいけないという[63]。これらの穴名は恐らく明堂系統と比べ、同穴異名の場合もあろうが、文章の書き方としては、すべて"無疾不可灸、……有疾可灸(某)壮"という独特なパターンである。つまり、灸をしてはいけないと言いながらも、病気があれば灸をしても良いと言う。しかも壮数はかなり多い。これは矛盾ではないか。病気とはどんな病気か、曹氏は明言していない。

"曹氏の説"の禁灸穴を列記した後、陳延之は以下のように解説している：

右廿穴、曹氏説云：無病不可灸、灸則為害也。尋不病者則不応徒然而灸、以痛苦為玩者也。皆病至不獲已乃灸耳、便是未詳曹氏此説也。

以上の二十の腧穴は、曹氏の説では、病気がなければ灸をしてはいけない。灸をすると害があるからである。病気でもないのに、ただなんとなく灸をする

63　足太陰は穴名ではなく経脈名である、これを除いて他の腧穴は合計十二であるのに、引用文では"廿穴"と記されている。『医心方校釈』(学苑出版社、2001年)は、"十二"を"二十"に書き誤り、さらに"廿"に書き写されたのではないかと推測している。

などということは、痛苦をもてあそんでいるようなものである。灸をするのは、すべて病気があってやむを得ない場合のみである。妄りに灸をする者は、まだ曹氏の説を十分理解していないのであろう。

　陳延之の解説と曹氏の文を突き合わせて分析すると、まず以下の二点が読み取れる。一つには、当時において、むやみに灸治療をする風潮が存在していたのではないか。確かに、史書からもこのような灸治療の実態が少し窺える[64]。二つには、禁灸穴と言っても、絶対的なものではなく、病気があれば灸をしても構わない、ということである。ここでは、"病気があれば"とはどんな病気かを明らかにする必要があるが、後に具体例を挙げて分析したい。
　以上、『曹氏灸経』のような別系統に基づく灸専門書の出現及び陳延之の灸治療重視の姿勢からは、六朝時代に灸治療の風潮が如何に流行していたかが見て取れる。

5　唐代の灸文献

　鍼灸学は唐代になって全盛期を迎えた。代表的な医学書として、唐初の孫思邈『千金要方』、中期の王燾『外台秘要方』、及び宋初に編纂された『太平聖恵方』を考察の対象にしたい。孫思邈は甄権の『明堂人形図』一巻を一つの参考にして、仰人・伏人・側人の"明堂三人図"を作ったが現存しない。彼の鍼灸史料は『千金要方』と『千金翼方』に残っている。これらの鍼灸資料は『明堂経』や『甲乙経』に基づいているが、孫思邈が自ら収集したあらゆる鍼灸治療方を網羅した形で成り立っている。

64　『魏書』酷吏伝・李洪之に、「洪之志性慷慨、多所堪忍、疹疾灸療、艾炷囲将二寸、首足十余処一時俱下、而言笑自若、接賓不輟。」『医心方』巻二 "作艾用火法灸治頌第十一"に、「『小品方』云：黄帝曰：灸不三分，是謂徒癋。解曰：此為作主（炷），欲令根下広三分為適也．」と見える。艾炷の直径は三分が適当であると言っているが、ここの記事では二寸にまで達している、しかも頭や四肢の部位には通説では強い灸を施すのを最も避けるべきであると言われているのに、十数ヶ所も同時にすえるということは、如何に強烈なものであったかが窺える。また、唐代に降るが、韓愈の『譴瘧鬼』詩に「灸師施艾炷、酷若猟火囲。」という描写からも、当時無闇に灸をすえる傾向があったことが想像される。

『外台秘要方』は、唐の中期に編纂された大型医方書である[65]。この書は隋の『諸病源候論』と唐初の『千金要方』と肩を並べて、隋唐時代の医学代表作として高く評価されている。編者王燾の自序によれば、脱稿した時期は唐玄宗天宝十一年（752）であるという。四十巻、千百四門に分けられ、内・外・骨・婦人・小児・精神病・皮膚・眼・歯科等のジャンルを網羅している。所引文献は六十九家二千八百二条にも達し、載せられた医方は六千九百条余りであり、唐の中期までの医学資料の宝庫とも言えよう。巻三十九は明堂篇であるが、王燾の鍼灸観点に基づき[66]、鍼の部分を切り捨てて専ら灸資料を集めたものである。王燾は"明堂序"に楊玄操の言葉を借りて、『明堂経』と『甲乙経』に従い用いることを明言しているが[67]、巻三十九は『甲乙経』に基づいており、甄権や楊玄操などの著した灸関係の資料も集録している。この『外台秘要方』巻三十九の記述から、唐の中期まで『明堂経』系統の灸文献がどのように受け継がれたかが覗える。

　『太平聖恵方』について重ねて述べれば、北宋の王懐隠らが太宗の勅を奉じて編纂し、淳化三年（992）に刊行された百巻の国定医方書である。巻九十九は鍼灸篇として、唐代までの鍼灸資料を広く集めている。内容は『甲乙経』『千金要方』『外台秘要方』などはもちろん、『山眺鍼灸経』『甄権鍼経』『小品方』『異経』のような佚書に見える独特な見解も含まれている。巻百は専ら灸資料を収集したもので、『外台秘要方』以降に現れたもう一つの灸専巻であると言えよう。このことは、唐代では灸治療が重要視されていたこと、また灸資料が豊富であったことを改めて物語っている。そのなかでは"黄帝灸中風法"、"岐伯灸法"、"華佗療男子卒疝法"、"張文仲灸法"、"秦承祖明堂"など佚書の内容が引用されている。この巻は元代の竇桂芳により『鍼灸四書』に収録され、『黄帝明堂灸経』と名づけられた。巻九十九と巻百の著された時代は、『太平聖恵方』の編纂時期を見れば、唐までであると考えてまず間違いないが、具体的に唐の

65　『外台秘要方』テキストは東洋医学善本叢書五（東洋医学研究会影印南宋版、一九八一年）を用いる。
66　『外台秘要方』巻三十九"明堂序"に「其鍼法古来以為深奥、今人卒不可解。『経』云：鍼能殺生人、不能起死人。若欲録之、恐傷性命。今並不録鍼経、唯取灸法。」と述べる。
67　原文は「此則『明堂』『甲乙』是医人之秘宝、後之学者宜遵用之、不可苟従異説、致乖正理。」であるが、楊玄操の同一文は『医心方』巻二"諸家取背輸法第二"に見える。

どの時期までであるかと確定するには考証する必要がある。

　高祖李淵の名を避諱するために、『千金要方』と『外台秘要方』はともに"太淵穴"を"大泉穴"に作り、上脘、中脘、下脘の三つの腧穴も、上管、中管、下管に作るが、巻九十九も同じである。また、太宗時代に活躍した甄権の『鍼経』も引用されている[68]。特に注意すべきは巻九十九序文の叙述は、『外台秘要方』巻三十九"明堂序"を髣髴させる点である。以下両序文を比べてみれば、

　巻九十九：夫黄帝正経者、是先聖之遺教、及後人之令範。是以先明流注孔穴、靡不指名其原。若或苟従異説、恐乖正理之言。其十二経脈者、皆有俞原。手足、陰陽之交会、血気之流通、外営指節、内連臓腑。

　『外台秘要方』：夫『明堂』者、黄帝之正経、聖人之遺教、所注孔穴、靡不指的。又皇甫士安、晋朝高秀、洞明医術、撰次『甲乙』、並取三部為定。如此則『明堂』『甲乙』、是医人之秘宝、後之学者宜遵用之、不可苟従異説、致乖正理。又手足十二経、亦皆有俞。手足者、陰陽之交会、血気之流通、外牽肢節、内連蔵腑。

　文脈から見れば、巻九十九序文は『外台秘要方』の引き写しであることが一目瞭然である。以上から、巻九十九は『外台秘要方』の後、即ち唐の中期以降に著されたものであると考えられよう。

　次に巻百の著された時代を考えてみたい。巻百には、"張文仲灸法"[69]、"外台明堂云"、"岐伯灸法"の引用文が何度も登場する。張文仲は武則天時代に御医として活躍した名医であり、『旧唐書』巻一百九十一に伝記がある。伝記には『随身備急方三巻』、『唐書』芸文志には「張文仲随身備急方三巻」、また『宋史』芸文志には「張文仲法象論一巻」が記されているほか、『外台秘要方』や『医心方』などにも"張文仲方"が数多く収められている。筆者が特に注目するのは、巻百に頻繁に引用される"岐伯灸法"である。『岐伯灸経』は『旧唐書』

68　一例として、"白環俞"条に「甄権鍼経云」の引用文が見える。
69　『灸経』には"張仲文灸法"と書かれているが、『医説』にも"張文仲灸婦人横産"という「灸経」と同一の記述があることや、『外台秘要方』及び両『唐書』の記載から、"張文仲灸法"が正しいと思われる。

経籍志に著録されていないが、『唐書』芸文志には「岐伯灸経一巻」、また『宋史』芸文志にも「黄帝問岐伯灸経一巻」「岐伯論鍼灸要訣一巻」「岐伯鍼経一巻」が著録され、『通志』芸文略には「黄帝岐伯論鍼灸要訣一巻」「黄帝岐伯鍼論二巻」「岐伯精蔵論一巻」が著録されている[70]。以上から、『岐伯灸経』は唐の中期以降に著された書物と考えられる。したがって、これを引用する巻百は唐の末期に著されたものと推定できよう。

　ここで、一つ言及したいことは、巻百に記されている禁灸穴と灸の壮数が少ないことから、基づくテキストは原『明堂経』の流れである可能性があり、巻百はこれをベースに、甄権の説や『岐伯灸経』などを付け加えた形で構成されているのではないかという点である。もちろん、ただその可能性があると言うにすぎず、これを証明するためにはさらなる確実な根拠が求められよう。

　以上、『甲乙経』、『千金要方』、『外台秘要方』、『太平聖恵方』の巻九十九と百、及び『医心方』に収められている灸関係の文献を集めて考察することで、六朝隋唐時代における灸治療の実体が見えてくることは言うに及ばず、筆者が今最も関心を持っている禁灸穴に関する詳細が見えてくるのではないかと考える。特に注目したいのは、『医心方』と『太平聖恵方』に今まで忘れ去られて眠っていた鍼灸資料を掘り起こし、検証することによって、新しい情報が得られることである。

6　各文献に記される禁灸穴

　禁灸穴の数と穴名は文献によって様々である。換言すれば、その腧穴に灸をする場合の危険性の有無についての考えが異なるケースが多い。また、禁灸穴の意味づけも文献のコンテキストによって異なる。これらの相違についての謎は、今日になっても未解明のままとなっている。以下、各文献に記される禁灸穴を整理・比較・分析することによって、当時の灸治療の歴史的な背景及び禁

70　岐伯の名をかたって著された医書は、『唐書』までには、『漢書』芸文志に「黄帝岐伯按摩十巻」、『隋書』経籍志"医方"に「岐伯経十巻」が見えるが、前者は明らかに鍼灸とは無関係のようで、後者はどのような性格の書物か判断がつかない。

灸穴を設けた真意を探りたい。各文献に記されている禁灸穴の相違の謎を解明することは、禁灸穴に対する認識、また灸治療のあり方を見直していく上で、大変重要な意味を持つと考える。

　陳延之は『黄帝経』(『甲乙経』)の十八の禁灸穴を列記しているが、今本の『甲乙経』には二十四の禁灸穴が記されている。孫思邈の『千金要方』と『新雕孫真人千金方』(以下『孫真人千金方』と略称する)の場合[71]、宋版『千金要方』は今本『甲乙経』と同じであるが、"宋改"を経ていない『孫真人千金方』には十九の禁灸穴が列記されており、『甲乙経』より白環俞、鳩尾、陰市、陽関、瘈脈の五つが少ない。『外台秘要方』では、『甲乙経』に基づく二十七の禁灸穴を挙げた上（実際は今本『甲乙経』より迎香、少商、尺沢の三つが多い。)、さらに少海、小海、晴明、関衝の四つを補い、合わせて三十一の禁灸穴を挙げている。『医心方』巻二「孔穴主治法第一」は孔穴配置が原『明堂経』に基づいていると思われているが、そのなかに記されている禁灸穴の数は十六である。『太平聖恵方』の鍼灸巻の場合、巻九十九には二十二の禁灸穴が記され（灸について触れていない腧穴を含めない)、巻百には四つの禁灸穴が記されている。比較しやすくするために表の形で纏めてみると以下のようになる。

　禁灸穴の位置は、頭や顔または下に大動脈が通る部位に多い。頭は元々熱くしてはいけないことが道教の養生説にもよく説かれている。顔には灸痕が残るから美容上良くない。大動脈が通るところに灸をすると、熱気によって動脈が膨脹し血圧が上がってしまう。これらは通説である。文献ごとにどうしてこれほど異なっているのか。その下に隠された根本的な原因は何であるのか。今日の我々はどの文献に従えばよいか戸惑いを感じる。受け継がれた系統の違いが一つの要因とは言え、鍼灸の原点は『明堂経』であることが共通の認識である。各文献に記される禁灸穴が異なることに対し、どのように理解すればよいか具体例を挙げて考えてみたい。具体例としてまず取り上げたいのは石門穴と関元穴である。この二つの腧穴は女性の不妊に関わる穴として極めて重要な項目である。なぜなら古代中国社会では家の血統を継ぐことが最重要視されてきたからである。

71　『新雕孫真人千金方』テキストは『東洋医学善本叢書』十二（オリエント出版、1989年）を用いる。

第三章　禁灸穴から見た『明堂経』系統の変化　57

表1

	禁灸穴	備考
今本『甲乙経』巻五「鍼灸禁忌第一下」	頭維、承光、脳戸、風府、瘖門、下関、耳門、人迎、糸竹空、承泣、脊中、白環俞、乳中、石門、気衝、淵腋、経渠、鳩尾、陰市、陽関、天府、伏兔、地五会、瘈脈	計二十四禁灸穴
『医心方』巻二「灸禁法第四」陳延之の文に引用されている『甲乙経』の禁灸穴	今本『甲乙経』に比べ、下関、白環俞、鳩尾、陰市、陽関、瘈脈の六つが少ない。	計十八禁灸穴
『医心方』巻二「灸禁法第四」陳延之の文に引用されている"曹氏説"の禁灸穴	玉枕、維角、精明、舌根、結候、胡脈、天突、神府、巨欐、関元、血海、丘墟	計十二禁灸穴
『医心方』巻二「孔穴主治法第一」記される禁灸穴	今本『甲乙経』より下関、耳門、白環俞、気衝（街）、陰市、陽関、天府、瘈脈の八つが少ない。	計十六禁灸穴
『千金要方』巻二十九「鍼灸禁忌第三」	『甲乙経』と同じ	計二十四禁灸穴
『孫真人千金方』巻二十九「鍼灸禁忌法第三」	今本『甲乙経』より白環俞、鳩尾、陰市、陽関、瘈脈の五つが少ない	計十九禁灸穴
『外台秘要方』巻三十九	『甲乙経』に基づくと明記されている禁灸穴は今本『甲乙経』より迎香、少商、尺沢の三つが多い。さらに、少海、小海、晴明、関衝の四つを補った	計三十一禁灸穴
『太平聖恵方』巻九十九	少商、眉衝、承光、攢竹、晴明、迎香、承泣、前関、脳戸、瘖門、脊俞（脊中）、大杼、心俞、白環俞、肩井、伏兔、少海、経渠、労宮、風府、湧泉、膝眼。（『甲乙経』と承光、脳戸、瘖門、承泣、脊中、白環俞、経渠、伏兔八つが一致する）	計二十二禁灸穴（灸について触れていない腧穴を含めない）
『太平聖恵方』巻百	風府、大都、耳門、尺沢。（『甲乙経』と風府、耳門二つが一致する）	計四つの禁灸穴

出所：筆者作成。

7　石門穴と関元穴

まず、各文献の石門穴に関する記述を取り出してみる。

『甲乙経』巻三：　　石門、三焦募也、一名利機、一名精露、一名丹田、一名

命門。在臍下二寸、任脈気所発、刺入五分、留十呼、灸三壮。女子禁不可刺灸中央、不幸使人絶子[72]。

『甲乙経』巻五:"鍼灸禁忌第一下":石門、女子禁不可灸。

『千金要方』巻二十九"明堂三人図第一":石門、在臍下二寸、女子不灸。(『孫真人千金方』では、"女子不灸"を欠いている。筆者案:『孫真人』は"宋改"を経ていない。)

『外台秘要方』:石門、一名利機、一名精露、一名丹田、一名命門。在臍下二寸、任脈気所発、灸三壮、女子禁不可灸。主:臍疝、繞臍痛、三焦脹、水腹大、及水気行皮中、心腹中卒痛而汗出、気癃、小便黄、気満、虚則遺溺、身寒熱、吐逆、溺難、腹満疝積、乳余疾、絶子、陰痒、賁豚、上膹腹痛、口強不能言、茎腫先引腰、後引少腹、腰髖少腹堅痛、下引陰中、不得小便、両丸騫。甄権云:主:婦人因産悪露不止。

『医心方』巻二"孔穴主治法第一":石門一穴:三焦募也。一名利機、一名精露、一名丹田、一名命門。在臍下二寸。刺入五分、灸三壮。主:臍疝、繞臍腹中切痛、水腹脹、気癃、小便黄、気満。女子禁不灸刺。足小陰腎。

『太平聖恵方』巻九十九:石門一穴、『甲乙経』云、一名利機、一名精露、一名丹田、一名命門。在臍下二寸。是穴、是三焦之募、任脈気所発。鍼入八分、留三呼、得気即瀉。主:腹痛堅硬、婦人因産悪露不止、遂成結塊、崩中断結。灸亦良。日灸二七壮。至一百止。

『太平聖恵方』巻百:石門、在臍下二寸陥者中、灸七壮。主:腹大堅、気淋、小便黄、身寒熱、欬逆上気、嘔吐、血卒疝、繞臍痛、賁豚、気上衝。甄権云、主婦人因産悪露不止也。

さて、石門穴の条において、『太平聖恵方』鍼灸巻では、甄権の"主婦人因産悪露不止也"の言葉を引用して、石門穴に灸をすることは婦人病に有効だと言っている。同じ言葉は、『外台秘要方』にも引用されている。ここで特に注目すべきは『外台秘要方』の記述である。ほかの文献と比べると、『外台秘要

---

[72] 「中央」、注1『鍼灸甲乙経校注』は、「二字疑為剰文」と言う。「絶子」、『諸病源候総論』巻三十七月水不断候「凡月水不止而合陰陽、冷気上入蔵、令人身体面目痿黄、亦令絶子不産也。」の記載から、"絶子"は不妊を指す

方』の特徴は、『甲乙経』を冒頭に引用しているが(鍼を削除した)、『外台秘要方』の撰者である王燾は、鍼を排除した代わりに灸をとりわけ重要視したため、ほかのテキストを『甲乙経』引用文の後ろに忠実に集めている。これらの『甲乙経』と別系統のテキストにこそ、意味のある情報が含まれている。『甲乙経』では石門穴に"女子禁不可刺灸中央,不幸使人絶子。"と禁灸の理由を挙げているのと正反対に、『外台秘要方』に集められた『甲乙経』でない出所不明の文献の主治症に、"絶子"も挙げている。つまり、『甲乙経』では、女性に石門穴に灸をすると不妊を招く結果になるという主張と正反対に、別の文献では、石門穴に灸治療の主治症の一つは不妊症であると主張されている。

　以上の文献に記される石門穴を纏めてみると、『明堂経』には禁灸穴は言及されていないが、『甲乙経』と『千金要方』には不妊を招く恐れがあるため禁じられている。しかし、北宋時代の改修を経ていない『孫真人千金方』には禁灸穴として記されていない。『明堂経』の流れに基づく可能性のある『太平聖恵方』巻百及びテキストが出所不明の巻九十九には禁じられていないばかりか、婦人病に有効だと記されている。『外台秘要方』に引用される出所不明の文献では主治症に"絶子"、つまり不妊に有効であるとさえ挙げられている。また曹氏の説に挙げられた禁灸穴には石門穴が含まれていないし、しかも列記されたすべての禁灸穴に"病気があれば"灸をしてもよいという記し方である。これはどのように理解すれば良いのであろうか。

　これらの文献の記しかたを比較して整理してみると、石門穴について、以下の結論が得られる。すなわち、女性の場合、病気がなければ灸をしてはいけない、不妊症を招く可能性があるからである。しかし、もし女性が不妊症をかかえている場合は、むしろこの石門穴に灸をすえるのが良いかもしれない、というように理解出来よう。次に関元穴も例として挙げる。先に述べたことと重複にはなるが、曹氏の説を改めて取り上げる。

　関元者下焦陰陽宗気之奥室也、婦人無疾不可妄灸、灸則断児息。有疾可灸百壮。

　関元穴は石門穴のすぐ下に位置し、ともに任脈に属している。つまり、曹氏

の説では石門穴は禁灸穴に含まれないが、石門穴のすぐ下にある関元穴は女性対象の禁灸穴となる。理由は不妊を招く可能性があるからである。しかし、病気があれば百壮の灸をしてもよいという。

では、『外台秘要方』に収められている文献の中で、『甲乙経』と異なる文献にはどのように記されているかを見てみよう：

『甲乙経』巻十二・婦人雑病第十：<u>女子絶子</u>、<血在内不下、<u>関元主之</u>。
『甲乙経』巻三　関元、小腸募也、一名次門、在臍下三寸、足三陰任脈之会。刺入二寸、<u>留七呼</u>。<u>灸七壮</u>。
『外台秘要方』巻三十九：関元、一名次門、在臍下三寸、任脈足三陰之会、灸七壮。主：寒熱、石水、痛引脅下脹、頭眩痛、身尽熱、気癃、尿黄。甄権云：主小便処状如散灰色、転胞不得尿、少腹満、引脅下脹、頭眩痛、身尽熱、賁豚、寒熱入少腹、時欲嘔、傷中溺血、小便数、腰背臍痛、下引陰、腹中窘急欲湊、後泄不止、癲、暴疝痛、少腹大熱、身所傷血出多、及中風寒、若有所<u>墜堕</u>、四肢解㑊不収、名曰体解、<u>女子絶子</u>、<血在内不下。

"甄権云"までの文は『甲乙経』からの引用であるが、"甄権云"以降はすべて甄権の文であると考える。そのなかに主治症の一つは"女子絶子"即ち不妊症である。続いて、『太平聖恵方』巻九十九の記述も見てみよう：

関元一穴、是小腸募、一名次門、在臍下三寸。是穴、足三陰任脈之会。主臍下痛、小便赤淋、不覚遺瀝、小便処痛、状如散火、尿如血色、臍下結血、状如覆杯、婦人帯下、因産悪露不止、<u>并婦人断緒</u>、産道冷。鍼入八分、留三呼、瀉五吸。若懐胎必不鍼、若鍼而落胎、胎多不出、而鍼外崑崙立出。灸亦良、然不及鍼、日灸三十壮、至三百止。

『太平聖恵方』巻九十九では、関元穴の主治症の一つが不妊症とは直接言っていないが、それと同等の"婦人断緒"即ち閉経である。灸より鍼のほうが効果的であると言いながらも灸をしても良いという。また、巻百では、関元穴の条に、婦人病について触れていないが、禁灸穴とは言っていない。ところが、

第三章　禁灸穴から見た『明堂経』系統の変化　61

大都穴の条に、以下のように記されている：

　　大都二穴　在足大指節後陷中、灸三壯、主熱病汗不出、手足逆冷、腹滿喜嘔、目眩煩心、四肢腫也。凡婦人懷孕、不論月數、及坐產後未滿百日、不宜灸之。<u>若絕子、灸臍下二寸三寸間動脈中三壯</u>。

　巻百に記されている四つの禁灸穴の一つである大都穴は、妊娠しているまたは産後百日未満の女性を禁灸の対象としている。しかし、もし不妊症をかかえている場合は、臍の下二寸と三寸の間の動脈に三壮の灸をすれば良いという。臍の下二寸はちょうど石門穴に当たり、臍の下三寸はちょうど関元穴に当たる。即ち、不妊を治療するには、石門穴と関元穴の間に灸をするとよいという。この専ら灸を記述する巻百に記される情報は極めて重要である。『甲乙経』などに不妊症を招く理由として挙げられる禁灸穴は、ここでは不妊治療としてはっきりと記されている。
　以上のことから、禁灸穴の謎の答えが明らかになった。それは、ある文献に不妊を招くため禁灸穴とされる石門穴や関元穴は、別の文献にこの二つ腧穴にまたはその近くに灸治療をすると不妊に有効だという。前述の曹氏の言い方を借りて言えば、女性の場合は病気がなければ、石門穴や関元穴あたりに灸をしてはいけない、ところが不妊症またはそれに相当する病気（例えば『太平聖恵方』巻九十九に挙げられた"断緒"）をかかえている場合は、このあたりに灸をすると効果がある、ということである。最後に、さらなる一つの証拠として、『千金要方』巻二婦人方・求子第一を挙げてみよう。

　　婦人絕子、灸然谷五十壯、在內踝前直下一寸。婦人絕嗣不生、胞門閉塞、灸關元三十壯報之。

　別の文献において不妊を招くため灸を禁じられる腧穴は、『千金要方』に不妊治療の一つとして使われ、しかも三十壮の灸も許される。このことから、石門穴と関元穴に関する以上の結論は確実であろう。

8　天府穴──もう一つの例として

　石門穴と関元穴はあくまでも女性を対象としているので、特殊な禁灸穴であると言える。女性対象ではない禁灸穴はどのように考えれば良いかを調べる必要があろう。そこで、天府穴を一つの例として取り上げてみる。
　天府穴は『甲乙経』では禁灸穴の一つである。

　『甲乙経』巻三：天府在腋下三寸、臂臑内廉動脈中、手太陰脈気所発、禁不可灸、灸之令人逆気。
　『甲乙経』巻五"鍼灸禁忌第一"：天府禁不可灸（使人逆息）
　『外台秘要方』巻三十九：天府、在腋下三寸、臂臑内廉動脈、手太陰脈気所発、禁不可灸、使人逆気。主欬上気、喘不得息、暴痺、内逆肝肺相搏、口鼻出血、身脹、逆息不得臥、風汗出身腫、喘喝多睡、恍惚善忘、嗜臥不覚。甄権、『千金要方』、楊操同。

　『外台秘要方』は"使人逆気"までは『甲乙経』からの引用文であり、禁灸の理由として"使人逆気"を挙げている一方、後半の別文献からの引用文には、主治症の一つとして"欬上気"を挙げている。また、巻二十三"瘻病方一十八首"には、「又瘻悪気法、灸天府十五壮。」と記され、"瘻悪気"の治療法として、天府穴に十五壮の灸をするという。
　『千金要方』の天府穴に関係する記述をまとめると以下のようになる。

　『千金要方』巻十四小腸腑・風癲第五：悲泣鬼語、灸天府五十壮。
　『千金要方』巻二十四解毒雑治方・蠱毒第四：瘻上気、灸天府五十壮。
　『千金要方』巻二十九鍼灸上・鍼灸禁忌第三：天府禁不可灸。

　天府穴は禁灸穴として記される一方、"風癲"を治療する場合には、五十壮の灸をするという。

第三章　禁灸穴から見た『明堂経』系統の変化　63

　ここで、特に注目したいのは『太平聖恵方』巻九十九における天府穴条の記述である：

　天府二穴、在両腋下三寸宛宛中。是穴、手太陰脈気所発。主理頭眩目瞑、遠視硯硯。鍼入四分、留七呼。灸二七壮、不除、灸至一百壮罷。出『明堂経』。其『甲乙経』中、禁不可灸、灸即使人逆気也。

　『甲乙経』で禁灸穴とされる天府穴は、『明堂経』ではまず十四壮の灸をしてもよく、治らない場合は百壮までも許されるという。この『明堂経』は原『明堂経』と同一かどうか確定できないが、もし同一であれば、『明堂経』にも灸の壮数がこのように多壮な場合が存在する証拠となろう。
　『太平聖恵方』巻百には天府穴条が見えないが、巨虚穴条の下に『岐伯灸経』からの引用文と考えられる巨虚穴と関係のない長い文が付け加えられている。

　黄帝問岐伯曰：凡人患噎疾、百味珍饌不能而食者、灸何穴而立得其瘥。岐伯答曰：夫人噎病五般、一曰気噎、二曰憂噎、三曰食噎、四曰労噎、五曰思噎。此皆陰陽不和、三焦隔絶、津液不利、故令気隔不調成噎疾也。（中略）治思噎[73]、灸天府、在腋下三寸。

　巻百には、天府穴が"思噎"という病気の特効穴として記されている。
　以上、『甲乙経』などで禁灸穴とされる天府穴について、各文献に関係する記述を集めた。結論として、天府穴も石門穴や関元穴と同様、禁灸穴とされる一方、五十壮の灸をする場合もある、ということが分かった。

73　『諸病源候総論』巻二十噎候と五噎候：「夫陰陽不和、則三焦隔絶、三焦隔絶、則津液不利。故令気塞不調理也、是以成噎。此由憂恚所致、憂恚則気結、気結則不宜流使噎。噎者、噎塞不通也。」「夫五噎、謂一曰気噎、二曰憂噎、三曰食噎、四曰労噎、五曰思噎。」

9　終わりに

　鍼灸の原点である『明堂経』の特徴として、禁灸穴が言及されていないこと、及び灸の壮数が少ないことがあるが、後の時代になると、むやみに灸をし、しかも灸の壮数をかなり多くすると主張する一派が現れた。異なる文献に異なる数と穴名の禁灸穴が設けられたことから、当時多くの灸治療事故が起きていたことが想像できる。裏返して言えば、所謂禁灸穴とは、元々特効穴であると認識されていた。特効性があるからこそ、危険性もともに存在し、所謂特効と危険が伴う。故に灸をすべきかどうか、また壮数の量、を慎重に判断しなければならないことになる。特効穴は、両刃の剣の性質を持っている。禁灸穴が設けられた意図は、このような性質を深く認識した上で、むやみに灸をする風潮をけん制するためではないかと考えられる。従って、禁灸穴は絶対的なものでないばかりか、病症により、禁灸穴でなければならない場合がある、また、深刻な病状の場合はかなりの多壮も許される。石門穴などの特殊な禁灸穴は、不妊を招く理由として挙げられているが、むしろ不妊治療として灸をしたのかもしれない。

　以上の考察によって、『明堂経』の流伝の中に起きた一つの変化が明らかにされると同時に、今日の灸治療の際、鍼灸文献の矛盾する主張に直面して戸惑う医療現場に新たなヒントを与えられることになろう。

第四章
両楊氏の著述断片から見た『明堂経』の伝承と変化[74]

1 はじめに

　鍼灸の原点である三巻本『明堂経』は現存しないため、その原初の面影を見ることはできない。楊玄操は両唐志に記される『明堂経』三巻撰注本の唯一の注釈者である。彼の著作は殆ど亡佚してしまったが、『外台秘要方』や『医心方』『難経集注』などには引用されており、断片的に残っている。楊上善は高宗の時代に勅を奉じて『明堂経』を撰注したが、撰注した十三巻本は序文と巻一のみ残っている。このほか、『太素』と『医心方』にも彼の『明堂経』資料が見える。『明堂経』に注釈した人はこの二人の両楊氏に限る。彼らは『明堂経』についてどのように考え、その『明堂経』注釈書はどのような性格を持つか、そして注釈書を通して唐初において『明堂経』にはどのような変化が見られ、その周辺はどんな様相を呈していたかに注目したい。『外台秘要方』や『医心方』などに忘れられたまま眠っている資料を掘り起して、以上の点を追究してみたい。

　筆者はすでに第二章の「孔穴主治法第一」テキストの考察に、孔穴配置が基づいたテキストは原三巻本『明堂経』もしくは楊玄操『明堂経』注釈本であることを論じ、なかに見える二十一ヶ所の短い細字の注は従来言われている楊上善注ではなく、楊玄操注であることを明らかにした。本章では、まず『医心方』巻二「諸家取背輸法第二」に抜粋される楊玄操文と楊上善文に注目し、両者の

---

[74] 本章の一部は先に中国語で『従楊玄操文的片断看「明堂経」在唐代的流伝情況』と題し、『東方学報』第83冊（2008年9月発行）348-334頁に発表した。それに新しい部分を加え、書き改めたものである。

取穴に関する考え方の相違を検討する。その後、楊上善の『黄帝内経明堂』序文を解読し、楊上善の経脈思想を見る。併せて楊玄操『明堂音義』の断片からその書の性格及び楊玄操の『明堂経』に対する考え方を分析する。これらの検討を通して、唐代における『明堂経』の流伝の変化の一端を見てみたい。

2　楊玄操の生卒年代についての考証

　楊玄操に関して、詳細なことは分からない。しかしながら、『旧唐書』経籍志"明堂経脉二十六家"には無注本の「黄帝明堂経三巻」のほか、「黄帝明堂経三巻楊玄孫撰注」が著録され、『唐書』芸文志"明堂経脉類一十六家"にも、無注本「黄帝明堂経三巻」の次に「楊玄注黄帝明堂経三巻」が著録されている。先の章で述べたように、楊玄孫も楊玄も"楊玄操"の間違いであると考えられる。また、『日本国見在書目録』に、楊玄操『黄帝八十一難経』九巻・楊玄操『八十一難音義』一巻・楊玄（操）『本草注音』一巻・楊玄操『鍼経音』一巻・楊玄操『明堂音義』二巻、『宋史』芸文志には楊玄操『素問釈音』一巻が著録される。多紀元胤の『医籍考』"楊氏（玄操）黄帝八十一難経註"の項では、楊玄操を初唐の人と考えている[75]。唐・張守節『史記正義』扁鵲倉公列伝には『難経』の文や呂広の注以外に、楊玄操序と、主に二十三難四十二難の楊注が引用されているため、『史記正義』が成立した開元（713～741）年間には、楊玄操注『難経』がすでに存在していたことが分かる[76]。

　それでは、楊玄操の生卒年代の下限は一体いつ頃までと確定できるのであろうか。楊上善より先の時代か、それとも同時代であるのか。この点を明らかにすることは、「諸家取背輸法第二」楊玄操文の次に配置されている楊上善文を解読するために、必要不可欠なことである。

　現時点で見ることのできる資料では、楊玄操の文は後の書物に断片的に引用

75　多紀元胤『医籍考』巻一"楊氏（玄操）黄帝八十一難経註"の項に、「按、楊玄操、不詳何朝人。考開元中張守節作『史記正義』、於倉公伝採録楊序及説、則知初唐人。其註全在於『王翰林集註』中。所謂亦是名亡而実不亡者。」と記す。

76　以上、『難経』楊玄操注に関する考証は、浦山久嗣『「難経集註」について』（『宮沢正順博士古稀記念　東洋比較文化論集』青史出版所収　228頁）を参考にした。

されることがあるが、纏まった文献として見えるのは『難経』注以外にはない。この注は宋代まで存在していたと考えられるが[77]、現在ではほかの四人の注と一緒に纏められた明代の集注本『王翰林集注黄帝八十一難経』にしか残っていない。しかも、楊玄操注と楊康侯注はともに"楊曰"となっているため、どちらの楊かは区別が容易につかない。

　幸なことに、楊玄操の『難経』序文が『王翰林集注黄帝八十一難経』に収められている。その序文には、"世或以盧、扁為二人者、斯実謬矣。"とあり、"世"が避諱されていない。しかし、『王翰林集注黄帝八十一難経』は、あくまでも明代の集注本であるので、唐代のテキストをそのまま引用したかどうかは分からない。このほかには、『外台秘要方』にも楊玄操の『明堂音義』が摘録されているが、これも原テキストのままかどうかは分からない。

　唯一証拠として挙げられるのは、『医心方』巻二「諸家取背輸法第二」に摘録される楊玄操文である。摘録文は、"如此、則『明堂』『甲乙』是聖人之秘宝、後世学者宜遵用之"と言う。ここでも『難経』序文と同様、"世"が避諱されていない。一方、これらの楊玄操文とは対照的に、楊上善の『黄帝内経明堂』序文の"敦興絶代、仁被群有"では、"世"を避諱として"代"が使われている。これから、楊玄操は唐の太宗（李世民）時代（627～650）以前即ち唐の太祖（李淵）時代まで生きていたと推定できるのではないかと思われる。

3　楊玄操の取背腧穴の考え

　『医心方』巻二「諸家取背輸法第二」には、鍼灸関係の諸家からの抜粋として、楊玄操と楊上善の二人の注釈者のほか、"黄帝明堂経輸椎法"『扁鵲鍼灸経』『華佗鍼灸経法』『龍衘素鍼経』"僧匡及徹公二家"『背輸度量法』『黄帝素問』『黄帝九巻』『金縢灸経』の順番で整理されている。

　所謂輸椎法とは背腧穴を定める方法である（筆者案。輸、俞、腧の三つの字

---

[77]　『郡斎読書後志』巻二 "黄帝八十一難経一巻" の項に、"右秦越人撰、呉呂広注。唐楊玄操演。越人授桑君秘術、洞明医道、采黄帝内経精要之説凡八十一章、編次為十参類。其理趣深遠非易了、故名難経。" と記載されていることから、楊玄操注『難経』が宋に存在していたことが分かる。

は同音同義の異体字である。また、椎と槌も同じである。下同。）、即ち、督脈両側の足太陽膀胱経にある五臟六腑に直接作用する腧穴の部位を定める方法である[78]。背腧穴を定めることは鍼灸学において極めて重要であるので、輸椎法に関して『霊枢』背腧と『素問』気府論などにも論述されている。『黄帝明堂経』は編纂者の丹波康頼が"黄帝之正経、聖人之遺教"と考え、従い用いるテキストとしているので、本書の輸椎法は正統とされている。

『黄帝明堂経』輸椎法曰。大抒在第一椎下傍。風門在第二椎下傍。肺輸在第三椎下。心輸在第五椎下。鬲輸在第七椎下。肝輸在第九椎下。胆輸在第十椎下。脾輸在第十一椎下。胃輸在第十二椎下。三焦輸在第十三椎下。腎輸在第十四椎下。大腸輸在第十六椎下。小腸輸在第十八椎下。膀胱輸在第十九椎下。中膂内輸在第廿椎下。白環輸在第廿一椎下。凡侠脊、椎下間傍相去三寸也。

『黄帝明堂経』の"取背輸法"は以下のようである。大抒は第一椎の両側にある。風門は第二椎の両側にある。肺輸は第三椎の両側にある。心輸は第五椎の両側にある。鬲輸は第七椎の両側にある。肝輸は第九椎の両側にある。胆輸は第十椎の両側にある。脾輸は第十一椎の両側にある。胃輸は第十二椎の両側にある。三焦輸は第十三椎の両側にある。腎輸は第十四椎の両側にある。大腸輸は第十六椎の両側にある。小腸輸は第十八椎の両側にある。膀胱輸は第十九椎の両側にある。中膂内輸は第二十椎の両側にある。白環輸は第二十一椎の両側にある。みな椎骨を挟んで、椎骨の両側にあり、両腧穴の間は三寸離れている。

『黄帝明堂経』と異なる系統である『扁鵲鍼灸経』『華佗鍼灸経法』『龍衘素鍼経』"僧匡及徹公二家"などは、背腧穴の名前と部位の記載に異同がある。楊玄操の取背腧穴の考えを論述する前に、これらの異系統の記載を一覧する必要があろう。

『扁鵲鍼灸経』曰[79]。第二槌名大抒（各一寸半、又名風府）。第四槌名関輸。第五槌名督脈輸。第六槌名心輸（与『佗』同）。第八槌名肺輸。第十槌名脾輸

---

[78] 『類経』巻七"五蔵背腧"張介賓注に、「此亦取五蔵之俞而量之有法也。背俞即五蔵之俞。以其在足太陽経而出於背、故総称為背俞。」と記す。

(与『佗』同)。第十三槌名懸極輸(不可灸、煞人)。第十五槌名下極輸。第十七槌名小腸輸(与『佗』同)。第十八槌名三焦輸(或名小童腸輸)。第十九槌名腰輸。第廿槌(主重下)。第廿一槌(不治)。第廿二槌(主腰背筋攣瘲)。凡十九椎、応治其病、灸之諸輸俠脊左右各一寸半或一寸二分。但肝輸一槌灸其節。其第十三椎并廿一椎、此二椎不治、煞人。【筆者案。括弧の中の注文は、原文では細字の割注で、その注釈者は明らかでない。下同。】

『扁鵲鍼灸経』では以下のようにいう。第二槌は大抒という(椎骨から各々一寸半離れている、また風府ともいう。)第四槌は関輸という。第五槌は督脈輸という。第六槌は心輸という(『華佗鍼灸経法』と同じ)。第八槌は肺輸という。第十槌は脾輸という(『華佗鍼灸経法』と同じ)。第十三槌は懸極輸(灸をしてはいけない。すれば、死に至る。)。第十五槌は下極輸という。第十七槌は小腸輸という(『華佗鍼灸経法』と同じ)。第十八槌は三焦輸という(また小童腸輸ともいう)。第十九槌は腰輸という。第二十槌(腹痛・下痢に効く)。第二十一槌(鍼灸が禁じられている)。第二十二槌(腰・背の筋の痙攣、痛みや痺れに効く)。すべてで十九椎あり、病気を治そうとすれば、諸腧穴に灸をする。椎骨を挟んで左右各々一寸半、あるいは一寸二分離れている。ところが、肝輸の場合は椎骨に灸をする。第十三椎と第二十一椎の二つの腧穴に鍼灸治療をしない。もしすれば、死に至る。

『華他鍼灸経法』[80]。第一椎名大椎。第三椎名雲門輸。第四椎名神俞。第五椎名脈俞(又云厥陰俞、又名少商)。第六椎名心俞(又云督脈俞、又名膏肓)。第八椎名肝俞(又云胃俞)。第九椎名胆俞。第十椎名脾俞(与『鵲』同)。第十一椎名胃俞。第十二椎名腸俞。第十三椎名太倉俞。第十五椎名陽結俞(又云気海俞、又云不可灸)。第十六椎名裂結俞。第十七椎名大少腸俞(与『鵲』同)。第

---

79 『隋書』経籍志にこの書の名前は見えないが、「扁鵲偃側鍼灸図三巻」は著録されている。また、孫思邈『千金要方』と楊上善『太素』では触れられている。すなわち、『千金要方』巻二十九"灸例第六"に、「依『扁鵲灸法』、有至五百壮千壮。」、『太素』巻二十一"気穴"注文に、「至如『扁鵲灸経』、取穴及名字即大有不同。近代『秦承祖明堂』、『曹氏灸経』等所承別本、処所及名亦皆有異、而除痾遺疾、又復不少……。」と記す。楊上善の注文から、この書は少なくとも三国時代には成立し、『曹氏灸経』以前にすでに存在した可能性が高い。

80 『隋書』経籍志に著録されている"華佗枕中灸刺経一巻"は、この書の可能性がある。

十八椎名三焦俞（又云八遼俞）。第廿椎名手少陰俞（又云重下俞）。第廿一椎名胃俞（又云解脊俞）。第廿二椎名尽腸俞（又云八遼俞）。第廿三椎名下極輸。凡諸樵俠脊相去一寸也。

『華他鍼灸経法』では以下のようにいう。第一椎は大椎という。第三椎は雲門輸という。第四椎は神前という。第五椎は脈俞という（また厥陰俞という、また少商という）。第六椎は心俞という（また督脈俞といい、また膏肓という）。第八椎は肝俞という（また胃俞という）。第九椎は胆俞という。第十椎は脾俞という（『扁鵲鍼灸経』と同じ）。第十一椎は胃俞という。第十二椎は腸俞という。第十三椎は太倉俞という。第十五椎は陽結俞という（また気海俞という、また灸をしてはいけないという）。第十六椎は裂結俞という。第十七椎は大少腸俞という（『扁鵲鍼灸経』と同じ）。第十八椎は三焦俞という（また八遼俞という）。第二十椎は手少陰俞という（また重下俞という）。第二十一椎は胃俞という（また解脊俞という）。第二十二椎は尽腸俞という（また八遼俞という）。第二十三椎は下極輸という。諸樵みな椎骨の両側にあり、椎骨から一寸離れている。

『龍銜素鍼経』曰[81]。熱府、大椎上去髪一寸、横三間寸。心輸、第三椎横相去三寸、一名身枢。風門、第四椎相去三寸。肺輸、第五椎相去三寸（与『佗』、『鵲』同之）。肝輸、第七椎相去三寸（与匡家同）。胃管下輸、第八椎相去三寸。小腸輸、第十七椎相去三寸（与『鵲』同）。大腸輸、正当斉（又云第十五椎）。督脈、名中脊。凡人身長短肥痩、骨節各有大小、故不可以一法取、宜各以其自夫尺寸為度。横度手四指為一夫、亦云"部"。

『龍銜素鍼経』では以下のようにいう。熱府は大椎の上にあり、髪際から一寸離れている（筆者案。"熱府"は即ち"風池"である）、横三間寸（筆者案。"横三間寸"は"横相去三寸"の誤りではないかと考えられる）。心輸は第三椎にあり、（両胳の間は）横三寸離れている、一名は身枢という。風門は第四椎にあり、（両胳の間は）三寸離れている。肺輸は第五椎にあり、（両胳の間は）三寸離れている（『華他鍼灸経法』と『扁鵲鍼灸経』と同じ）。肝輸は第七椎にあり、（両胳の間は）三寸離れている（僧匡の"取背胳法"と同じ）。胃管下輸は、

---

81 『隋書』経籍志には"徐悦竜銜素鍼并孔穴蝦墓図三巻"、両唐志には"竜銜素鍼経并孔穴蝦墓図三巻"と著録されている。この書は南北朝時代には成立していた可能性が高い。

第八椎にあり、(両胉の間は) 三寸離れている。小腸輸は第十七椎にあり、(両胉の間に) 三寸離れている (『扁鵲鍼灸経』と同じ)。大腸輸はちょうど臍の向かいにあたる (また、第十五椎にあるという)。督脈は中脊という。人の体格はそれぞれ長短肥痩があり、骨節もそれぞれ大小あるので、一つの尺度で測るべきではない。人それぞれ自らの基準で測るべきである。(手の指を伸ばし、指の間に隙間がないようにして) 親指以外の四つの指の合わせた横幅を"一夫"とする (筆者案。即ち"三寸"である)、また"部"ともいう。

僧匡及徹公二家与上件四経不同者別出[82]。風門第三節。心輸第七節。鬲輸第八節。脾輸第十二節 (又云十六節)。胃輸第十一節。小腸輸第十二節。大腸輸第十三節。結腸輸第十五節。大陽輸第十七節。少陽輸第廿節。督脈輸第廿二節。凡俠脊相去二寸半。痩人相去二寸二分。

僧匡と徹公の二人の"取背輸 (胉) 法"には上の四者と異なるところを別記する。風門は第三節にある。心輸は第七節にある。鬲輸は第八節にある。脾輸は第十二節にある (また十六節にあるという)。胃輸は第十一節にある。小腸輸は第十二節にある。大腸輸は第十三節にある。結腸輸は第十五節にある。大陽輸は第十七節にある。少陽輸は第二十節にある。督脈輸は第二十二節にある。これらの胉穴はすべて椎骨を挟み、間は二寸半離れている。痩せている人は (背胉穴の間は) 二寸二分離れている。

以上の五つを表の形で纏めてみると次表のようになる。
背胉穴の測り方について、『背輸度量法』『黄帝素問』『黄帝九巻』『金騰灸経』から抜粋しているが[83]、ここでは挙げない。『医心方』に忠実に収録されたこれらの異系統の抜粋文を通して、六朝から唐代まで、正統とされる明堂系統と同時に存在していた異系統の異説の一斑、また取背胉穴についての基準が如何に多様であったかを窺い知ることができる。

---

82 『隋書』経籍志に"釈僧匡鍼灸経一巻"が著録されているが、"徹公鍼灸経"は見えない。両書は南北朝時代に成立していたと考えられる。
83 『背輸度量法』と『金騰灸経』については、その著者と成立年代は明らかではない。『黄帝九巻』は『霊枢』の別称であるが、この抜粋文は現行本の『霊枢』には見えない。

表1

脊椎	『明堂經』	『扁鵲』	『華他』	『龍銜素』	僧匡及徹公
第一椎	大抒		大椎		
第二椎	風門	大抒			
第三椎	肺輸		雲門輸	心輸	風門
第四椎		關輸	神俞	風門	
第五椎	心輸	督脈輸	脈俞	肺輸	
第六椎		心輸	心俞		
第七椎	鬲輸			肝輸	心輸
第八椎		肺輸	肝俞	胃管下輸	鬲輸
第九椎	肝輸		膽俞		
第十椎	膽輸	脾輸	脾俞		
第十一椎	脾輸		胃俞		胃輸
第十二椎	胃輸		腸俞		脾輸・小腸輸
第十三椎	三焦輸	懸極輸	太倉俞		大腸輸
第十四椎	腎輸				
第十五椎		下極輸	陽結俞		結腸輸
第十六椎	大腸輸		裂結俞		
第十七椎		小腸輸	大少腸俞	小腸輸	大陽輸
第十八椎	小腸輸	三焦輸	三焦俞	大腸輸	
第十九椎	膀胱輸	腰輸			
第二十椎	中膂内輸		手少陰俞		少陽輸
第二十一椎	白環輸		胃俞		
第二十二椎			盡腸俞		督脈輸
第二十三椎			下極輸		
椎骨との距離	椎下間傍相去三寸	俠脊左右各一寸半或一寸二分	俠脊相去一寸	横相去三寸	俠脊相去二寸半。瘦人相去二寸二分

出所：筆者作成。

第二章ですでに得られた結論によれば、丹波康頼が依拠した『明堂経』テキストは古い三巻本もしくは楊玄操注三巻本『明堂経』の可能性が高かった。取穴方鍼の面でも、そのことは裏付けられた。『医心方』の一つの特徴として、諸家の説を網羅して文章を組み立てているが、巻二の冒頭の言葉以外、全書にわたって丹波康頼が自らの観点を一切述べていないことがある。しかし、彼の

観点は引用文の配置の仕方に反映されている。「諸家取背輸法第二」には、楊玄操文が冒頭に配置されている。

楊玄操曰。黄帝正経椎有廿一節。華佗、扁鵲、曹翕、高済之徒、或云廿四椎、或云廿二、或云長人廿四椎、短人廿一椎。此并両失其衷、大致或疑。夫人感天地之精、受五行之性、骨節孔竅一稟無虚、長短粗細、乃因成育。是以人長則骨節亦長、人短則骨節亦短、其分段機関無盈縮也。今云長人廿四椎者、其肢節寧即多矣。短人廿椎者、其肢節便少乎。是知骨法常定、肢節無差。時人穿鑿、互生異見、宜取軒後正経、勿視雑術之浅法也。然華佗、扁鵲并往代名医、遺文旧跡豈応如此。当是後人伝録失其本意也。又云。諸輸皆両穴、俠脊相去三寸。諸家雑説多有不同。或云。肺輸第五椎、心輸第七椎。或云相去二寸半。或云二寸。或云三寸三分。或云諸輸皆有三穴。此又謬矣。『明堂』者、黄帝之正経、聖人之遺教、所注孔穴、靡不指的。又皇甫士安、晋朝高秀、洞明医術、撰次『甲乙』、并取三部為定。如此、則『明堂』『甲乙』是聖人之秘宝、後世学者宜遵用之、不可苟従異説、致乖正理也。

楊玄操曰く、黄帝正経では、椎が二十一節あると記されている。華佗・扁鵲・曹翕・高済の徒には、二十四椎という主張があれば、二十二椎との主張もあり、また、背の高い人は二十四椎、背の低い人は二十一椎という主張もある。これらはみな間違っており、おおむね疑われるところである。思うに人は天地の精気を感じ取り、五行の性質を受け、骨節と孔竅は、すべて受けて一つも欠けていない。背の高さと太り具合は、成長発育によってできたものである。故に、身長が高ければ骨節も長い、身長が低ければ、骨節も短い、その分節と仕組みは変わりがないはずである。背の高い人が二十四椎と言うのは、その人の肢節が多いとでもいうのか。背の低い人は二十一椎というのは、その人の肢節が少ないとでもいうのか。ゆえに、骨のしくみは常に定められており、肢節には差がないことが分かる。当時の人々は穿鑿したので、異なる意見が生じた。軒轅黄帝の正経に従うべきであり、雑術の浅はかな説と比べてはいけない。しかし、華佗・扁鵲はともに古代の名医であるから、その遺文や旧跡はまさかこのようであるはずがない。きっと後人が次から次へ書き写した時、その本意を見失ってしまったのであろう。

（黄帝正経では）また云う。すべての腧にはみな二つ腧穴があり、脊椎を挟んで相去ること三寸である。（しかし、）この点についても諸家の雑説にはそれぞれ異なるところが多い。或いは肺腧は第五椎にあり、或いは心腧は第七椎にあり、或いは両穴相去ること二寸半ある、或いは二寸、或いは三寸三分、或いは諸腧穴皆三穴あるという。これもまた間違っている。『明堂』とは黄帝の正経であり、聖人の遺教である。なかに記されている腧穴は、合っていないものはない。また、皇甫謐は、晋の優れた人物で、医術を知り尽くした。彼は『甲乙経』を編纂した際、三部（『素問』、『霊枢』、『明堂』）をひとまとめにして取り定めた。したがって、『明堂』『甲乙』は聖人の秘宝である。後世の学ぶ者は、これらに従い用いるべきであり、かりそめに異説に従って、正理にそむくようなことをしてはいけない。

　以上は、楊玄操"取背腧法"についての考え方である。上記の楊玄操文はどこからの抄録かが気になる。『外台秘要方』の灸篇である巻三十九の冒頭"明堂序"にもまったく同じ論述があるが、楊玄操文であることさえ明示されていない。ところが、同巻の"論疾手足腹背灸之多少及補瀉八木火法"には、"楊操音義云"として灸を論述する抄録があり、楊玄操『明堂音義』からであることを明記している。そこで、『外台秘要方』の"明堂序"に「諸家取背輸法第二」の"楊玄操云"と重なる部分も、同じ『明堂音義』からの抄録である可能性が高いと考えても差し支えなかろう。

　もう一つ気になるところがある。『医心方』に明示された楊玄操文の二カ所のうち、もう一ヶ所は同じ巻二の「灸例法第六」にある"楊玄操曰。灸瘡得膿壊、其病乃出、不壊則病不除。『甲乙』丙巻云。灸不発者、灸　熨之、三日即発也"である。それに続いて、"蘇敬『脚気論』云"の文があるので、一見、楊玄操・『甲乙』丙巻・蘇敬『脚気論』それぞれの抄録のように見えるが、『外台秘要方』巻十九"灸用火善悪補寫法一首"にも、まったく同じパターンの論述がある[84]。このことは、丹波康頼が『医心方』巻二を組み立てる際、『外台秘要方』を参考にした上で、楊玄操『明堂経』類著作を引用していることを物

84　但し、蘇敬『脚気論』からの引用文は異なっている。

語っている。『日本国見在書目録』には、楊玄操注三巻本『明堂経』は著録されていないが、「明堂音義二楊玄操撰」は著録されている。『医心方』にあるこの二ヶ所の楊玄操文は、『明堂音義』からの可能性が高い。

楊玄操は背中の骨椎の数や、背腧穴の位置など諸家の異なる説を、一括して反駁し、断固とした態度で退け、もっぱら"軒后正経"すなわち原三巻本『明堂経』を尊んだ。この考え方は、丹波康頼が「孔穴主治法第一」の冒頭に述べた取穴方鍼と呼応している。

4　楊上善と彼の取背腧穴の考え

楊上善の生きた時代に関して、正史に記載されていないため、今日まで色々な考証と議論が行われて来た。そこで、一つの結論に至った。つまり、楊上善は唐の高宗時代（650～683）に、"太子文学"、もしくはまた"太子司議郎"として活躍した人物であると考えられる。両唐志に楊上善の著作が著録されている。旧唐志には、合計九部七十九巻のなか、道家類二十巻、仏教類六巻、三教に関する論述十巻、医経四十三巻（『黄帝内経太素』三十巻、『黄帝内経明堂類成』十三巻）。新唐志の場合は、"道徳経三巻"が何らかの理由で欠いている。また、杜光庭の『道徳真経広聖義序』に楊上善の"『道徳集注真言』二十巻"が記載されていることから、唐志に漏れがあることが分かる。楊上善の著作で現存しているのは、奉勅撰注した『太素』二十五巻（原三十巻）及び『黄帝内経明堂』序文と第一巻（原十三巻）のみである。楊上善に関する考証の詳細は、丸山敏秋『楊上善と王冰──楊・王両注の比較論的考察──』、篠原孝市『「黄帝内経太素」解題』、及び銭超塵『「黄帝内経太素」研究』に紹介があるので、それらを参考されたい[85]。

前節において、楊玄操は楊上善が活躍する以前にすでに『難経』『明堂経』などに注釈を施した人物であることを論証した。ところが、楊上善が『太素』

85　丸山敏秋と篠原孝市の論文はともに『東洋医学善本叢書』八（東洋医学研究会、1981 年）に収められている。銭超塵の論文は『「黄帝内経太素」研究』（人民衛生出版社、1998 年）に収められている。

と『明堂』に注釈した際、収集したそれまでの世に流布したテキストの中に、楊玄操注『明堂経』や『難経』類著作が存在しなかったはずはないのに、『太素』楊上善注には、『難経』の呂広注を引くが、楊玄操注を引かない。このことは一体何を意味するかを考えなければならない。その存在を知っているにも関わらず、殊更に避けて一言も触れないのは、当人の考えを暗に批判しているように読み取れないだろうか。そして、筆者のこの推測を裏付けるかのごとく、『医心方』"諸家取背輸法第二"では、はっきりとした狙いがあるような楊上善の文が楊玄操の文の次に配置されている。

　楊上善曰。取背輸法、諸家不同者、但人七尺五寸之軀雖小、法於天地、無一経不尽也。故天地造化、数乃無窮、人之輸穴之分、何可同哉。昔神農氏録天地間金石草木三百六十五種、法三百六十五日、済時所用。其不録者、或有人識用、或無人識者、蓋亦多矣。次黄帝取人身体三百六十五穴、亦法三百六十五日、身体之上移於分寸、左右差異、取病之輸、実亦不少。至如『扁鵲灸経』、取穴及名字即大有不同。近代秦承祖『明堂』『曹氏灸経』等、所承別本、処所及名亦皆有異、而除痾遣疾、又復不少、正可以智量之、適病為用、不可全言非也。而并為非者、不知大方之論、所以此之量法、聖人設教有異、未足怪也[86]。

　楊上善曰く。取背腧穴の方法に関して、諸家の説が異なっているが、しかし、人の七尺五寸の体は、小さいといっても、天地に則っているところは、尽くしていない経脈は一つもない。故に、天地の造化は、その数が無窮であるのに、人の腧穴の数がどうして同じにできようか。むかし、神農氏が天地間の三百六十五種類の金・石・草・木を記録したのは、三百六十五日に則ったものであり、時の用を助けるためであった。神農氏が記録していない金・石・草・木は、その作用を認識した人がいれば、認識していない人もいる。思うにこのようなケースも多いだろう。さらに、黄帝が人の身体に三百六十五の腧穴を取るのも、三百六十五日に則ったものである。腧穴を決めるとき、体表を分寸で分けて、左右に少し差があるケースも少なくない。『扁鵲灸経』の場合は、取穴と穴名で大いに異なるところがある。近代の秦承祖の『明堂』や『曹氏灸経』

86　『太素』巻十一の「気穴」楊上善注に見える。「適病為用」は、原文に「適為用」に作るが、旁校では【遍、病】を加える。

などが、基づくのは別系統の本であり、腧穴の場所と名前もみな異なるところがあるが、しかし、病いを除いたケースも少なくない。正に知恵を持って見極め、病いに合った治療法を用いる、全面的に否定してはいけない。全部否定しようとする人間は、至上の大論を知らないからである。このような諸家の異なる取穴法の存在は、聖人が教化を行うには異なることがあるからであり、なんら怪しむに足らない。

　「諸家取背輸法第二」の楊上善の文は『太素』巻十一「気穴」に見える。楊上善の"取背輸法"についての考え方が、楊玄操と対照的になっていることは一目瞭然である。楊上善は柔軟性に富む"大方之論"を物差しとして、原本『明堂経』を正統として尊ぶと同時に、別の流派系統の説もすべて肯定する態度を取った。彼は、天地造化の無窮からして人の腧穴の数は同じはずはないと考え、神農氏の記録と黄帝の取穴法に拘泥しない。即ち一つの固定した基準を設けず、取穴・穴名・系統が異なっていても、完治するケースが多ければ、その取穴法を認める。医者が治療する際、それぞれ異なるケースに対し、知恵を持って見極めた上で、臨機応変に治療法を選ぶのが最も肝心であり、これこそ"大方之論"である、と主張している。そして、まるで楊玄操を指して言っているかのように、設けられた基準と異なる説をすべて否定する人間は、"大方之論"を知らないからであるという、純粋な道家理念に立つ楊上善の厳しい一面が感じ取れる。
　"大方之論"はそもそも『老子』同異篇"大方無隅、大器晩成、大音希声、大象無形。"に基づく言葉である。また、『荘子』徐無鬼篇にも"知大一、知大陰、知大目、知大均、知大方、知大信、知大定、至矣。大一通之、大陰解之、大目視之、大均縁之、大方体之、……"と見える。
　楊上善は『老子道徳経二巻』と『荘子十巻』の注釈を撰した。両書とも今は伝わらないので、"大方"について彼がどのように注釈したかを知ることができないが、『荘子』郭象注に従えば、"体之使各得其分、則万方倶得、所以為大方也。"とある。郭注に従ってここの"大方之論"を解釈すれば、すべての異なる説をそれぞれのいいところを体得した上で生かし、それによって漏れることなくあらゆる面で存在するものを網羅して手に入れることができると解釈さ

れる。楊上善もこれと同じ解釈をしていたのであろう。楊上善が道家の"大方之論"の立場に立ち、すべての物事に寛容な態度をとる姿勢は、『太素』の注釈にも随所に見られ、また鍼灸経脈思想にも見える。

　楊上善が鍼灸理論に貢献したことは、なんと言っても彼が勅を奉じて、三巻本『明堂経』を整理・再編纂・撰注という事業をやり遂げた点にある。それまでの明堂類資料を集めて参考にし、すべての腧穴を帰経すると同時に、経脈毎に一巻として、十二経脈と奇経八脈を合わせて十三巻本にしたうえで、撰注した彼の試みは画期的なことと言えよう。この書は序文と巻一の手太陰肺経しか現存していないが、そこには楊上善の経脈思想と腧穴注釈のレベルの高さが十分現れている。『黄帝内経明堂』序文は、『太素』と『明堂経』の注釈文以外、楊上善の著述の中、現存する唯一の完全な文章であり、しかも『太素』序文が亡佚したため、なおさら貴重である。この序文は晦渋難解であるが、楊上善の『明堂経』を再編纂する意図と方鍼、及び経脈思想をとらえるため、全文を現代語に翻訳する必要があろう。次節でそれを扱う。

5　楊上善『黄帝内経明堂』序

　臣聞星漢照廻[87]、五潢分其瀾澳[88]。荊巫滀水[89]、九派洩其淪波[90]。亦所以発

87　『毛詩』大雅「倬彼雲漢、昭回于天」を踏まえる。毛伝に【回、転也。】鄭箋に【雲漢、謂天河也。昭、光也。倬然天河、水気也。精光転運於天。】とある。
88　「潢」：文永本原注【切、湖光反、積水也。】【天池也、其数有五、故曰五潢也。又云：五潢、天津之別名也。】。「瀾」、文永本原注【瀾、切、於六反。切、洛干反、又勒干反、水之文也、或作瀾】。「澳」、文永本原注【澳、切、於六反、又作没俗、又陳、或又音郁、涯内也、又奥音】／『史記』天官書：「西宮、咸池曰天五潢。五潢、五帝車舎。」「旁有八星、絶漢、曰天潢」、司馬貞『索隠』【元命包】曰：潢主河渠、所以度神、通四方。宋均云：天潢、天津也、津、湊也」。ここでは、「潢」は「天池」を指すと考えられる。また、『文選』巻二十七に収められる顔延年の詩「始安郡還都与張湘州登巴陵城楼作」に「清霄霽岳陽、曾暉薄瀾澳」とあり、その呂向注に【瀾、水波。澳、水曲也。】
89　「荊巫」は荊山と巫山を指す。荊山は、湖北省南漳県の西にあり、漳水の源流が流れ出る。巫山は四川省の巫山県の東南、巴山山脈中の秀峰。「滀」、文永本原注【音畜、又褚六反。】『荘子』達生に「忿滀之気散而不反、則為不足」陸徳明注：【李云：忿、満也。滀、結聚也。】／『冊府元亀』巻六百七十八：「皇甫隆為燉煌太守、初燉煌不甚暁田、常灌漑滀水、使極濡沍、然後乃耕。」
90　「派」、文永本原注【玉：古胡反。集：芳売反。水別流也。】「九派」は長江の九つの支流を指す。『文選』巻十二郭璞「江賦」：「惟岷山之導江、初発源乎濫觴、聿経始於洛沫、攏万川乎巴梁、衝巫

第四章　両楊氏の著述断片から見た『明堂経』の伝承と変化　　79

神明之霊化、通乾坤之気象。人之秀異[91]、得自中和[92]。雖四体百節、必有攸繋。而五臓六府、咸存厥司[93]。在於十二経脈、身之綱領[94]。是猶玉縄分晷、而寒暑不譻[95]。金枢惣轡、而晦明是隔[96]。至於神化所財[97]、陶鈞之妙[98]、於形乃細而

峡以迅激、躋江津而起漲、極泓量而海運、状滔天以森茫、挹括漢泗、兼包淮湘、并呑沅澧、汲引沮漳、源二分於岷嶂、流九派乎潯陽、鼓洪濤於赤岸、瀹余波乎柴桑。」とある。李善注：【郭璞曰、（中略）水別流為派。尚書曰、荊州、九江孔殷。応劭『漢書』注曰、江北廬江潯陽分為九也。」／劉向『説苑』巻一：「河間献王曰：禹称民無食則我不能使也。功成而不利於人則我不能勧也。故疏河以導之、鑿江通於九派、灑五湖而定東海。」「洩」は「泄」の避諱字、唐太宗の名を避諱している。

91　『礼記』礼運：「故人者、其天地之徳、陰陽之交、鬼神之会、五行之秀気也。」鄭氏注：【言人兼此、気性純也。】孔穎達疏：【故人者天地之徳者、天以覆為徳、地以載為徳、人感覆載而生、是天地之徳也。（中略）五行之秀気也者、秀謂秀異、言人感五行秀異之気、故有仁義礼知信、是五行之秀気也。故人者、天地之徳、陰陽之交、是其気也。鬼神之会、五行之秀、是其性也。

92　「人」について、楊上善が『太素』巻十九「設方・知鍼石」の注釈にこのように触れている：「岐伯曰：夫人生於地、懸命於天、天地合気、命之曰人。人能応四時者、天地為之父母也。」【（楊注）天与之気、地与之形、二気合之為人也。故形従地生、命従天与。是以人応四時、天地以為父母也。】「荷主万物者、謂之天子。【天地所貴者人、人之所帰者聖、唯聖荷物、故号曰天子也。】「黄帝曰：人生有形、不離陰陽。」【万物負陰抱陽、沖気以為和、万物尽然三気而生、故人之形不離陰陽也。】

93　『太素』巻六「臓腑之一・五臓命分」：「五蔵者、所以蔵精神血気魂魄者也。六府者、所以化穀而行津液者也。此人之所以具受於天也。愚智賢不肖、毋以相倚也。」（楊注、下同）五蔵蔵神、六府化穀。此乃天之命分、愚智雖殊、得之不相依倚也。津液、即泣汗涎涕唾也。】／『太素』巻十一「輸穴・本輸」：「肺合大腸、大腸、伝導之府也。【伝道糟粕令下之也。】心合小腸、小腸者、受盛之府也。【胃化糟粕、小腸受而盛也。肝合胆、胆者、中精之府也。胆不同腸胃受伝糟粕、唯蔵精液於中也。】脾合胃、胃者、五穀之府也。【受五穀之味也。】腎合膀胱、膀胱者、津液府也。【膀胱盛尿、故日津液之府也。】少陰属腎、腎上連肺、故将両蔵矣。【足少陰脉貫肝入肺中、故日上連也。腎受肺気、腎便有二、将為両蔵。『八十一難』曰：五蔵亦有六者、謂腎有両蔵也。】三焦、中瀆之府也、水道出、属膀胱、是孤之府也。（楊注略）此六府之所与合者也。」

94　『太素』巻十一「輸穴・本輸」：「帝問於岐伯曰：凡刺之道、必通十二経脉之所終始。【手之三陰、始之於胸、終於手指。手之三陽、始於手指、終之於頭。足之三陽、始起於頭、終之於足。足之三陰、始起於足、終之於腹。】絡脉之所別起、【十五絡脉皆従蔵府正経別走相入】五輸之所留止、【各従井出、留止合】五蔵六府之所与合、【五蔵六経為裏、六府六経為表、表裏合也。】四時之所出入、【秋冬陽気従皮外入至骨髄、陰気出至皮外、春夏陰気従皮外入至骨髄、陽気出至皮外】蔵府之所流行。【蔵府出於営衛二気、流行於身也。】"／『太素』巻五「人合・十二水」：「黄帝問於岐伯曰、経脈十二者、外合於十二経水、而内属於五蔵六府。天下凡有八十一州、此中国。州之一也。名為赤県神州。毎一州之外。有一重海水環之。海之外。有一重大山邈之。如此三重海三重山環而囲邈。人居其内。名曰一州。一州之内。凡有十二大水。自外小山小水不可勝数。人身亦爾。大脈総有十二。以外大胳小胳亦不可数。天下八十一州之中。唯取中国一州之地。用法人身十二経脈、内属蔵府。以人之生在此州中、裹此州地気有者也。」／『太素』巻六「臓腑之一・五臓命分」：「十二経脈、行営血気、営於三陰三陽、濡潤筋骨、利関節也。

95　『文選』巻三十五張景陽「七命八首」：「望玉縄而結極、承倒景而開軒。」李善注：【『春秋元命苞』曰：玉衡北両星為玉縄。】／『史記』巻二十七天官書第五：「北斗七星、所謂"璇、璣、玉衡以斉七政。"杓攜竜角、衡殷南斗、魁枕参首。用昏建者杓。杓、自華以西南。夜半建者衡。衡、殷中州河済之間。平旦建者魁。魁、海岱以東北也。斗為帝車、運於中央、臨制四郷。分陰陽、建四時、均五行、移節

運之者広、言命則微而摂之者大。血気為其宗本、経絡導其源流、呼吸運其陰陽、営衛通其表裏、始終相襲、上下分馳。亦有谿・谷・榮・輸・井・原・経・合[99]、虚実相傾、躁静交競、而昼夜不息、循環無窮。聖人参天地之功[100]、測形

度、定諸紀、皆繫於斗。」／『漢書』敍伝第七十下：「応天順民、五星同晷。」／『淮南子』本経訓「日月淑清而揚光、五星循軌、而不失其行」 高誘注：【軌道、道也、循順也。】従って、晷は軌、道の意味である。「訾」は原文では「　」に作るが、訛と見て、「訾」に改める。「訾」は「愆」の古字で、過ちの意、文永本原注の「過也」と符合する。

96　宋・胡宏『皇王大紀』巻二「黄帝軒轅氏」：「北斗七星、一曰天枢、二曰天旋、三曰天機、四曰天権、五曰天衡、六曰開陽、七曰揺光、自一至四為天魁、是為璿璣、自五至七為天綱、是為玉衡、玉衡為杓、月建一辰、閏則指両辰之間、周而復始。」／『文選』巻十二木華「海賦」：「若乃大明摛礬於金板之穴、翔陽逸駭於扶桑之津」、李善注【大明、月也、言月将夕也。…　撫、猶攬也。月有御、故言礬。金、西方也。河図帝覧嬉曰、月者金之精、月有窟、故言穴。伏滔望濤賦曰、金枢理礬、素月告望。義出於此。」「晦明」：月の満ち欠け。宋・戴侗『六書故』巻二「天文上」：「月有盈闕、（中略）月行三旬而与日會日朔、朔而明始生、十有五日而望、望而盈、既盈而明始消。又十有五日而晦。晦、明尽也。晦而復明。故自朔至晦謂之一月、月所以名也。」

97　『易』繋辞下「神而化之、使民宜之。」陸徳明音義【神而化之、使民宜之者、言所以通其変者、欲使神理微妙而変化之、使民各得其宜之。】"財"、『易・泰』：「天地交泰、后以財成天地之道。」陸徳明音義【財、…荀（爽）作裁。】孔穎達疏【后、君也。於此之時、君当財成就天地之道。】

98　「陶鈞」：『史記』巻八十三「魯仲連鄒陽列伝」：「是以聖王制世御俗、独化於陶鈞之上。」裴駰集解【漢書音義曰、陶家名模下圓転者為鈞、以其能制器為大小、比之于天。】司馬貞索隠【張晏云：陶冶釣範也、作器、下所転者名鈞。韋昭曰：陶焼瓦之竈、鈞木長七尺、有絃所以調為器具也。崔浩云：以鈞制器万殊、故如造化之運転裁成也。】／『漢書』賈誼伝「大鈞播物、塊圠無垠」顔師古注【如淳曰：陶者作器于鈞上、此以造化為大鈞也。】案：「造化」について、楊上善が『太素』巻五「人合・陰陽合」にこのようにいう：「且夫陰陽者、有名而無形。故数之可十。離之可百。散之可千。推之可万。此之謂也。五行次第陰陽、以甲為厥陰、上下天地陰陽、以甲為陽者、良以陰陽之道、無形無状、裁成造化。理物無窮、可施名以名実、故数之可十、推之可万也之。」【筆者の説明：「至於神化所財、陶鈞之妙」の表現を用いて、楊上善が伝えたいのは、五臓六腑と経脈の仕組み及び経脈に導かれている血と気が体の中に起きる不思議な変化。】

99　「谿谷」：『太素』巻十一「輸穴・気穴」：「黄帝曰：善。願聞谿谷之会。歧伯曰：肉之大会為谷、肉之小会為谿。肉分之間、谿谷之会、以行栄衛、以会大気。」「原」に関して、『難経』六十六難に以下のように説明されている：「経言、肺之原出於太淵、心之原出于太陵、肝之原出于太衝、脾之原出于太白、腎之原出于太谿、少陰之原出于兌骨、胆之原出于丘墟、胃之原出于衝陽、三焦之原出于陽池、膀胱之原出于京骨、大腸之原出于合谷、小腸之原出于腕骨。十二経皆以俞為原者、何也。然五蔵俞者、三焦之所行、気之所留守止也。三焦所行之俞為原者、何也。然臍下腎間動気、人之生命也、十二経之根本也、故名曰原。三焦者、原気之別使也。主通行三気、経歴於五蔵六府、原者、三焦之尊号也。故所止輒為原。五蔵六府之有病者、皆取其原也。」"榮輸井経合"に関して、六十八難に以下のような記述がある：「五蔵六府、皆有井榮俞経合、皆何所主。然経言、所出為井、所流為榮、所注為俞、所行為経、所入為合。井主心下満、榮主身熱、俞主体重節痛、経主喘咳寒熱、合主逆気而泄。此五蔵六府井榮俞経合所主病也。」

100　「中庸」：「可以賛天地之化育則可以与天地参矣。」鄭玄注：【賛、助也。】／『荘子』刻意：「精神四達並流、無所不極、上際於天、下蟠於地。」郭象注【夫体天地之極、応万物之数以以為精神者、故若是矣。若是而有落天地之功者、任天行耳、非軽用也。】従って、ここでの"功"は営みの意である。

神之理[101]、貫穿秘奥、弘長事業、秋豪不遺[102]、一言罕謬、教興絶代[103]、仁被群有。旧制此経、分為三巻。診候交雑、窺察難明。支体奇経、復興八脈[104]。亦如沮漳沅澧[105]、汭波於江漢。豊滈澇潏[106]、分態於河宗[107]。是以十二経脈、各為一巻。奇経八脈、復為一巻。合為十三巻焉。欲使九野区分[108]、望修門而入郢[109]。五音疏越[110]、変混吹而帰斉[111]。且也、是古非今、或成累気[112]。殊流

---

101 「形神之理」：体と精神との関係。この関係については、道・儒・仏三教に最も広く論じられたもので、人間の存在のあり方から人間を捉えたものである。楊上善はこれについて『太素』の中でたびたび論じている。楊氏の"形神観"が最も明白に表れているところは、巻六の「蔵腑之一」である。以下、楊氏の注を挙げる：【五蔵之神不可傷也。傷五神者、則神去無守、蔵守失也。六府為陽、五蔵為陰、蔵無神守、故陰虚也。陰蔵気無、遂致死也。故不死之道者、養五神也。人皆怵惕思慮、則以傷神。悲哀動中、日亡魂性、喜楽無極、神魄散揚、愁憂不解、志意悗乱、蔵怒無止、失志多忘、恐懼驚神、傷精□骨。其以千端之禍、害此一生。終以万欲情、濤乱真性、仍服金石貴宝、催斯易性之軀、多求神仙善草、日役百年之命。昔彭聃以道怡性、寿命遐長。秦武採薬求仙、早昇霞気。故広成子語黄帝曰：来、吾語汝。至道無視聴、抱神以静、形将自正也。必静必清、無労汝形、無揺汝精、心無所知、神将守形、可以長生。故我修身千二百歳、人皆尽死、而我独存。得吾道者、上為皇、下為王。失吾道者、上見光。下為土。是知安国安人之道、莫大怡神、亡神亡国之災、無出情欲。故岐伯以斯□□、上答黄軒、述千古之遺風、拯万葉之荼苦也。】
102 「秋豪」同「秋毫」。
103 「絶代」、唐太宗李世民の名を避諱して、「絶世」を「絶代」に改めたと考えられる。
104 「支体」、身体を指す。「奇経」は十二経脈以外の経脈の中で、最も主要な八脈をひとまとめにした概念である。後漢中期の成立と考えられる『難経』に初めて見える。
105 「沮漳沅澧」：洞庭湖付近で長江に流れ込む四つの河。沮水と漳水は荊山付近から南流し、澧水は歴山付近から東流し、沅水は湖南・貴州両省の境界付近から東流する。以上は『文選』巻十二郭璞「江賦」に見える。
106 「豊滈澇潏」：長安の上流で渭水に流れ込む四つの小河で、最も上流は澇水、下流に向かって豊水・滈水・潏水の順に渭水に流入する。『文選』巻八司馬相如「上林賦」に「鄭鎬潦潏」とあり、注によりこれと同じ河を指す。
107 「河宗」：黄河を指す。『洛陽伽藍記』巻三「城南」に、「近達河宗、遠朝海若。」とあり、範祥雍校注に、【宗、尊也、河宗謂洛水以河為宗】という。渭水に流れ込む四つの小河も洛水と同様に黄河を宗とすると考えられる。
108 「九野」：天・地・人それぞれの九区分。王逸『楚辞章句』巻八「九弁章句」：「九者、陽之数、道之綱紀也。故天有九星、以正璣衡。地有九州、以成万邦。人有九竅、以通精明。」／『太素』巻十九「設方・知鍼石」：「天地合気、別為九野、分為四時」。楊上善注：【従道生一、謂之朴也。一分為二、謂天地也。従二生三、謂陰陽和気也。従三生万物、分為九野四時日月乃至万物也。】。ここでいう「使九野区分」とは、人体にある十二の経脈と奇経八脈をそれぞれはっきり区分して、整えて明らかにさせる、という意味であると考える。
109 『楚辞』巻九「招魂」：「魂兮帰来、入脩門些。」王逸注【修門、郢城門也。宋玉設呼屈原之魂帰楚都入郢門、欲以感激懐王使還之也。】ここでいう「望修門而入郢」は「招魂」を踏まえているが、前句の「欲使九野区分」に合わせて考えると、『明堂』の内容を経脈ごとに編纂し、腧穴をすべて帰経するという意味であろうと考える。
110 「疏」、文永本原注：【『礼』正義：疏、通也。】「越」、原注：【咶】。『礼記』「楽記」：「清廟之瑟、

合済、无乖勝範。伏羲皇明[113]、以宣後学。有巣在昔[114]、而大壮成其棟宇[115]。網罟猶秘、以明離照其佃漁[116]。今乃成之。聖曰。取諸不遠[117]。然而軒丘所訪[118]、抑亦多門。『太素』陳其宗旨、『明堂』表其形見。是猶天一地二[119]、亦漸通其妙物焉[120]。

　臣が聞くところによると。天の川が光り輝きながら天をめぐり、五潢（五つの天池）はその水際を分かつ。荊山と巫山は水を溜め、九派（湖北・江西あたりの長江）は大波をたてて勢いよく流れる。これもこれらを通じて、霊妙な造化作用をはっきりさせる手段であり、天地の有り様に通じる手段である。【案。『臣聞星漢照迴』から『通乾坤之気象』までまとめて説明すれば、楊上善がこ

朱絃而疏越、壱倡而三歎、有遺音者矣。」孔穎達疏【越、謂瑟底孔也、疏通之使声遅。】
111 『韓非子』巻九「内儲説上」：「斉宣王使人吹竽、必三百人。南郭処士請為王吹竽、宣王説之、廩食以数百人。宣王死、湣王立、好一一聴之、処士逃。」「斉」：『荀子』巻六「富国篇」：「必修礼以斉朝、正法以斉官、平政以斉民、然後節奏斉於朝。」楊倞注【斉、整也。】『礼記』「大学」：「欲治其国者、先斉其家。欲斉其家者、先脩其身。」従って、"斉"は整理、治理の意味がある。「変混吹而帰斉」は、上記の『韓非子』の出典を意識したものとも考えられるが、前句の「五音疏越」と合わせて考えると、ここでは、それまで混乱していた『明堂』の経脈の記述を編纂し直して、整然とした状態に戻すという意味であると考える。
112 「累気」：『文選』巻五十「後漢書二十八将伝論」：「王褒、劉向、揚、班、崔、蔡之徒、異軌同奔、遞相師祖。雖清辞麗曲、時発乎篇、而蕪音累気、固亦多矣"」李周翰注【古文章清麗之句時時有之、蕪穢累重固亦多矣。】
113 「皇明」、文永本の原注には【皇亦明也】とあるが、永徳本の原注には【以来在之】とある。「皇明」は「皇帝」の意味として使われる場合が多い。ここでは"皇帝"の意味がより通じると考える。
114 文永本原注：【注云、韓非子曰：上古之代、人少而禽獣衆、人不勝禽獣䖝虵、有聖人作構木為、以避羣害、而人悦之、使王天下、号曰有巣氏也。】ところで、この『韓非子』からの引用文には、唐の太宗李世民の名を避諱して、原文の"世"を"代"に、"民"を"人"に作っている。
115 文永本原注：【大壮成其棟宇。注云：易・繋辞曰、上古穴居而野処、後代聖人易之以宮室、上棟下宇、以待風雨、蓋取諸（大壮）。注云：宮室壮大、穴居敝制、為取諸大壮。大壮即卦名、乾下震上。】筆者案：「代」は「世」の避諱字。
116 文永本原注：【網罟猶秘、重離（照其）佃漁、注云、易・繋辞云、古者包羲氏之王天下也、仰則観（象）於天、俯則観法於地、観鳥獣之文与地之宜。近取諸身、遠取諸物。（於）是始作（八）卦以通神明之徳、以類万物之情、作結縄而為網罟、以佃漁、蓋取（諸）離。注云、離、麗也。網罟之用、必審物所麗乎水、獣麗乎山也。離卦名離、注曰、離上離下、故曰重離】
117 注116に引かれる「近取諸身、遠取諸物。」を意識して使った表現と考えられる。
118 「軒丘」、黄帝を指す。『漢魏六朝百三家集』巻一百十一『庾信集』「周車騎将軍賀婁公神道碑」：「昔者軒丘命氏、初分兄弟之姓。若水降居、始建諸侯之国。」
119 『易』繋辞上：「天一地二天三地四天五地六天七地八天九地十」司馬光注【此天地自然之数、所以成変化而行鬼神。】
120 『易』説卦「神者、妙万物而為言者也。」／『易』繋辞上「陰陽不測之謂神。」晋・韓康伯注【神也者、変化之極、妙万物而為言、不可以形詰者也。】

第四章　両楊氏の著述断片から見た『明堂経』の伝承と変化　83

こで表現したいのは、自然の造化と人体の構造との対応関係、具体的に言えば、天においては天の川と五潢、地においては長江とその支流、人体においては臓腑と経脈の仕組み、つまり天・地・人の対応関係を念頭に置いて表現したものである。『太素』巻第五「人合・十二水」の関係部分を参考すれば、明らかになってくる。凡此五蔵六府十二経水者、皆外有源泉而内有所稟、此皆外内相貫、如環無端。人経亦然。〔（楊注）十二経水、如江出岷山、河出崑崙、即外有源也。流入於海、即内有所稟也。水至於海已、上為天河、復従源出、流入於海、即為外内相貫、如環無端也。人経亦爾。足三陰脈従足指起、即外有源也。上行胳府属蔵、比之入海。即内有所稟也。以為手三陰脈、従胸至手、変為手三陽脈、従手而起、即外有源也。上行胳蔵属府、即内有所稟也。上頭以為足三陽脈、従頭之下足、復変為足三陰脈、即外内相貫、如環無端也。〕】人間が特に優れているのは、天地の中和の気を得たからである。四肢と各関節には、必ず繋がるところがあり、五臓六腑によって、みなそれが司るところがある。それは、十二経脈は体の中において大元のような性格を持っているからである。以上のことは、玉縄は軌道が分かれていることによって、四季がはっきりとしていることと、金枢が手綱をとっているから、月の満ち欠けが明確に別れていること、というような自然の造化に似ているからである。【案。この四句の意味は、人体における十二経脈の大元のような性格は、天における北斗七星系統の存在と同じであり、両者は対応している。】ものを神妙に変化させることや、天地造化の陶冶の現しかたは、小宇宙である身体の中においては、小さくても摂取するところが大きい。命（心の働き）というものにおいては、微妙であるが、コントロールするところが大きい。小宇宙の体には、血気はもっとも基本的な要素であり、経絡が血気の流れを導き、呼吸が陰陽二気を運び、営気と衛気が経脈の表裏を貫通する。このすべては休まなく循環し、上下に分かれて動き回る。このほか、また谿・谷・滎・輸・井・原・経・合があり、虚と実は争いあい、陽の状態と陰の状態が競い合う。これらは昼も夜も休まず循環する。聖人は天地の営みに参加し、人間の体と心の間の道理を窮め尽くし、奥に隠された神秘的なものを完璧に理解し、大事業を大いに発揚し、ほんの少しも遺漏することなく、一言を間違えることすらめったにない。その教えは絶世に興り、すべて存在するものがその恩恵を受けた。この『明堂経』は昔作られた時、三巻に分

けられた。ところが、なかでは診断法と病気の徴候が混ざり合っているため、探しても明らかにするのは難しい。人体においては、十二経脈の他に、また奇経があり、八本の脈が流れている。これらの経脈はまるで沮水・漳水・沅水・澧水が長江・漢水に波を流し、豊水・滴水・潺水・滴水がそれぞれ黄河に注ぐようなもので、ピッタリと自然と対応している。そこで、本書を編撰する際、十二経脈をそれぞれ一巻とし、奇経八脈もまた一巻として、合わせて十三巻とした。この区分の仕方によって、『明堂経』の内容を経脈ごとに編纂し、天地における九野のようにはっきりさせ、すべての腧穴を所属する経脈に帰経させた。また、ごっちゃまぜにした診断法と病気の徴候などの記述を、混乱した音楽の五音を調える如く分別し、整然とした形にした。古代を肯定し、現代を否定する考えは、すでにつまりにつまった風気になっているようだが、異なる流れを合流させ、整った形を仕上げるのは前人の優れた規範に反するものではない。伏して、天子の聖明な命令に従い、(『明堂経』を再編纂して注を施し)、後学に伝えようと考える。有巣氏は昔、太壮の卦からヒントを得て、立派な家を建てた。狩漁用の網は、最初はみんな知らなかったが、八卦を作った伏犠氏が離卦からヒントを得て、狩漁用の網を始めて作った。そこで、私が（先人達から得たヒントを生かして）この『明堂経』を編纂し直し注を施して仕上げた。聖人の"近くといえば自分の身を手本とし、遠くといえば見回りの物からヒントを得"と云われたように、軒轅黄帝が岐伯に医術について様々な方面から訪ね、医術の真髄を体得した。(その形として仕上げたのは、医学の聖典である『素問』と『九巻』である。)(『素問』と『九巻』を混ぜ合わせた)『太素』は生理・病理・経脈・治療など重大な医術の趣旨を陳べ、『明堂経』は経脈の走向・繋がり・経脈にある諸腧穴の位置及び主治など具体的な形態を示す。両書はまるで天と地、陽と陰、表と裏、のような構造で成り立っている、これらを通して、医術の霊妙さを次第に心得ることが可能になるのであろう[121]。

　序文は冒頭に天地人の対応関係の視点で、天における"五潢"と地における"九派"の地位と役割から十二経脈を引き出し、人体における十二経脈と"五

---

[121] 楊上善『黄帝内経明堂』序文は、林克氏によってすでに詳しい訳注がでている（北里研究所東医研医史学研究部刊『黄帝内経明堂』、1999年 所収）。本訳注はそれを参考にしている。

漢""九派"の対応関係を示す。さらに、"玉縄"が"寒暑"を定め、"金枢"が昼夜を分ける功能の喩えを用い、十二経脈の人体における綱領的な性格と指導的な役割を述べる。続いて、三巻本『明堂経』を説明し、"診候交雑、窺察難明"の欠点を挙げて、再編纂して撰注する必要性を強調する。最後に『明堂経』を十三巻に分けて撰注する意味と目的及び撰注した『太素』と『明堂経』の"天一地二"の関係を明らかにする。序文の終りに出る"是古非今、或成累気"の言葉は、『医心方』に引かれる"不知大方之論"の文を彷彿させ、三巻本『明堂経』の形式を固守する考えに対する批判的な雰囲気が読み取れよう。

　楊上善が唐の高宗の時代に、勅を奉じて『素問』と『霊枢』の内容を混ぜ合わせた『太素』を撰注したと同時に、三巻本『明堂経』を十三巻に類編して撰注したことは、鍼灸の歴史において画期的なことであり、鍼灸理論の発展にも臨床上の取穴にも大きく貢献した。彼の貢献は、具体的に言うと二点挙げられよう。

　一つに、楊上善は始めて循経取穴の鍼灸理論と方法をはっきりさせた。所謂循経取穴とは、経脈の循行ルートにあるすべての腧穴と腧穴の主治症を記しておくことである。楊上善が十三巻本『黄帝内経明堂』（全称『黄帝内経明堂類成』）編纂以前、明堂類文献では、身体の各部位にある腧穴と主治症を記すのが主流であった[122]。主要鍼灸文献を例に挙げれば、『甲乙経』は巻三と巻七以降の孔穴配列順は部位別となっている。具体的に言うと、頭部と体幹部は後面と前面に分けて、真ん中から両側・上から下の順番に記され、四肢には手の陰経と陽経・足の陰経と陽経に分けられ、末梢から中枢へという順番に記されている。『甲乙経』の取穴法から、『甲乙経』の基づく三巻本『明堂経』も同様な取穴法であることと判断できる。『千金要方』と『千金翼方』は甄権の明堂図を一つの依拠として、全身の孔穴は仰人・伏人・側人の三つの図に分け、それぞれを体幹部は部位別、四肢は経脈別に分けて記されている。楊上善はこのような部位別の取穴法と主治症の記し方には欠点があると指摘する。それは"診

---

[122] 『隋書』経籍志に「黄帝明堂偃人図十二巻」「黄帝十二経脉明堂五蔵人図一巻」と『旧唐書』経籍志に「黄帝十二経脉明堂五蔵図一巻」「黄帝十二経明堂側人図十二巻」が著録されていることから、楊上善以前からすでに十二経脈の明堂図が存在していたように推測されがちであるが、現存資料には十二経脉を類編した明堂類文献は見当たらない。

候交雑、窺察難明"にある、つまり、部位別の場合は、各経脈の腧穴がごっちゃまぜになっていて、腧穴と経脈の関係が分かりづらい、従って研究や鍼灸治療の際、臓腑・経脈・腧穴という源と流のつながりを探しにくく、混乱を招きやすいことがある。そこで、楊上善は経脈ごとに再分類し、手三陰・手三陽・足三陰・足三陽という十二の経脈を十二巻とし、奇経八脈を一巻として、合わせて十三巻にした。巻一の構成を見れば、巻首は総論として、経脈の所属する臓腑の病理と生理及び経脈の循行ルートが論じられており、その内容は『黄帝内経』と『難経』から取り出されたものと見られる。続いてその経脈に所属する腧穴の名称、位置及び主治症が詳しく述べられ、綿密な注釈がつけられており、原文は原『明堂経』の内容であると見られる。各巻はすべて以上のような構成となっていると考えられる。

　このように経脈ごとに巻を分ける編纂方法によって、臓腑・経脈・腧穴・主治症を一つに纏め、源を臓腑に求め、腧穴を経脈の流れに乗せることができる。それによって、網の大綱のように要点を掴み、系統立てて整然と秩序立てることが可能になる。楊上善十三巻『黄帝内経明堂』の編纂理念は、それまでの鍼灸理論における最高のレベルに達したと言え、この編纂形式は後世の手本となった。

　二つには、楊上善は始めて全面的に『明堂経』に注釈した点である。特に腧穴の名称の釈義と訓詁の面での水準は、未だに彼の右に出る者がいない。現存する『黄帝内経明堂』巻一手太陰肺経の"中府""天府"など十の腧穴、及び現存二十五巻の『太素』にある六十条にも達する楊上善『黄帝内経明堂』注釈がこのことを物語っている[123]。楊上善の注釈文の特徴として、ここで特に挙げたいのは二点である。まず、彼が注釈文に自らの言葉を駆使して医学理論をはっきり述べ、それまでの臨床経験に合わせて医学の基礎理論の価値を説明している点である。次に、歴代名医達の医療経験より得られた重要な成果を注釈文に巧みに溶け込ませて、従来の異説の多い点について弁別して是非を明らかにしている点である。従って、現存する『黄帝内経明堂』巻一と『太素』に、すべての経脈や『黄帝内経明堂』出自の注釈文を合わせて研究することは、楊

123　銭超塵『「黄帝内経太素」新校正』所収『「黄帝内経明堂類成」(残巻) 簡考』914-918頁による (学苑出版社、2006年)。

上善個人の鍼灸思想の研究の枠を超え、唐代初期までの鍼灸経穴思想の研究に繋がることになろう。このテーマを今後の研究課題にしたい。

最後に再び『医心方』巻二「諸家取背輸法第二」に戻るが、ほかの諸家を取り上げる前に、編者丹波康頼が冒頭に真っ向から対立している『明堂経』注釈者である両楊氏の持論を配置したことを想起しよう。丹波康頼が楊玄操文を楊上善文の前に配置したことは、楊玄操の考えに賛同することを示そうとした表れと読みとれよう。

6 『外台秘要方』等に見える楊玄操の『明堂音義』

王燾撰『外台秘要方』は唐の中期に編纂された大型医方書である。この書にはそれまでの医学資料が豊富に保存されているので、文献の考証や補遺に資することは言うまでもないが、唐の中期までの医学分野での諸家がどのように受け継がれたかも覗い知ることができる。楊玄操は『明堂経』の一人の注釈者として、取背腧穴に関して『明堂経』を固く守る姿勢をとっていることは、すでに上で論じられた通りである。彼の『明堂音義』抜粋文が『外台秘要方』に見える。本節では、"衆賢の砂礫を取り除き、群才の翠羽を拾い取る"（王燾原序語。"捐衆賢之砂礫、掇羣才之翠羽"）という趣旨で編纂された『外台秘要方』に抜粋された楊玄操の『明堂音義』の断片から、その書の性格の片鱗を掴むことを試みる。そして、この考証を通して彼の『明堂経』に関する考えを明らかにしたい。

『明堂音義』の抜粋文を見る前に、一点、疑問を提示したい。前文にも触れたように、『外台秘要方』のなかではっきりと楊玄操文として明示されたのは、灸篇の第三十九巻にある一箇所のみである。また、同巻"明堂序"の冒頭に編纂者王燾の文のように見える一節は実は楊玄操の『明堂音義』からの抄録である可能性が高い。さらに、"明堂序"の最後には『明堂経』系統の経典とこれに貢献した功労者として、『素問』『九巻』『甲乙』『千金方』、甄権、楊玄操が挙げられている[124]。

筆者の疑問はここにある。すなわち、王燾が長年にわたって国家図書館にあ

たる弘文館の蔵書に接するチャンスに恵まれていた以上、両唐志に著録される楊玄操の"黄帝明堂経三巻"撰注本を見ていなかったはずがない点である。大型医方書である『外台秘要方』、特に"明堂"専章を王燾が編纂する際、引用する楊玄操の書物はなぜ"黄帝明堂経三巻"撰注本ではなく、『日本国見在書目録』に著録される"明堂音義"だったのであろうか。本章の第三節にすでに挙げたように、著録される楊玄操の著作は、『黄帝八十一難経』九巻のほか、『八十一難音義』一巻・『本草注音』一巻・『明堂音義』二巻・『素問釈音』一巻があり、"音義"のほうの比重が大きいことが分かる。そこで、筆者は唐突ながらこのように推測する。所謂"黄帝明堂経三巻"撰注本は『明堂音義』と本来は同一書物である可能性が高いのではないかと。この推測の正否については本論をすすめる上で、直接関わらないので、疑問点としてのみ提示するに止める。

『外台秘要方』巻三十九の"論疾手足腹背灸之多少及補瀉八木火法"には、冒頭"楊操音義云"の抜粋文が置かれているが、この一節はすべて『明堂音義』からの抜粋文と考えられる。引用文は短いので、以下全文を挙げる。

"論疾手足腹背灸之多少及補瀉八木火法　　楊操音義云。凡手足内脈、皆是五蔵之気所応也。手足外脈、皆是六腑之気所応也。四肢者、身之支幹也。其気係於五蔵六腑出入。其灸疾不得過頓多也、宜依『経』数也。若頓多、血脈絶於火下、而火気不得行随脈遠去也。故云三壮五壮七壮者、『経』曰、乃更添灸、以差為度。其手足外皆是陽脈也、不得過於二壮。腹中者、水穀之所盛、風寒之所結、灸之務欲多也。脊者、身之梁、太陽之所合。陰陽動作、冷気成疾、背又重厚、灸之宜名経脈出入往来之処、故灸能引火気。凡灸、皆有補瀉。補者無吹其火、須住（炷）自滅。瀉者亦不艾、即須吹其火至滅也。其艾炷根下、広三分長三分、若減此、不覆孔穴、不中経脈、火気不行、亦不能除病也。

凡灸忌用松・栢・桑・棗・竹・柿・楓・楡八木、以用灸人、害人肌・肉・筋・脈・骨・髄。可用陽燧火珠、映日取火。若陰無火、鑽槐木以菊茎延火、亦

124　原文は以下の通りである：「『黄帝素問』摘孔穴、原経脉、窮万病之所始。『九巻』『甲乙』及『千金方』、甄権、楊操等諸家灸法、雖未能遠窮其理、且列流注及傍通、終疾病之状爾。」（宋刻には、「玄」が避諱されて、「楊操」に作る）

可硝石以艾蒸之取火、用灸大良。又無此、宜以香油布纏及艾茎、別引取火、則去疾不傷人筋骨。皆欲得触傷其痛根、瘡若不擾、則病不除也。『甲乙』丙巻云、灸則不発者、灸故履底令熱好熨之、三日即発也。得発則病愈矣。"

　手・足・腹部・背中に灸治療の時の壮数と補瀉及び八木の火の法則について論じる楊玄操の『明堂音義』では以下のように云っている。凡そ手足の内脈は、皆五臓の気に対応している。手足の外脈は皆六腑の気に対応している。四肢は、体の枝と幹であり、その気は五臓の、六腑の出入りにかかわっている。病があって灸をする時は、回数が多すぎてはいけない、『経』に記された壮数の通りにすべきである。もし回数を多くすれば、血脈が火の下で切れて、火気が動くことができず、脈に沿って遠くまで広がることができない。故に三壮五壮七壮というのは、『経』に云っているように、（最初は壮数を少なくして、）それから少しずつ足していき、直る時点で止める。手足の外側は皆陽脈であり、二壮を超えてはならない。お腹の中は、水穀の気が入っている所であり、風寒の気が集まる所でもあるから、灸をする時はなるべく壮数を多くしたほうが良い。背骨は体において梁のような存在であり、太陽脈の合流する所である。陰陽の気が動き出すと、冷気がそれに乗じて病気をもたらす。また背中は分厚いので、経脈の出入りや往来するルートをはっきり見分けるべき、そこで、灸をすることによって火気を伝導することができるのである。凡そ灸治療には皆補と瀉がある。補とは、その火を消さず、炷が自ら自然に消えるのを待つのである。〈瀉者亦不艾、即須吹其火至滅也。[125]〉艾炷の根元は広さを三分、長さを三分にする。もしこれに達していなければ、孔穴を覆うことができず、経脈にも的中することができず、火気が進行することができない。この場合も病いを取り除くことができない。

　凡そ灸をする時は、松・栢・桑・棗・竹・柿・楓・楡を点火火種に用いることを避けるべきである。もしこれらを火種に用いて灸をすれば、人の肌・肉・筋・脈・骨・髄のいずれかを傷つけることになる。陽燧の火珠を用いて日差しに当てて火を起こすのがよい。曇っていて火を起せない場合は、エンジュの木

125　本章で用いるテキストはオリエント出版社影宋版である。この部分は読解しがたく、原文のままにしておく。明・程衍道本原文は「補者無吹其火、須炷自滅。瀉者疾吹其火伝其艾、須其火至滅也。」。

にこすって火を起こし、菊の茎で火を移す。硝石を艾で蒸して火を起し、灸の火源にもよい。またこれらがなければ、胡麻油を塗った布で艾の茎に包み、他の火源から火を取るのも、病いを取り除き、人の筋骨に傷をつけずに済ますことができる。（灸治療の目的は）皆その痛みの根元をやっつけるためである。かさぶたを取り除かれなければ、病いが完治することができない。『甲乙経』丙巻に云う。灸をして発泡しない場合は、旧い布製の靴底を患部に載せ、その上に炷を立てて灸をすえ、靴底に熱を通す。三日間やれば発泡するはずである。発泡さえすれば、病いが治るはずである。

『医心方』巻二「孔穴主治法第一」に二十箇所余りある楊玄操注である可能性があると判断された細字注文の内容を見てみると、彼の腧穴に施した注釈は楊上善の綿密な注釈とは異なり、簡単なものであったことが推測できる。しかし、ここの抜粋文は、まったく違う形で独自の見解を述べ連ねている。さらに注意すべきことは、巻十九の「灸用火善悪補寫法一首」の内容である。この一節は楊玄操文であることは明示されてはいないが（最後に"出第一巻中"のみ記されているが、だれによって作られた注なのかは明らかでない）、上記の文とよく似ている。「灸用火善悪補寫法一首」は、『明堂音義』の性格を見るための重要な文章であるので、煩を厭わず全文を挙げてみる。

灸用火善悪補寫法一首　　（A）張仲景云。四肢者、身之支幹也。其気係於五蔵六腑、其分度浅薄、灸之不欲過多、須依『経』数也。(B) 過謂余病則宜依之、若脚気不得拘此例。風毒灸之、務欲多也、依此『経』数、則卒難愈疾。『小品』論灸有八木火、『明堂』論灸有補寫之法、若能依之、応有道理。(C) 八木之火、凡灸用松木火則難愈。柏木火則瘡多汁。橘木火則傷皮。桑木火則肉枯。棗木火則髄消。竹木火則傷筋、多壮則筋縦。枳木火則陥脉潰。榆木火則傷骨、多壮則骨枯。凡八木之火、皆不可用也。火用陽燧之火、其次用硝石之火、天陰則用槐木之火。陽燧是以火珠向日下、以艾於下承之、便得火也。硝石似玉堅、以此石撃賓鉄即火出、仍以極爛榆木承之即得、亦用艾取之。(D) 此是匈奴取火法、今胡人猶爾。灸有補写者、(E)『甲乙経』云。用灸補者、無吹其火、須自滅也。以灸写者、疾吹其火、拊其艾、須其火滅也。(F) 此言以口炊艾炷令

疾滅、即是写也。不吹聴自滅者、即補也。(G)『小品』又云。黄帝曰。灸不過三分、是謂従穴[126]。此言作艾炷、欲令根下潤三分也、若減此、則不覆孔穴、不中経脉、火気不行、不能除病也。若江南嶺南寒気既少、当二分為準、燋小不得減一分半也。嬰児以意減之。(H) 凡灸瘡得膿増壊、其病乃出。瘡不壊則病不除矣。『甲乙経』云。灸不発者、灸故履底熨之、三日即発也。甚宜解此。又近有蘇恭、善医此疾、馳名於上京、顕誉於下邑、撰『脚気方』巻、論方則信為指南、叙灸亦未成膠柱、乃云毒気如賊、出何必要在大門、腹背手足皆須灸也。愚謂灸痛風毒所、攻腹則引賊入室、如何令賊出門、特宜知之、不可軽脱。若手指疾悶、灸無妨也。出第一巻中。

　灸治療用の火源の禁忌と補瀉法一首　　張仲景がこのように云う。四肢は、体の枝と幹であり、その気は五臓六腑に繋がっており、その度合いは浅くて薄いので、灸をする時は壮数が多すぎてはならない。必ず『経』に書かれた壮数を守らなければならない。私の考えでは、ほかの病いは『経』に従うべきであるが、脚気の場合は『経』に拘泥してはいけない。風毒の病いにして灸をする時は、できるだけ壮数を多くしたほうが良い。『経』に書かれた壮数にすれば、最終的に病いが治りにくくなる、以上のように考える。『小品方』に灸を論じるのに"八木の火"があり、『明堂経』に灸を論じるのに補瀉の法がある。もしうまくこれに従うなら、きっとそれなりの道理があるのだ。八木の火とは、凡そ灸をする時の火種が、松の木の火を用いれば、病いが治りにくくなってしまう。柏の木の火を用いれば瘡が湿ってしまう。橘の木の火を用いれば肌に傷をつけてしまう。桑の木の火を用いれば、肉に傷をつけてやせこけてしまう。棗の木の火を用いれば、骨髄が熔けてしまう。竹の火を用いれば、筋に傷をつけてしまい、壮数を多くすれば、筋がこわばってしまう。枳の木の火を用いれば、陥脉が潰れてしまう。楡の木の火を用いれば、骨に傷をつけてしまい、壮数を多くすれば骨が衰えてしまう。凡そ八木の火、みな用いてはいけない。灸に使う火種はまず陽燧の火を用いる。次に硝石の火を用いる。曇りの日は槐の木を用いる。陽燧の火とは、火珠を日差しに向けて、艾を火珠の下に敷き、そ

126　「従穴」は、『医心方』巻二「作艾用火法灸治頌第十一」に「徒瘂」に作り、旁校には［瘂］［窓］に作る。これは『千金要方』巻二十九「灸例第六」に「灸不三分、是謂徒冤」と一致する。また、「徒穴」も意味として通じる。

こで火が得られる。硝石は玉のように堅いので、これで精錬された鉄を敲けば火が出る。さらに、とことんまで砕かれた楡の木材を下に敷けば、火が得られる。また艾を用いて（下に敷いても）火が取れる。これは匈奴の取火の法であり、今胡人もやはり同じ方法を使っている。灸に補と瀉があるというのは（筆者案。補とは弱った気血を強めること、瀉とは強すぎる気血を弱めることである）、『甲乙経』に云うように、灸治療でいう"補"とは、火を吹き消さずに、自然に消えるようにしなければならない。灸治療でいう"瀉"とは、急いで火を吹き消し、艾を敲き、火を完全に消さなければならない。すなわち、口で艾炷に息を吹きかけ、瞬間的に消す、というのは瀉である。吹き消さずにそのままにして自然に消えるようにするのは補である、ということである。『小品方』にまたいう。黄帝は以下のように言っている。灸をすえるとき、三分に達していなければ、ただ体に傷だけをつけてしまうことになるという。これはもぐさ炷を作る時、もぐさ炷の根元には三分に達すように、と言っている。これより少なければ、孔穴を覆うこともできないし、経脈にもあたらない。そうすると、火気がめぐらず、病気を取り除くことができない。江南や嶺南のような地域の場合には、寒気が少ないので、二分を基準にすべきである。但し、もぐさ炷を小さく作ってもいいと言っても、一分半より小さくしてはならない。嬰児の場合は特にもぐさ炷を小さくする。凡そ灸をしてかさぶたが次第に化膿して次第に潰れていくと、病原の毒が出てくる。かさぶたが潰れなければ、病いを取り除くことができない。『甲乙経』には次のように言う。灸をして化膿しない場合は、古い靴底を上に載せ、隔てた形で靴底にもぐさ炷を作り、熱を通せば、三日間で化膿するはずである。これは化膿しない状況を解消する良い方法である。また、最近蘇恭という方が、この病い（筆者案。脚気を指す）の治療を得意とし、都にも名をはせ、地方でも好評を博した。彼は『脚気方』を撰しており、なかで処方を論じる部分も確かな指針であり、灸を述べる時も固執的でない。但し、彼が毒の気は泥棒のようなものであるので、必ずしも門から追い出さなければならないということではなく、腹部・背中・手・足に皆灸をすべきである、と主張している。私の考えでは、風毒痛のため灸をする時、もし腹部に灸をして毒を追い払おうとすれば、かえって毒を部屋に引き入れようとしているような結果になりかねない、これではどうやって泥棒を部屋から追い出す

ことができようか。この点については特に知っておくべきであり、軽率に灸をすべきではない。ただ、もし手の指に血行が悪くて気分が良くない時は、灸をしても構わない、ということである。(第一巻より)

　小曽戸洋氏は『外台秘要方』の記載形式について、"巻37・38・39の記載形式・文献引用法は、他巻とは編者が違うのではないかと疑われるほど異なっている"[127]と指摘している。二つの引用文は小曽戸氏の指摘の正しさを証明している。巻三十九の編者は果たして王燾であるかどうか問題は残るが、巻十九は王燾であることは確かである。二つの抜粋文は記載形式が異なっているとは言え、内容は一致している。特に『医心方』巻二楊玄操文と明記される"凡灸瘡得膿壊其病乃出瘡不壊則病不除甲乙丙巻云灸不発者灸　熨之三日即発也"の一節が、上述の巻十九「灸用火善悪補寫法一首」のフレーズとほぼ一致していることから、巻十九「灸用火善悪補寫法一首」は楊玄操『明堂音義』第一巻よりの抄録であろうと判断できる。

　記載形式として、「灸用火善悪補寫法一首」の抜粋文は出所が明示されていて、しかも楊玄操の論述も含まれている(『明堂音義』からであることは明示されていないが)。楊玄操の灸に関する考えを見るため、この抜粋文を分かりやすく整理する必要があろう。(A)は張仲景文ではあるが、『医心方』巻二"灸例法第六"と照らし合わせてみると、略して摘録していることが分かる。(B)に、"過謂"となっているが、上下の内容や文章の最後にも"愚謂"があることから、"過"は"愚"の誤字と思われる[128]。これは楊玄操の論述であろう。(C)(E)(G)はそれぞれ『小品方』—『甲乙経』—『小品方』からの抜粋文、(D)(F)は楊玄操のコメント、(H)の前半は『医心方』に楊玄操文と明示される内容と一致している。後半は『脚気方』を撰した同時代の蘇恭(敬)に対する楊玄操の異議である。

　以上の抜粋文からいくつかの点が読み取れよう。まず、楊玄操は灸に精通している。『医心方』巻二の抜粋文に、鍼関係の章節には楊玄操の名が見えない

127　小曽戸洋『宋版「外台秘要方」の書誌について』(『東洋医学善本叢書』八『解題・研究・索引』所収。東洋医学研究会、1981年)
128　山脇東洋覆刻本(1746年)の校勘記に従う(華夏出版社校注本<1993年>参照)。

が、灸関係には見える。もちろん、これだけではなんらの証拠にはならないが、この巻十九に見える楊玄操自らの解説とコメントは、灸に見識のある論述であると言えよう。次に、『医心方』巻二「諸家取背輸法第二」では、取背腧穴に関して楊玄操は『明堂経』に固くこだわる姿勢を見せているが、実際（B）の論述を見ると、脚気の灸治療の場合は、『明堂経』にこだわっていない。しかも『小品方』に記される〈八木の火〉避忌と『明堂経』に記される補瀉の方法を同時に言及して、それなりの道理があると認めている。このような柔軟な姿勢を彼が示していることは、自らの豊富な臨床経験に基づいているに違いないが、時代の潮流も感じさせられる。また、（H）のコメントには、同時代の脚気治療専門家の蘇恭（敬）を高く評価すると同時に、異議も唱え、独自の考えを述べている。何故楊玄操が『明堂音義』に"音義"の枠を超えて、灸治療に力を注いで論述し、しかも『明堂経』に記されていない〈八木の火〉避忌まで重視するのであろうか。これについては節を改めて論じたい。

7　終わりに

　灸の歴史は、現時点で見ることの出来る資料に基づけば、馬王堆から出土した『足臂十一脈灸経』と『陰陽十一脈灸経』に遡る。それ以降、魏晋の時代には『曹氏灸経』が現れた。晋の時代には『肘後備急方』や『小品方』などにも灸は唱道され、灸の適用できる病症や施灸の部位及び壮数などへの発展が見られる。隋志と両唐志に著録される鍼灸文献では、灸と鍼の割合が拮抗しているように見えるが、実際『医心方』巻二所引灸関係の文献を見ると、紙幅の上でも内容の面でも明らかに鍼より灸は充実している。『医心方』巻二「灸例法第六」の冒頭に、陳延之の文が引かれて次のように述べる。

　夫鍼術、須師乃行、其灸則凡人便施。為師、解『経』者、鍼灸随手而行。非師、所解文者、但依図、詳文則可灸。野間無図、不解文者、但逐病所在便灸之。皆良法。但避其面目肢顕露処、以瘡瘢為害耳。

　鍼術は優れた師をまってこそ、行うことができるが、灸の場合は誰でもでき

る。師であって、『経』が分かる者は、鍼も灸も自由自在にやれる。師ではなく、『経』が分かる者は、自分で図に突き合わせて『経』を詳しく研究した上ならば、灸をやってよい。民間にて図もなく文字も読めない者は、病のある部位をもとめて灸をするのである。これは皆良い方法である。但し、顔と四肢の露出部分を避けなければならない。瘡や瘢痕ができる弊害があるからである。

　すなわち、鍼治療には技術が求められるので、専門の鍼師でないとできないが、灸の場合は素人でもできる。上記の文は当時における灸治療の普及ぶりを物語っている。また、同じ「灸例法第六」に孫思邈『千金要方』巻二十九からも抜粋されている。

　依『扁鵲灸法』、有至千壮、有至五百壮、皆臨時消息之。『明堂』本経多鍼入六分、灸三壮、更無余論。曹氏有百壮者、五十壮者。『小品』諸方亦皆有此、須准病軽重以行、不可膠柱。
　『扁鵲灸法』によれば、千壮があれば、五百壮もある。これらはみな臨機応変に斟酌すれば良い。『明堂』本経には、鍼の刺入は六分にとどめ、灸の壮数は三壮まで、と多く書かれているが、ほかのことは触れていない。『曹氏灸法』には百壮もあれば、五十壮もある。『小品方』の諸処方にもみなこのような記し方がある。（いずれにせよ、経方に拘らずに）病気の深刻さに応じて灸の治療を行う、一つの基準のみに拘泥することや、同じケースを繰り返されることを期待する考え方はあってはならない。

　"『明堂』本経"とは、原三巻本『明堂経』を指す。これに基づいている『医心方』巻二「孔穴主治法第一」には、確かに孫思邈の述べたように三壮ないし五壮が多いが、『肘後備急方』や『千金方』のような随年壮や百壮単位の多壮は殆どない。孫思邈は『明堂経』に拘らず、『扁鵲灸法』『曹氏灸法』『小品方』など明堂系統と異なる流派の多壮をすべて認め、病気に合わせて臨機応変に壮数を決めるのが肝心だと言っている。そもそも"壮"の意味は壮年者への施灸数を意味するとされ、元々数が確定したものではなく、融通性が常に求められている[129]。この点は中国医学の全般にも通じるものでもある。『明堂経』の内

容は、『素問』や『霊枢』にある鍼灸資料及び成立年代の漢までの鍼灸書物を纏めて記述したものである。当時において三壮ないし五壮でも効果は十分あったが、社会の発展につれて、灸治療の際『明堂経』の通りでは治療効果が薄くなる傾向が出てきたかのように思われる。この点に関して、孫思邈は『備急千金要方』の序文に鋭く指摘している。

　黄帝受命創制九鍼、与方士岐伯雷公之倫、備論経脉、旁通問難、詳究義理、以為経論、故後世可得依而暢焉。春秋之際良医和緩、六国之時則有扁鵲、漢有仲景倉公、魏有華佗、並皆探賾索隠、窮幽洞微、用薬不過二三、灸炷不逾七八、而疾無不愈者。晋宋以来、雖復名医間出、然治十不能愈五六、良由今人嗜慾太甚、立心不常、媱放縦逸、有闕摂養所致耳。

　黄帝は天命を受け、九鍼を創制した、また、方士の岐伯や雷公の輩と共に、あらゆる経脈の道を論述し、問答式の議論を通じて、医学の道理を詳しく究め、これらの論述を医学理論の経典とした。ゆえに後の人々はこれをよりどころにして医学の筋道を理解できるのである。春秋時代の名医和緩、戦国時代の扁鵲、漢の張仲景と倉公、三国時代の魏の華佗、これらの名医はみな深奥で捕らえがたい道を捜し求め、深く隠れた真理を究めた。その時代では、薬の使用は二、三回まで、灸治療は七、八壮を超えず、ただこれだけでも病いを完治しないケースはなかった。ところが、晋と宋（六朝時代）以来、たとえ名医がたまに現れたとしても、治癒率は十人に五、六人を超えないという現実になった、そのわけはすべて今の人は嗜欲が多すぎて、心が定まらず、放縦で締まりがなく、不養生のところにある。

　孫思邈は、六朝時代以来、治癒率が下がった理由として、現代人が古代人のような無欲の精神と質素な生活から離れ、養生に心掛けることがなく、貪欲や享楽にふけり、心理状態や道徳の面でも天地自然の道に反する点を挙げている。このような現実のために、六朝時代以前の経典に基づいた薬の回数と灸の壮数の治療はすでに効かなくなったという。六朝時代に現れた数多くの鍼灸書

129　灸の壮数の意味について、宋・沈括『夢渓筆談』巻十八「技芸」に、「医用艾一灼謂之一壮者、以壮人為法、其言若干壮、壮人当依此数、老幼羸弱量力減之。」と説明する。

と灸の壮数の大幅の増加現象は、異なる角度から孫思邈の分析の正しさを裏付けている。

　以上、六朝から唐代までの鍼灸治療の実態を検証した後、再び楊玄操の『明堂音義』に立ち戻り、前節に挙げた彼の灸関係の抜粋文と第三節に挙げた取背腧穴に関する考えを照合して、楊玄操『明堂音義』の性格と『明堂経』系統の変化を少し明らかにした。

　取背腧穴に関して、『明堂経』を固く守る保守的な姿勢を示し、楊上善に批判の標的とされた楊玄操が、実は『明堂音義』においては、灸治療について自らの考えを論述した上で、明堂系統と異なる説まで取り入れて、柔軟な姿勢を示している。これは何よりもその時代の風潮のあらわれの典型的なケースであろう。当時、鍼灸多元化のなか、すべてを包容し、異なる系統の融合が求められていた。楊玄操は『明堂経』の限界を認識した上で、注釈書に力を入れて、異なる流れと思想を取り入れ、さらに自らの灸治療の経験に基づいた"自説"を加味し、『明堂経』を補おうと考えていたのであろう。

　『医心方』巻二「諸家取背輸法第二」に抜粋される取背腧穴に関する両楊氏の異なる考え、及び楊上善序文に述べられた編纂趣旨、楊玄操『明堂音義』断片に表れた柔軟な姿勢、これらはすべて異なる角度からの『明堂経』系統の変化を表していると読み取れよう。

第五章
灸の避忌から見た『明堂経』の周辺の変化
―― "八木の火" 避忌をめぐって

1 "八木の火" 避忌が記された文献

　『医心方』巻二「作艾用火法灸治頌第十一」は、"用火法" に重点が置かれて記されている。"用火法" では、灸治療で艾に点火する際、どのような火種を用いるかについて、『蝦蟇経』と『小品方』から抜粋して解説している。まず、『蝦蟇経』の抜粋文を見てみよう。

　『蝦蟇経』云：松木之火以灸即根難癒。柏木之火以灸即多汁。竹木之火以灸即傷筋、多壮筋絕。(『小品方』云肉傷。) 橘木之火以灸即傷皮肌。榆木之火以灸即傷骨、多壮即骨枯。枳木之火以灸即陷脈、多壮即脈潰。(『小品方』云脈淳。) 桑木之火以灸即傷肉。棗木之火以灸即傷髓、多壮即髓消。
　右八木之火以灸、人皆傷血、脈、肌、肉、骨、髓[130]。大上、陽燧之火以為灸、上次、以用磠石之火、大常、槐木之火以灸、為瘡易瘥。無者、膏油之火益佳。
　『蝦蟇経』には以下のように言っている。灸をする時の火種は、松の火を用いれば、持病が深くなり、治り難くなってしまう。柏の火を用いれば、灸痕が

---

[130] "八木の火" 禁忌について、王燾『外台秘要方』第参十九巻所引 "楊操音義云"（楊玄操『明堂音義』）では、「凡灸忌用松・栢・桑・棗・竹・柿・楓・榆八木、以用灸人、害人肌・肉・筋・脈・骨・髓。」と記されている、つまり、橘と枳の代わりに、柿と楓が入れ替わっている。この点について、『本草綱目』の専門家である森村謙一先生は以下のような見解を示されている：本草・医薬関係は "橘・枳"（つまり『蝦蟇経』の記述）を採っている。橘と枳は、共にミカン科で、ミカン科独特の芳香性成分が有効である。ただ、ミカン科は本来、沿海平地でよく育ち、橘と枳の代わりに加わっている柿と楓は、どちらも低山地に多いので、要するに『本草』では本来橘と枳が望ましいが、この八種類が容易に揃うのは華中～華南の東部平地に限られるので、華北や内陸山地では代用的に柿と楓の組み合わせとなるのではないか、ということである。

水っぽくなってしまう。竹の火を用いれば、筋を傷つけてしまう、壮数を多くすれば、筋が切れてしまう。(『小品方』では"肉が傷つく"と言っている)橘の火を用いれば、肌が傷ついてしまう。楡の火を用いれば、骨が傷ついてしまい、壮数を多くすれば骨がやせ衰えてしまう。枳の火を用いれば、枳の気が脈に侵入してしまい、壮数を多くすれば、脈が潰れてしまう。(『小品方』では脈がこわばってしまうと言う。)桑の火を用いれば、肉を傷つけてしまう。棗の火を用いれば、骨髄が傷ついてしまい、壮数を多くすれば、骨髄が熔けてしまう。

　以上の八木の火種を用いて灸をすれば、治療を受ける人はみな血・脈・肌・肉・骨・髄が傷ついてしまう。最上は陽燧の火で灸をし、次に火打ち石の火が用いられる。普段よく使われるのは槐の火であり、瘡は治りやすい。以上の材料がなければ、動物の膏を使っても良い。

　現時点で見ることのできる資料では、〈八木の火〉避忌を記す最古の文献は『蝦蟇経』である。『蝦蟇経』は元々『黄帝蝦蟇経』といい、専ら鍼灸の避忌を記す書物である。『隋書』経籍志には「黄帝鍼灸蝦蟇忌一巻」「明堂蝦蟇図一巻」「(梁)徐悦龍銜素鍼并孔穴蝦蟇図三巻」(すべて佚書)が著録されているが、この書の祖本であると考えられる。内容は、"黄帝蝦蟇図随月生毀避灸判(刺)法第一""年神舎九部法第二""六甲日神遊舎図第三""択五神所舎時避灸判(刺)法第四""五蔵出属気主王日避灸判(刺)無治病第五""四時禁処絶離日及六甲旬中不治病日法第六""推天医天徳生気淫第七""諸合薬服薬禁忌日時法第八""諸服薬吉日時及灸火木治病時向背咒法第九"、という目次を一見すれば分かるように、一ヶ月の間に月の満ち闕けにより"人気"の移行とこれに合わせた鍼灸の避忌、及び年神、日神、時神などに合わせた鍼灸の避忌をテーマとしている。一言で言えば、治療書ではなく、専ら天象・暦法・術数学などが関わる鍼灸の避忌である。なお、この書は難解なため、これまでほとんど研究されていない。

　"黄帝蝦蟇図随月生毀避灸判(刺)法第一"は『蝦蟇経』の中で最も重要視される部分であるので、少し触れる必要がある。そこでは、日食の太陽には三本足の烏、月の中にはガマガエル、月桂樹、ウサギの図が描かれていて、月の満ち闕けによって鍼灸を禁じる身体部位が記されている。これを手掛かりに、

坂出祥伸氏は『「黄帝蝦蟇経」の成書時期について』の論文で、成書時期を、以下の三つの角度から三種の推測を行った。一つに、兎と蝦蟇が月に住むという伝承が成立した後、つまり前漢初（前二世紀）以降、二つに、『抱朴子』佚文に、『蝦蟇図』という鍼灸避忌の図があることから、葛洪が生きていた東晋時代（四世紀ごろ）、三つに、"行年人神法" を含んだ「華佗方」が華佗の弟子たちによって撰述されたとして、華佗の歿年（ほぼ207年）ごろ、あるいはその後間もない時期、すなわち三世紀始め（後漢末、三国魏初）、という三つの角度を設定した。それらを考証してその成書年代を後漢末から東晋時代の間と推定されている[131]。

現在伝わる『黄帝蝦蟇経』の版本は二種類ある。一つは、日本オリエント出版社から刊行されている「東洋医学善本叢書」(1992)に収められ、また中国古籍出版社から刊行された「中医珍本叢書」(1984)にも収められているものである。これは文政六年（1822）敬業楽羣楼刊『衛生彙編』第一集に収められた刻本を影印したものである。坂出氏の考証によれば、この文政本の伝承本は元々平安時代の医官・和気家によって代々伝えられたもので、丹波元簡が当時侍従を務めていた白河藩主松平定信を通して、和気家より借り受けて、鈔写したものである。もう一つは、岐阜県川島町の内藤くすり記念館所蔵大同薬室文庫の写本（臨模影写旧鈔本）である。〈八木の火〉避忌の部分の文字の異同は、文政本と臨模本には殆どない。『医心方』の抜粋文とこの二種本とは、①根難癒（医）、根深難癒（文、臨）。②脈潰（医）、脈債（文、臨）。③傷髄（医）、傷骨髄（文、臨）。④大上（医）、太上（文、臨）。⑤ "上次以用碯石之火大常"（医）、"上次以碯石之火常用"（文、臨）の五箇所の異同がある。しかし、根本的な相違はなさそうである。

本章のテーマである〈八木の火〉避忌は、"諸服薬吉日時及灸火木治病時向背咒法第九" の一節に含まれ、"弁灸火木法" のタイトルがつけられている。『黄帝蝦蟇経』の性格を考えれば、この避忌も天象や暦法などに基づいた術数学的な性質を持っているに違いないが、年神、日神、時神の避忌の中で突如現れたものであるので、どのようにこれらと関連づけて理解すればよいか、特に、"八

---

[131] 坂出祥伸『「黄帝蝦蟇経」の成書時期について』（『中国思想研究——医薬養生・科学思想篇』所収、関西大学出版部、平成11年9月）において、詳細に論述されている。

"木"と灸或いは医学哲学の間にどのような関わりがあるのかが追求の一つ重要なポイントになろう。これはさておき、まず後の時代の鍼灸文献に、〈八木の火〉避忌がどのように伝承されたかを、時代順に見てみよう。

『医心方』巻二「作艾用火法灸治頌第十一」の"用火法"に、『蝦蟇経』抜粋文の次に、『小品方』文が配置されている。『小品方』残巻に見える目録によれば、巻一から巻十まではすべて"治病要方"、巻十一は"述用本草薬性"、巻十二は"灸法要穴"である。"用火法"に見える『小品方』の文は、巻十二"灸法要穴"からの引用文である可能性がある。ところで、『医心方』に比べて、『外台秘要方』に収められる『小品方』抜粋文のほうがより詳しいので、ここでは『外台秘要方』のテキストを用いる。

『外台秘要方』巻十九と巻三十九にともに〈八木の火〉避忌の記載があるが、巻三十九の八木には入れ替わった木があり、元の木ではないので、巻十九だけを取り扱うことにする[132]。

『外台秘要方』巻十九所引『小品方』： 八木之火、凡灸用松木火則難愈。柏木火則瘡多汁。橘木火則傷皮。桑木火則肉枯。棗木火則髄消。竹木火則傷筋、多壮則筋縦。枳木火則陥脈潰。榆木火則傷骨、多壮則骨枯。

〈八木の火〉避忌の記載は『太平聖恵方』巻百の『灸経』にも見える。

『太平聖恵方』所収『灸経』：古来用火灸病忌八般木火、切宜避之。八木者、松木火難差増病、柏木火傷神多汗、竹木火傷筋目暗、榆木火傷骨失志、桑木火傷肉肉枯、棗木火内傷吐血、枳木火大傷気脈、橘木火傷営衛経絡。

このほか、南宋の『鍼灸資生経』（王執中編纂）にも"八木の火"の記載があるものの、『太平聖恵方』から収録したものと考えられ、簡単に触れる程度である。明代では李時珍の『本草綱目』にも同様な記載が見える。また、周王朱橚の主導で編纂された『普済方』及び高武の『鍼灸聚英』、楊継洲の『鍼灸

---

132 理由は注130に述べられている。

大成』にも記されている。大きな相違はないので、これらの明代の文献から『本草綱目』を代表として挙げる。

『本草綱目』火部「艾火」：凡灸艾火者、（中略）是以八木者、松火難瘥、柏火傷神多汗、桑火傷肌肉、柘火傷気脈、棗火傷内吐血、橘火傷栄衛経絡、楡火傷骨失志、竹火傷筋損目也。

以上挙げた"八木の火"の記し方には異同がある。『医心方』所引『蝦蟇経』と『外台秘要方』所引『小品方』は、ほぼ一致しているが、『太平聖恵方』所収『灸経』では柏・橘・棗の項に二書と相違がある。『本草綱目』は『灸経』とほぼ一致しているものの、その内の一つ「枳」が「柘」に入れ替わっている。「柘」は橘と枳のようなミカン科ではないが、これも暖地沿海でよく生育する樹木である。以下、一目で分かるように表を用いて四つの文献の異同を見てみる。

表1

	『医心方』所引『蝦蟇経』	『外台』所引『小品方』	『太平聖恵方』所収『灸経』	『本草綱目』
松	根難癒	難愈	難差増病	難瘥
柏	多汁	瘡多汁	傷神多汗	傷神多汗
竹	傷筋、多壮筋絶	傷筋、多壮則筋縦	傷筋目暗	傷筋損目
橘	傷皮肌	傷皮	傷営衛経絡	傷営衛経絡
楡	傷骨、多壮即骨枯	傷骨、多壮則骨枯	傷骨失志	傷骨失志
枳	陥脈、多壮即脈潰	陥脈潰	大傷気脈	（柘）傷気脈
桑	傷肉	肉枯	傷肉肉枯	傷肌肉
棗	傷髄、多壮即髄消	髄消	内傷吐血	傷内吐血

出所：筆者作成。

早い時代の『蝦蟇経』『小品方』と後の時代の『太平聖恵方』『本草綱目』の記し方が、異なっているのは一目瞭然である。"柏"の条では、早い時代の文献では"多汁""瘡多汁"とあるが、後の時代の文献では"傷神多汗"となっている。"橘"の条では、"傷皮肌""傷皮"と"傷営（栄）衛経絡"の相違がある。しかも『蝦蟇経』の"傷皮肌"は、皮と肌を同質のものと見て同じ項目に帰属させたようだが、五行・五臓の配当説には合っていない。『小品方』は

これを"皮"と改めている。後の時代の『太平聖恵方』と『本草綱目』はさらに"傷営（栄）衛経絡"に改めて、枳の条の"傷気脈"と一致させたような形である（つまり、橘と枳は同じ柑橘類であるので、灸傷も一致すべきだと考えたのであろう）。"棗"の条では、"傷髄""髄消"と"内傷吐血""傷内吐血"のような相違がある、つまり、具体的な身体部位から症状に変わっている。ほかの五条はほぼ異同がなさそうに見える。このような記載の相異は、誤写以外に、ほかの原因も必ずあったものと思われるがここでは立ち入らない。次節では〈八木の火〉避忌の由来を探る。

2 "木"と術数学の関わり

　前節で言及した明代の『鍼灸聚英』では、〈八木の火〉避忌が記されると同時に、編者である高武は自らの考証と考えについてもはっきり示している。

　按：『周礼』"夏官"：司爟掌行火之政令、四時変国火以救時疾。鄒子曰：春取楡柳之火、夏取棗杏之火、季夏取桑柘之火、秋取柞楢之火、冬取槐檀之火。饒氏曰：此古人賛化育之一事。艾灸点火、只依取五火而已。秦漢而下、医家不識此意。

　案ずるに、『周礼』"夏官"では、司爟は国家の火関係の行事の指示を主管する、四季に国火を変えて、その時期に流行りやすい病気を防ごうとする。鄒子の言うには、春には楡と柳から火種を取る、夏には棗の木と杏の木から火種を取る、季夏には桑と柘から火種を取る、秋には柞と楢から火種を取る、冬には槐と檀から火種を取る。饒氏のいうには、これは古人が天地の化育を讃えるための一つの行事である。（私の考えは：）灸治療時艾に点火する際、ただこれに従って、以上の"五木（五行の木）"を用いるだけであったが、秦漢以降、医学に従事する人達はこの意味を理解していない。

　『周礼』の記事によれば、周代において、火の行事は国家レベルで行われる。

火関係の行事の中で、"国火"関係の政令を施行する仕事は司爟が担当する。"国火"とは国民の日常生活用の火種である。"国火"に関する政令の一つは、国民の日常生活用の火種を四季五行の推移変化に合わせて改めること、つまり、春・夏・季夏・秋・冬の移り変わりに合わせて、生活用の火種をその季節に配当する木から取るという。所謂"鑽木改火"のことである。鄒子とは、戦国時代の陰陽学家である鄒衍のことである。"春取楡柳之火、夏取棗杏之火、季夏取桑柘之火、秋取柞楢之火、冬取槐檀之火。"とは、『周礼』に注釈した漢代の鄭玄が、"四時変国火以救時疾"のくだりに、鄭司農の注から鄒衍の言葉を再引用して説明したものである。

　饒氏とは、朱子の二世弟子饒魯のことである[133]。饒魯の考えでは、"五木"による"改火"は、あくまでも天地自然の陰陽五行による変化、及び万物を育む自然の不思議な力を賛美する儀式に過ぎない、という。饒魯の著作はすでに佚書となったため、彼の依拠するものを知ることができないが、高武は饒魯の持論を生かして、秦漢以前では灸の点火火種が、ただ"改火"に合わせて"五木"を使っていたのみであったが、秦漢以降では、医学に従事する人達が"五木"の真意を理解していなかったため、灸の点火火種の避忌として、"八木"に入れ替えた、と自らの見解を説いている。高武に関しては、その生卒は詳しく分からないが、明代の正徳・嘉靖（1506～1566）年間に活躍していたことのみが知られている。彼は天文・音律・兵法などに長じ、医術を深く研究し、当時有名な鍼灸家でもあったと言われている。『鍼灸聚英』の一つの特徴として、高武は編纂するのみならず、自らの独自の見解を随所に述べている点が挙げられる。高武の考えはさておき、以下、後漢時代あるいは後漢以降から伝わってきた灸治療時の〈八木の火〉避忌は、どのような考えに基づいて生まれたか、"木"から取った火種と灸治療の効果の間に、どのような因果関係が認識されていたかを追究していく。

　ここで、まず『鍼灸聚英』に触れられている"五木"（実際は"十木"であるが）による"改火"、及びその基づいた思想を明らかにしたい。これは、避

---

[133] 饒魯（1193～1264）、字は伯輿、また仲元といい、号は双峰、饒州余干（現在江西万年県）の人。南宋の理学家、教育家である。著作は『五経講義』『論孟紀聞』『春秋節伝』『庸学纂述』『太極参図』『庸学十二図』『張氏西銘図』『近思録』『饒氏遺書』などがあったが、現存しない。

第五章　灸の避忌から見た『明堂経』の周辺の変化　105

忌としての"八木の火"の謎を探るのに必要不可欠である。"鑽木改火"に関しては、前漢時代に編まれたと考えられている『周礼』の記事よりも、春秋時代の『論語』陽貨篇「鑽燧改火」の方が古い。『論語集解』の注に引用される馬融の注によると：

　『周書』月令有更火。春取楡柳之火。夏取棗杏之火。季夏取桑柘之火。秋取柞楢之火。冬取槐檀之火。一年之中、鑽火各異木、故曰改火也。
　『周書』"月令"には火を改める記事があった。春には楡と柳から火種を取る。夏には棗と杏から火種を取る。季夏には桑と柘から火種を取る。秋には柞と楢から火種を取る。冬には槐と檀から火種を取る。一年において、火種を取る時用いる木がそれぞれ異なるので、"改火"という。

　清の劉宝楠『論語正義』は、諸家の注釈を集めた上、詳細な考証と説明も行われているので、歴代の『論語』注釈を見るための恰好な資料庫である。その中で、"鑽燧取火"の方法や歴史についての諸家の考証を列記し、自らの補足も加えている[134]。"五木"を用いる理由については、梁の皇侃の疏が挙げられている：

　皇疏云：楡柳色青、春是木、木色青、故春用楡柳也。棗杏色赤、夏是火、火色赤、故夏用棗杏也。桑柘色黄、季夏是土、土色黄、故季夏用桑柘也。柞楢色白、秋是金、金色白、故秋用柞楢也。槐檀色黒、冬是水、水色黒、故冬用槐檀也。

134　"鑽燧"の方法について、このようにいう：「鑽燧之法、書伝不載。掲子宣『璇璣遺述』云、如楡剛取心一段為鑽、柳剛取心方尺為盤、中鑿眼、鑽頭大、旁開寸許、用縄力牽如車、鑽則火星飛爆如䨻、薄煤成火矣、此即荘子所謂木与木相摩則燃者。古人鑽燧之法、意亦如此。今案、掲説頗近理。若然、則春取楡柳者、正用両木、一為鑽、一為燧也。」"改火"の歴史及び理由について、「徐氏頲『改火解』：改火之典、昉於上古、行於参代、迄於漢、廃於魏晋以後、復於隋而仍廃。尸子曰：燧人上観星辰、察五木以為火。故曰昉於上古也。周監二代、『周礼』有司爟行火之政令、故曰行於参代也。漢武帝時別置火令丞中興省之、然『続漢志』曰：冬至鑽燧改火、故曰迄於漢。隋王劭以改火之義、近代廃絶、引東晋時有以雒陽火渡江者、世世事之、非見紬於魏晋後乎。隋文従劭請而復之、然其後不見践行者、蓋視為具文而已、故曰復於隋而仍廃者也。案：周官司爟云：四時変国火以救時疾。『管子』禁蔵篇：鑽燧易火、所以去茲毒也。蓋四時之火、各有所宜、若春易楡柳、至夏仍用楡柳便有毒、人易以生疾、故須改火以去茲毒、即是以救時疾也。」という。

皇侃『論語集解義疏』にいう：楡と柳の色は青い、春の五行における配当は木であり、木の色は青い、故に春に使う火種は楡と柳を用いる。棗と杏の木の色は赤、夏の五行における配当は火であり、火の色は赤、故に夏に使う火種は棗と杏の木を用いる。桑と柘の木の色は黄色い、季夏の五行における配当は土であり、土の色は黄色い、故に季夏に使う火種は桑と柘を用いる。柞と楢の木の色は白い、秋の五行における配当は金であり、金の色は白い、故に秋に使う火種は柞と楢を用いる。槐と檀の色は黒い、冬の五行における配当は水であり、水の色は黒い、故に冬に使う火種は槐と檀を用いる。

"鑽燧改火"が基づく思想は、五時・五行・五色・五木の対応関係にあるという、これは"鑽燧改火"についての注釈に代表的なものであると言えよう。五木と五色などの対応関係をつけた道筋は説かれていないが、木と季節及び五行と対応関係があることは、五行思想が成立以来認識されていたようである。劉宝楠『論語正義』では、徐頲の『改火解』に述べられている"改火の制度は上古から始まった"（"改火之典、昉於上古。"）を援引した上で、"『尸子』にいう：燧人は上空の星辰を観察し、五木を考察した結果、火を発明した。（"尸子曰：燧人上観星辰、察五木以為火"）故に（徐頲が）上古から始まったと判断した。"と述べる。木と星辰の間に存在する対応関係を発見したことが、"鑽燧改火"のきっかけであったと示されている。

どのようにして、両者の間に対応関係が発見されたかを知ることはできないが、後に佚書となった書物から引用される断片的な言葉を拾ってみれば、ヒントが得られよう。『天中記』巻五十一槐の条に、"槐木者虚星之精（春秋説題辞）"、同書巻五十二橘の条に、"璇星散為橘（運斗枢）"、『六家詩名物疏』巻十五桑の条に、"『典術』曰：桑木者箕星之精也、為神木。"と記されている。これらは断片的な語句ではあるが、地上世界にある優れた特殊な木は、天上にある特定の星の精に感応して生えたものであると捉えられていたと読み取れよう。

五木・五方・五色・五時の配当方式は、ほかの書物にも類似する内容が見える。例えば、『魏書』には『尚書』逸篇の語句が見える：

太社惟松、東社惟柏、南社惟梓、西社惟栗、北社惟槐[135]。

第五章　灸の避忌から見た『明堂経』の周辺の変化　107

　太社には松を植え、東社には柏を植え、南社には梓を植え、西社には栗を植え、北社には槐を植える。

　古代中国では、天子が"土地神"を祭祀するために、"社"を立てる行事があった[136]。"社"の中には必ず木が植えられる。その理由について、上述の『魏書』同巻に漢の劉向の『五経通義』と班固の『白虎通義』の文が引用されている。

　『五経通義』云：天子太社王社、諸侯国社侯社、制度奈何？曰：社皆有垣無屋、樹其中以木、有木者、土主生万物、万物莫善於木、故樹木也。
　『五経通義』に次のように言う。天子は太社と王社を作るが、諸侯は国社と侯社を作る。これはどのような制度ですか？答えは、社はすべて低い塀は作られるが、屋根は作らない、そのなかには木を植える。木を植えるのは、土が地上の万物を生育することをつかさどり、万物の中で木より優れるものがない。故に木を植えるのである。

　『白虎通』云：「社稷所以有樹何？尊而識之、使民人望見師敬之、又所以表功也。」
　『白虎通』に次のように言う。社稷に木があるとはどういうことですか？（社神に対する）敬意を表すため、印しをつけるのである。民が遠くから見て、見習い敬意の念を持たせるためです。また、功績を表すためでもある。

　『五経通義』と『白虎通義』の解釈は異なるが、木は神秘的でまた吉祥のシンボルとして尊敬される存在であることは、上古の時代からの観念であったことが窺える。このような観念は恐らく中国文化における"樹神崇拝""崇樹文

135　『魏書』遊明根・劉芳列伝。
136　社については以下の解釈を参考にする：『春秋公羊伝・哀公四年』：「社者封也。【漢・何休学注：）封土為社。】」／『漢書』"武五子伝"：「嗚呼、小子閎、受茲青社。【顔師古引参国魏張晏注）：王者以五色土為太社、封四方諸侯、各以其方色土与之、苴以白茅、帰以立社。】」／『後漢書』祭祀志："建武二年立大社稷於雒陽"句に、劉昭の注：【馬融『周礼』注曰：…或曰王者五社、大社在中門之外、惟松。東社八里、惟柏。西社九里、惟栗。南社七里、惟梓。北社六里、惟槐。】

"化"に起源をもつのであろう。

『尚書』逸篇では、太社、東社、西社、南社、北社の社壇を作る際、それに配当する木を植え、その方位を司る土地神（社神）を祭祀すると述べられている。社と木の配当にも五行説が関わっているようだが、木の種類は『周礼』の配当コースと相違する。この相違の原因の一つとして、地方性も考えられようが、その根柢となるものは分からない。このほか、『尚書』逸篇や『周礼』の"五木"の配当例とはまったく異なって、十二ヶ月に合わせた"十二木"の配当例もある、『淮南子』"時則訓"には次のような配当例が見える。

　孟春之月、招揺指寅、……、其位東方、其日甲乙、盛徳在木。其虫鱗、其音角、律中太蔟、其数八、……、其祀戸、祭先脾……、天子衣青衣、乗蒼龍、服蒼玉、建青旗、食麦与羊、服八風水、爨其燧火、……、其兵矛、其畜羊、……、正月官司空、其樹楊。

　孟春（一月）には、招揺（北斗の柄の末端の星）が寅の方向を指し、……、配当する方位は東方、配当する日は甲乙、季節の盛気（五行）は木にあり、配当する虫類は魚類、五音は角、十二律は太蔟、数は八である、……、祭祀する場所は門であり、祭祀の順番は脾から始まる。……、天子は青い服を着、青い馬に乗り、蒼玉をつけ、青い旗を建て、麦類と羊肉を食べ、八風が吹くことによってできた露を飲み、萁の木から火種を取り、……、配当する兵器は矛、牧畜は羊、……、正月、官職は司空、木は楊である。

　このような配当は、孟春（正月）から季冬（十二月）まで続いている。以下、項目を選んで、表の形で整理する。

　『淮南子』の分類法は、五行説に基づく"五分法"ではなく、"十二分法"で月毎に、十二支、十干、五行、五音、十二律、五行数、祭祀物の先の順、五色、燧火、兵、畜、十二木などを配当している。配当項目は、全面的に網羅しようとしている形で列記されている。十二木の配当理由は明瞭ではないが、"五分法"をさらに細分化して、十二ヶ月に合わせて十二木を配当している。これは『淮南子』の独特の考え方である。この配当式で留意すべき点は幾つかある。"燧火"は『周礼』の"五木"ではなく、"萁""柘""松"の"三木"となって

表2

	孟春	仲春	季春	孟夏	仲夏	季夏	孟秋	仲秋	季秋	孟冬	仲冬	季冬
招揺	寅	卯	辰	巳	午	未	申	酉	戌	亥	子	丑
方位	東方	東方	東方	南方	南方	中央	西方	西方	西方	北方	北方	北方
十干	甲乙	甲乙	甲乙	丙丁	丙丁	戊己	庚辛	庚辛	庚辛	壬癸	壬癸	壬癸
五行	木	木	木	火	火	土	金	金	金	水	水	水
律	太蔟	夾鍾	姑洗	仲呂	蕤賓	百鐘	夷則	南呂	無射	應鍾	黄鍾	大呂
音	角	角	角	徴	徴	宮	商	商	商	羽	羽	羽
數	八	八	八	七	七	五	九	九	九	六	六	六
祭	先脾	先脾	先脾	先肺	先肺	先心	先肝	先肝	先肝	先腎	先腎	先腎
色	青	青	青	赤	赤	黄	白	白	白	黒	黒	黒
燧火	其	其	其	柘	柘	柘	柘	柘	柘	松	松	松
兵	矛	矛	矛	戟	戟	劒	戈	戈	戈	鍛	鍛	鍛
畜	羊	羊	羊	雞	雞	牛	狗	犬	犬	彘	彘	彘
樹	楊	杏	李	桃	楡	梓	楝	柘	槐	檀	棗	櫟

出所：筆者作成。

いるが、その配当の意味はまったく分からない。また、祭祀する五臓には順番があり、最初に春・夏・長夏・秋・冬に合わせて、脾・肺・心・肝・腎が配当されているが、この配当順は『黄帝内経』系統と異なる。この点に関する解釈も様々であるが、あくまでも祭祀する五臓の順であり、医学系統とは別ルートからのものであろう。従って考察の範囲に入れない。

　木と季節・五行・五方の配当例は、医学文献の『素問』と『霊枢』にはまず見当たらないが、『素問』"蔵気法時論"と『霊枢』"五味"には、五行・五臓・五色・五味・五穀・五果・五畜・五菜・五宜・五禁各々に対応する。"五果"である李・杏・棗・桃・栗は、補助的な役割があるとされ（"五果為助"）、酸・苦・甘・辛・鹹の"五味"と対応している。

　木の配当例が出現する医学書物は、『蝦蟇経』など〈八木の火〉避忌を記す書物以外、唐の王燾『外台秘要方』に見える。この書の巻三十九、灸篇には、五蔵・五行・五蔵数・五色・五時・五音・五星・五楽・五養・七神（脾腎各々二神）・五穀・五果・五木など、すべて"五分法"をもって配当されている。そこでの"五木"は、五臓の働きを高めて助ける（"宣助五蔵"）意味として、

榆・栗・桂・桑・梧桐が配当され、肝・心・脾・肺・腎の五臓及び青・赤・黄・白・黒の五行色、及び春・夏・季夏・秋・冬の五時などと対応している。

　『外台秘要方』が基づく医学典籍は明示されていないが、『黄帝内経』以降、唐の中期までの間では、五行系統を基準とした"五分法"の分類の下で、五木が五臓の働きを高めて助ける木の代表として、五臓・五行の配当系統に付け加えられ、医学文献の伝承過程に入って行ったことが見て取れよう。これも自然の流れであったのであろう。

　以上の考察を纏めてみると、上古の時代から、"木"は、地上世界に散らされた天上の星の精、或いは星の精に感応して生えたものとしてとらえられ、神秘的で優れたものである、という観念があった。五行思想が成立して以来、"木"は五時・五方・五色・五臓など"五分法"の五行系統に取り入れられた場合もあれば、『淮南子』に代表される"十二分法"に配当された場合もある。しかし、『蝦蟇経』などに記される〈八木の火〉避忌は、これらの配当方式とは異なり、五行思想の痕跡が見えない。このことは一体何を意味するのか。"五分法" の五木と"十二分法"の十二木は、四（五）時或いは十二ヶ月に対応しているが、八木は灸の禁忌に現れている。"八木の火"は何故灸の点火火種として避忌とされるのか、その基づく理論は何か。これらの疑問を順次探っていけば、医学理論の伏流の一斑が見えてくるかもしれない。以上の考察を踏まえて、次のステップでは、まず灸治療理論及び『蝦蟇経』の成立時代における社会風潮を探ることが必要とされる。

3　灸治療と"風"観念の間

　〈八木の火〉避忌を探る過程に、"風"を持ち出すことは、一見してテーマから逸脱するように見えるが、実は、論考を進めていく上で、医学における"風"観念及び灸と"風"の関係を明らかにする必要がある。『外台秘要方』巻三十九には、巻首の"明堂序"の次に、「論邪入皮毛経絡風冷熱灸法」の題目で、灸理論が説かれているが、その着眼点は"風"に置かれている。

第五章　灸の避忌から見た『明堂経』の周辺の変化　111

岐伯曰：凡欲療風則用火灸。風性浮軽、色或赤或白、痒多者風熱也。寒性沈重、色或青或黒、痛多者寒也。湿性萎潤、色黄鮮、瘀痺多者湿也。此三種本同而末異也、風為百病之長、邪賊之根、一切衆病悉因風而起也。

　岐伯がいう。凡そ風病を治療しようとすれば、火を用いる灸治療がよい。風の性質は軽いので、もし患者の顔色が赤く或いは白く、しかもとても痒い場合は風熱の症状である。寒の性質は重いので、もし患者の顔色が青く或いは黒く、しかもとても痛い場合は寒の症状である。湿の性質は虚弱で湿っぽいので、もし患者の顔色が黄色、しかも気血がとても瘀痺する場合は湿である。以上の三種は、もとは同じ病気であるが症状は異なる。風は百病の長であり、邪賊の根である。あらゆる病気は風によってすべて起きるのである。

　この抜粋文の出所は明示されていない。「論邪入皮毛経絡風冷熱灸法」の冒頭に"『素問』岐伯曰"の抜粋文があり、現行本の『素問』巻十八繆刺論篇に同文が見えるが、段落の最後に"出第二巻中"の割注がある。これは編纂者の注と考えられ、全元起本『素問』第二巻からの引用文であろうと判断される。ところが、それに続く"岐伯曰"のくだり、つまり上記の抜粋文は、現行本の『素問』にも『霊枢』にも見当たらない、『黄帝内経』系統の書物からの抄録なのか『素問』の佚文なのかは分からない。

　"風"は中国医学理論の病因論において、最も重視されている。病因論における外因、つまり"六淫"或いは"外邪"（風・寒・暑・湿・燥・火）のなかで、最も病気をもたらしやすいのは"風・寒・湿"の三者である。三者の中では"風"が主犯格とされ、すべての病気の元凶とされている。"風熱""風寒""風湿"のような症状を表す用語にもこのことが示されている。

　"六淫"の"長"である"風"に関して、『素問』と『霊枢』に随所説かれている、"風は百病の始まりなり"、"風は百病の長なり"と繰り返して強調されるほか[137]、『霊枢』"九宮八風"には、"風を避けるのには矢や石を避ける如くせよ"（"避風如避矢石"）と述べ、"風"の恐ろしさが論じられている。『素問』

---

[137] 『素問』生気通天論と『霊枢』五色に「風者百病之始也」とあり、『素問』玉機真蔵論と風論に「風者百病之長也」とある。このほか、『霊枢』論勇・官能・刺節真邪・九鍼論などにも"風"に関する夥しい論述が見える。

と『霊枢』を纏めて編纂され、それらの原型に最も近いとされる『太素』には、巻第二十八の"風"専章に纏まった形で"風"は論じられている。"諸風数類"の章に、楊上善が"風"について次のように解釈している：

　風、気一也。徐緩為気、急疾為風。人之生也、感風気以生、其為病也、因風気為病。是以風為百病之長、故傷人也有成未成。
　風と気は同一のものである。ゆっくりとした動きであれば気であり、速ければ風である。人の生命は、風気に感応して生まれる。病気になるのは、風気による。故に風は百病の長であるが、人に傷害を与えるといっても、病気になる場合とならない場合がある。

　隋の巣元方は、『巣氏諸病源候総論』の中で、疾病を六十七種類に分けて、千七百二十九の病症を論述し、各種の疾病の病因・病機・病変などを説いている。病症に関する論述の広さと詳細さの点で、古今を通じてその右に出る者はないと言ってよい。この書には"風"を巻一に配置し、冒頭の"風病諸候上・中風候"は『素問』風論などに基づきながら説いている。

　中風者、風気中於人也。風是四時之気、分布八方、主長養万物。従其郷来者、人中少死病。不従郷来者、人中多死病。其為病者、蔵於皮膚之間、内不得通、外不得泄。其入経脈、行於五臓者、各随臓腑而生病焉。
　中風とは、風気が人の体に突っ込んだことを指す。風は四季の気であり、八方に分布し、万物を成長させるものである。来るべき方向から来れば、人に当たっても不治になるケースは少ない。来るべき方向からではなければ（虚郷から来れば）、人に当たって不治になるケースが多い。風気が病気をもたらすこととは、皮膚に忍び込んだ場合は、経脈のなかの流れが悪くなってしまい、経脈の表層の衛気が発散できなくなる。さらに経脈を経由して、五臓にまで入り込んだ場合は、風気を受ける臓腑にそれぞれ病気が生じてしまうのである。

　中国医学の病因論における"風"に対する認識度、重視度及び警戒度が如何

に高いかがはっきり示されている。さて、王燾は、すべての病気の元凶である"風"を退治するには、灸治療が最も有効だと論じている[138]。彼は自らの灸重視の姿勢の根拠を裏付けるため、さらに孫思邈の『千金翼方』を援用している。

『千金翼』"中風論"：聖人以為風是百病之長、深為可憂、故避風如避矢。是以御風邪、以湯薬、鍼灸、蒸熨、随用一法皆能愈疾。至於火艾、特有奇能、雖曰鍼、湯、散、皆所不及、灸為其最要。昔者華佗為魏武帝鍼頭風、但鍼即差。華佗死後数年、魏武帝頭風再発。佗当時鍼訖即灸、頭風豈可再発。只由不灸、其本不除。所以学者不得専恃於鍼及湯薬等、望病畢差、既不若（苦）灸、安能抜本塞源。是以雖豊薬餌、諸療之要、在火艾為良。初得風之時、当急下火、火下即定、此（比）煮湯熟已覚眼明。豈非大要[139]。

古代の聖人は、風が百病の長であり、非常に恐れるべきものであるので、風を避けるのに矢を避ける如くせよ、と考えた。そこで、風邪を食い止めるには、湯薬・鍼灸・蒸熨のいずれの方法を用いれば治るのである。艾を燃やす灸療法に至っては、特に不思議な効果がある。鍼・湯・散であってもすべて及ばず、灸は最も重要である。昔、華佗が魏武帝曹操に頭風（頭痛）を治療して、鍼をすると直ちに治った。華佗が亡くなった数年後に、曹操の頭風病が再び起きた。もし華佗が当時鍼をした後に灸をしておけば、頭風は再び起きることはなかったであろう。ただ灸をしなかったため、病気の本を取り除くことができなかった。従って、医学に従事する人は、専ら鍼と湯薬などだけに頼って、病気を一括治そうと考えることはできない。根気よく灸をしないと、どうして病気の根本を取り除くことができようか。故に、薬物をいくらふんだんに使っても、これより諸療法に最も肝心なのは、艾を燃やす灸療法である。中風の初段階で、急いで灸をする、灸をしているうちに、体の状態がすぐに安定するようになる。薬を煎じ上げるときに及んで、目がすでにはっきりするように感じら

---

138 『外台秘要方』の編纂者王燾は極力鍼治療を排除して、灸だけを勧めているが、実際、『素問』玉機真蔵論には「是故風者百病之長也。今風寒客於人、使人毫毛畢直、皮膚閉而為熱、当是之時可汗而発也。或痺不仁腫痛、当是之時可湯熨及火灸刺而去之。」と説かれている。従って、風寒などに対する治療方法は、鍼なども用いられていたことが分かる。
139 『外台秘要方』巻十四「中風及諸風方一十四首」と『千金翼法』巻十七「中風下」に見える。

れるほど効果が速い。灸はまさに最も重要な療法ではなかろうか。

　この文は巻三十九ではなく、巻十四「中風及諸風方一十四首」に孫思邈の"風"に関する考えを抄録したものであるが、巻三十九と呼応して、"中風"に灸治療が如何に必要不可欠か、また抜本的な治療法には灸が唯一無二であることが力説されている。巻十四は"風"病の専章として、灸専章の巻三十九と補完する形となっている。王燾は巻三十九において、風病の治療には灸が最も優れた療法であることを論じた後、「論疾手足腹背灸之多少及補瀉八木火法」の題目を設け、楊玄操の『明堂音義』より抜粋している。この『明堂音義』の抜粋文では、手足の内脈、外脈及び腹部と背中に灸治療時の壮数を論じた後、点火火種の避忌が記されている。〈八木の火〉避忌がここで出現するのである。巻三十九の組み立て方として、全篇にわたって緊密かつ整然とした形に見え、配置順には配慮されたように見て取れる、"風"病から灸へ、灸の壮数から火種の避忌へ、このような配置の流れから、"風"と灸と火種、という三者の繋がりが見えてくる。この繋がりを念頭に、まず中国医学における"風"観念を眺めてみたい。

4　中国医学における"八風"理論と"天忌"

　『素問』と『霊枢』において"風"に関する論述が夥しい。ところで、両書に収められた文章は、生まれた時期も流派も同一ではないので、内容が統一されているとは言えない。"風"の場合、五行・五時・五臓と配当する"五臓風"もあれば、八方・八節などと対応する"八風"もある。以下、最初に『素問』の"風論"を見てみよう。

　以春甲乙傷於風者為肝風、以夏丙丁傷於風者為心風、以季夏戊己傷於邪者為脾風、以秋庚辛中於邪者為肺風、以冬壬癸中於邪者為腎風。
　春の季節及び甲の日と乙の日に、邪風に当たると肝風となる。夏の季節及び丙の日と丁の日に、邪風に当たると心風になる。季夏の季節及び戊の日と己の日に、邪風に当たると脾風になる。秋の季節及び庚の日と辛の日に、邪風に当た

第五章　灸の避忌から見た『明堂経』の周辺の変化　　115

ると肺風になる。冬の季節及び壬の日と癸の日に、邪風に当たると腎風になる。

　五臓それぞれ対応する五行の季節と干支の日に邪風を受けると、当の臓腑系統の気が邪風に感応して、風病になってしまうのである。『素問』"金匱真言論"にも類似する論述が見える：

　黄帝問曰：天有八風、経有五風。何謂。岐伯対曰：八風発邪以為経風、触五蔵。……東風生於春、病在肝、俞在頸項。南風生於夏、病在心、俞在胷脇。西風生於秋、病在肺、俞在肩背。北風生於冬、病在腎、俞在腰股。中央為土、病在脾、俞在脊。

　黄帝が聞いた：天においては八風があり、人体の経脈においては五臓の風があると謂われているが、どういうことですか？岐伯が答えて言った：八風が邪気を起こし五臓の経脈に入ると、（経脈を経由して）五臓にふれて、（臓器に傷をつけてしまう。）……東風は春に生じ、病いは肝にあたる、（肝の気が首に注ぐので、）対応する腧穴は首にある。南風は夏に生じ、病いは心にあたる、（心の気が胸脇に注ぐので、）対応する腧穴は胸脇にある。西風は秋に生じ、病いは肺にあたる、（肺の気が肩背に注ぐので、）対応する腧穴は肩背にある。北風は冬に生じ、病いは腎にあたる、（腎の気が腰股に注ぐので、）対応する腧穴は腰股にある。中央は土であり、病いは脾にあたる、（脾の気が脊に注ぐので、）対応する腧穴は脊にある。

　"風論"と"金匱真言論"にある"五臓風"の論述は基本的に一致している。これらは五行思想に基づき、四季に発生する風によって、五臓に不調をもたらすことを説き、四季（五時）・天干・五方・五臓を五風に配当させている。この"五分法"の分類法は前節で論じた"五木"を連想させ、ともに五行思想を基盤に成り立っている。ところが、"五臓風"と比べて、『霊枢』"九宮八風"に現れた"八風"は、異なる形を呈している。同じ『黄帝内経』に現れた異なる両者、その根柢となるものは何か、この点を念頭に置きながら、"八風"の配当の仕方を見てみたい。

　太一神が[140]、冬至の日に叶蟄宮に入り、四十六日間居留する。叶蟄宮は八卦神の坎の居所であり、八方においては北方にあたる。次に、立春の日に天留宮

に入り、四十六日間居留する。天留宮は八卦神の艮の居所であり、八方においては東北にあたる。次に、春分の日に倉門宮に入り、四十六日間居留する。倉門宮は八卦神の震の居所であり、八方においては東方にあたる。次に、立夏の日に陰洛宮に入り、四十五日間居留する。陰洛宮は八卦神の巽の居所であり、八方においては東南にあたる。次に、夏至の日に天宮に入り、四十六日間居留する。天宮は八卦神の離の居所であり、八方においては南方にあたる。次に、立秋の日に玄委宮に入り、四十六日間居留する。玄委宮は八卦神の坤の居所であり、八方においては西南にあたる。次に、秋分の日に倉果宮に入り、四十六日間居留する。倉果宮は八卦神の兌の居所であり、八方においては西方にあたる。次に、立冬の日に新洛宮に入り、四十五日間居留する。新洛宮は八卦神の乾の居所であり、八方においては西北にあたる。最後に、冬至の日に叶蟄宮に戻る。このようにして、太一神が一周巡行して丁度一年になる。太一神が八節（冬至・立春・春分・立夏・夏至・立秋・秋分・立冬）の順に徙る時、風雨が必ず来るのである。そこで、招揺のいる中宮に立ち、風の来る方向に向けて吉凶を占うのである。もし風が太一神の居る方向から来れば、実風といい、万物を生長させ養う風である。もし風が太一神の居所と反対の方向から来れば、虚風といい、万物に傷害を与え、人体にも侵入して、臟腑及び臟腑に対応する部位にダメージを与えてしまうのである。従って、冬至の日に、もし風が太一神のいる北方の叶蟄宮から来るのではなく、その反対方向、つまり南からの大弱風が来れば、これは虚風である。虚風に運ばれた邪気は人体に忍び込むと、臟

---

140 『史記』封禪書に「神君最貴者太一」「天神貴者太一」とあり、司馬貞の『索隠』は、【楽汁徵図』曰：…宋均云：天一、太一、北極神之別名。】と解釈している。また、同書の天官書には、「斗為帝車、運于中央、臨制四郷、分陰陽、建四時、均五行、移節度、定諸紀、皆繋於斗。」と説明されているので、北斗は太一神の乗り物と思われる。"九宮八風"にいう季節の推移に合わせて"九宮"を巡行することは、北斗の斗柄が一周回転する現象である。このほか、『周易乾鑿度』巻下には、「故太一取其数、以行九宮、四正四維皆合於十五。」とあり、その鄭玄の注には【太一者、北辰之神名也、居其所曰太一、常行於八卦日辰之間、曰天一、或曰太一、出入所遊息於紫宮之内外、其星因以為名焉、故『星経』曰：天一、太一、主気之神。行猶待也、四正四維、以八卦神所居、故亦名之曰宮。天一下行、猶天子出巡狩省方岳之事、毎率則復。】と説明されている。医学経典においては、『太素』巻二十八風・八正風候に、楊上善が【『九宮経』曰：太一者、元皇之使、常居北極之傍、汁蟄上下、政天地之常□起也。汁蟄、坎宮名也。太一至坎宮、天必応之以風雨。其風従太一所居郷来向中宮、名為実風、主生長養万物。若風従南方来向中宮、為衝後来虚風、賊傷人者也。】と注釈している。

腑においては心に宿り、臓腑に対応する部位においては脈に入る、その気は熱をつかさどる。虚風が人体に与えるダメージを、ほかの項も類推していくと、西南から来る謀風は、臓腑においては脾にやどり、臓腑に対応する部位においては肌に入る、その気は弱（無気力）をつかさどる。西方から来る剛風は、臓腑においては肺にやどり、臓腑に対応する部位においては皮膚に入り、その気は乾燥をつかさどる。西北から来る折風は、臓腑においては小腸にやどり、臓腑に対応する部位においては手太陽脈に入り込む。北方から来る大剛風は、臓腑においては腎にやどり、臓腑に対応する部位においては骨及び肩と背中の筋肉に入り込む、その気は寒をつかさどる。東北から来る凶風は、臓腑においては大腸にやどり、臓腑に対応する部位においては両脇或いは脇下の骨及び関節に入り込む。東方から来る嬰児風は、臓腑においては肝にやどり、臓腑に対応する部位においては筋に入り込む、その気は湿気をつかさどる。東南から来る弱風は、臓腑において胃にやどり、臓腑に対応する部位においては肌や肉に入り込む、その気は体が重い症状をつかさどる。

以下、一目して理解できるように、表を用いて八風の配当内容を表記する。

表3

八方		南方	西南方	西方	西北方	北方	東北方	東方	東南方
八節		夏至	立秋	秋分	立冬	冬至	立春	春分	立夏
八卦		离	坤	兌	乾	坎	艮	震	巽
八風		大弱風	謀風	剛風	折風	大剛風	凶風	嬰児風	弱風
虚風	内舎	心	脾	肺	小腸	腎	大腸	肝	胃
	外在	脈	肌	皮膚	手太陽脈	骨與肩背之膂筋	両腋骨下及肢節	筋紐	肌肉
	気	熱	弱	燥		寒		身湿	體重

出所：筆者作成。

八風に関する記事は、『春秋左伝』隠公五年、襄公十八年、襄公二十九年、昭公二十年及び『呂氏春秋』有始覧、『淮南子』天文訓、墜形訓、『史記』律書、『易緯通卦験』、『説文』"風"条、『広雅』釈天などの文献にも見える[141]。これ

---

141 八風について、諸文献では以下のように記されている。『呂氏春秋』有始覧：東北炎風、東方滔風、東南熏風、南方巨風、西南淒風、西方飂風、西北厲風、北方寒風。/『淮南子』墜形訓：東北炎風、

らの文献に記される風名は異同があるものの、本質的な相違はない。また、八風は季節に配当されているが、"九宮八風"のような身体との関連づけはされていない。八風に関する考察は、坂出祥伸氏の論文を参考されたい[142]。

医学文献の八風に戻ると、『黄帝内経』において八風を論じる箇所は少なからずあるが[143]、代表的な八風論は『霊枢』"九宮八風"である。しかし、この八風の専章は、上述の『呂氏春秋』などと比べ、まったく異なる性質を呈している。本章では特に"九宮八風"に注目したい。

"五分法"による"五臓風"は五行説に基づき、シンプルな形で説かれているが、"八分法"による八風は、上古の時代から濫觴した八風の観念を、八方・八節・八卦及び身体の八の臓腑と配当する形で、『易』の占法に基づき、八風の虚風あるいは虚邪が身体に与える傷害を占った。"五臓風"と比べると、"五臓風"は五臓を中心に、五臓が受けた風を五方・五行・四時に配当しているが、八風の場合は"風占"の枠組みに、八方から来る風が八卦に基づき、八節と合わせて、身体の八つの臓腑に与える悪影響を占った形である。一見して、八風と八つの臓腑の対応関係は、"五臓風"と異なるように見えるが、西南方の謀風には脾、西北方の折風には小腸、東北方の凶風には大腸、東南方の弱風には胃、というような配当の仕方から、"五分法"の中央を、"八分法"の四隅（西南、西北、東北、東南）に置き換え、"五分法"の季夏を、"八分法"の"四立"（立秋、立冬、立春、立夏）に置き換え、"五分法"の脾を、"八分法"の脾臓系統（脾、小腸、大腸、胃）に置き換えた形に過ぎないことが分かる。即ち、八風の配当理念は、結局のところ"五臓風"と基本的に一致していることが分かる[144]。従って、"九宮八風"の理論は、八卦と五行を結合した形であること

　　東方条風、東南方景風、南方巨風、西南方涼風、西方飂風、西北方麗風、北方寒風。／『淮南子』天文訓：東北条風、東方明庶風、東南清明風、南方景風、西南涼風、西方閶闔風、西北不周風、北方広莫風。『史記』律書と『広雅』釈天は"天文訓"と同じ。『易緯通卦験』も同じであるが、"閶闔風"を"昌盍風"に作る。『説文』"風"条は"天文訓"と一箇所の異同があり、"条風"を"融風"に作る。
142 「風の観念と風占い」（『中国古代の占法』所収、研文出版社、1991年9月）
143 八風に触れた文章は、『素問』には"上古天真論""金匱真言論""移精変気論""王版論要""脉要精微論""八正神明論""刺志論""示従容論""陰陽類論"があり、『霊枢』には、"官能""九宮八風""歳露論""九鍼論"がある。
144 五行と季節の対応の仕方は、古くから春夏秋冬長夏と土旺（土用）の二通りが用いられてきた。前者では、夏季参ヶ月の内の六月を土に当てて、それを長夏とよぶ。後者では、一年を五等分した七十参日五刻をさらに四等分し、その十八日二十六刻あまりを各季節のおわり、すなわち四立

第五章　灸の避忌から見た『明堂経』の周辺の変化　119

が明らかになった。

　以上、医学文献における風に関する認識と八風の配当理念を考察した。繰り返しになるが、纏めておく必要があろう。前節ですでに触れた巣元方『諸病源候総論』と楊上善『太素』に説かれているように、風は気であること。同様な認識は、医学関係ではない文献にも示されている。一例を挙げれば、『春秋左伝』襄公二十九年に、"八風平"の語句があるが、晋の杜預の注には、"八方の気を八風という"（"八方之気謂之八風"）、と説明されている。『史記』律書に"律暦、天所以通五行八正之気。"の語句があるが、『索隠』には、"八正とは八節の気である、八方の風に対応する。"（"八正、謂八節之気、以応八方之風。"）と注釈されている。八節は、一年にある二十四の節気を簡略化した形であるが、これに配当する一つは、八方から来る気即ち八風である。これらの注釈から、気を介して成立した八方・八節・八風の対応関係は、当時において医学を含むすべての分野での共通の認識であったことが分かる。各季節の風気は陰と陽の消長によって、持っている性質が異なるので、万物に対する影響も異なる。八風の虚風が人間の体に侵入すると、身体の八つの臓腑にそれぞれ傷害を与える。この配当方式は、『易』の"八分法"の思想に基づき、八風・八方・八節・八卦・身体の八つの臓腑が、整然とした形で配当されている。"九宮八風"における身体の八つの臓腑と八卦系統の配当図式は、"人は天地と相参じ、日月と相応する"（"人与天地相参也、与日月相応也。"）という『霊枢』九鍼論の思想を具体化した形である。つまり、時間と空間、自然と人体、これらすべてが陰陽の気の消長の中で響き合い、変化することを認識したものである。医学思想における病気の外因論の一つである風観念は、このような大本の哲学の下で形成されたものである。

　虚風或いは虚邪が一旦人体に忍び込んでしまうと人体に与える傷害は大きい。『霊枢』刺節真邪には、"邪気とは、虚風が人にひどい傷害を与えるものである。人体に与える傷害は深く、自ら去ることはできないと。（"邪気者、虚風之賊傷人也、其中人也深、不能自去。"）という。従って、虚風の対処法として、まず予測して避けることが重要であるという。所謂"天忌"とはこれを指す。

（立春・立夏・立秋・立冬）の前に挿入し、四季の土旺とする。八風の配当では、後者を採用して、脾臓系統の四つ（五行においては土）を四隅に当てている。

ここが鍼灸の禁忌の根本である。この"天忌"について、『黄帝内経』では度々論述されている。

『素問』八正神明論（括弧内は王冰の注、以下同）
　黄帝問曰：用鍼之服、必有法則焉、今何法何則。歧伯対曰：法天則地、合以天光。帝曰：願卒聞之。歧伯曰：凡刺之法、必候日月星辰、四時八正之気、気定乃刺之。【四時八正之気者、謂四時正気、八節之風、来朝於太一者也、謹候其気之所在而刺之。気定乃刺之者、謂八節之風気静定乃可以刺経脈、調虚実也。故『暦忌』云：八節前後各五日、不可刺灸、凶。是則謂気未定故不可灸刺也。】
　黄帝が聞いた：鍼治療を行う時、必ず則るべき原則があるが、それはどんな原則ですか。歧伯が答えた：天地陰陽の法則に則り、日月星辰の循行に合わせる。黄帝がいう：詳しく聞かせて頂けませんか。歧伯が答えた：凡そ鍼治療の原則は、必ず日月星辰の満ち欠けと消長する動き及び四季の気の変化、八節の風の来る方向、を観察しなければならない。気が穏やかな状態になってから始めて鍼治療を行うのである。【四時八正の気とは、四時の正気と八節之風が太一のいる方向からくること。慎重に四季の気の所在を観察したうえで鍼治療を行う。"気定乃刺之"とは、八節の風の気が静かになって安定してから、始めて経脈に刺鍼し、虚実のバランスを整える治療を行うことできることを指す。故に『暦忌』にいう：八節前後の五日間以内、鍼灸治療を行ってはいけない、凶である。これは、気がまだ安定していないので、鍼灸の治療を行ってはいけないことを言っている。】

　星辰者、所以制日月之行也。八正者、所以候八風之虚邪以時至者也【八正、謂八節之正気也。……虚邪、謂乗人之虚而為病者也。以時至、謂天応太一移居、以八節之前後、風朝中宮而至者也。）四時者、所以分春秋冬夏之気所在、以時調之也。八正之虚邪、而避之勿犯。【……然触冒虚邪、動傷真気。避而勿犯、乃不病焉。『霊枢経』日：聖人避邪如避矢石、蓋以其能傷真気也。】以身之虚而逢天之虚、両虚相感、其気至骨、入則傷五蔵。【以虚感虚、同気而相応也。】工候救之、弗能傷也。【候知而止、故弗能傷之、救、止也】故曰天忌不可不知也。帝曰：善、其法星辰者、余聞之矣。……虚邪者、八正之虚邪気也。【八正之虚邪、

謂八節之虚邪也。以従虚之郷来、襲虚而入為病、故謂之八正虚邪。】

　星辰の方位を観察することで、日と月の循行の度数が分かる。八節の気を観察することで、八風の邪気が来る時にもたらす傷害を予測することができる。【八正は八節の正気である、……、虚邪とは、体の状態が弱い時に乗じて、（邪気が侵入して）病気をもたらすことを指す。"以時至"とは、太一が移居する時、これに感応して、八節の前後に風が中宮に向かってくることを指す。】四季を観察するとは、春秋冬夏各季節の気が体に対応する部位があるので、これに合わせて保養するのである。八節の邪気を予測して、避けて犯さないこと。【……しかし、邪気に犯されると、真気がつねに傷ついてしまうのである。避けて犯さなければ病気にならない。『霊枢』にいう：聖人が邪気を避けるのに、矢や石を避ける如く。思うに邪気が真気を傷つけることがあるからである。】体の状態が虚弱の時に、折悪しく虚風にもたらされた邪気にぶつかると、体の虚気と侵入した虚風が感応し合い、邪気が骨まで忍び込む。もっと深く侵入すると、五臓に傷害を与えてしまうのである。【体の虚気が虚風に感応することは、同質の気が感応しあうことである。】医術に精通する医者は、自然気候の変化を予測して把握する上で素早く治療を施すので、深い傷害を受けずに済む。【予測して把握するので、止めることができる。救は止である。】故に天の避忌を知っておかなければならない。黄帝がいう：よし、星辰に則ることが分かった。……、虚邪とは、八正の虚邪の気である。【八正の虚邪とは、八節の虚邪の気である。虚の郷から来て、虚弱の体に襲い、体に忍び込んで病気になるので、八節の虚邪という。】

　『素問』上古天真論
　　岐伯対曰：上古之人其知道者、法於陰陽、和於術数。【夫陰陽者、天地之常道。術数者、保生之大倫。……『四気調神大論』曰：陰陽四時者、万物之終始、死生之本、逆之則災害生、従之則苛疾不起、是謂得道、此之謂也。】……夫上古聖人之教下也、皆謂之虚邪賊風、避之有時。【邪乗虚入、是謂虚邪、窃害中和、謂之賊風、避之有時、謂八節之日、及太乙入徙、立於中宮、朝八風之日也。】恬惔虚无、真気従之、精神内守、病安従来。
　　岐伯が答える：上古の時代では天地の道を知る人達は、陰陽に則り、術数に

合わせて生活した。【陰陽とは、天地の法則である。術数とは、生命を保つ大本である。……、『四気調神大論』にいう：陰陽四季とは、万物の始まりと終りであり、生と死の根源である。これに逆らえば災害が生じる。これに従えば疾病が起きない。所謂道を得ることは、こういうことである。】……、上古の聖人達が民に教えた時、みな邪気と賊風を一定の時期に避けることを言った。【虚風のもたらす邪気が、体の虚弱の状態に乗じて侵入することを虚邪という。人の陰陽の気のバランスを知らないうちに崩してしまうのを、賊風という。"避之有時"とは、八節の日に、太乙が中宮に入ったあと、中宮に立ち、八風の来る方向を測定する日である。】恬惔にして虚無の心を持てば、真気が常に離れない。精神が常に身体と一体になれば、疾病はどこからも来るはずはない。

『霊枢』官能
　用鍼之服、必有法則。上視天光、下司八正、以辟奇邪。而観百姓、審於虚実、無犯其邪。是得天之露、遇歳之虚、救而不勝、反受其殃、故曰必知天忌、乃言鍼意、法於往古、験於来今、観於窈冥、通於無窮、粗之所不見、良工之所貴。

　鍼治療を行う時、必ず則るべき原則がある。上は日月星辰の循行を観測し、下は八節の風を司どり、邪気を避け、そして百姓を観察し、虚実を注意深く明らかにし、邪気に犯されないようにする。ところが、もし八節の虚風に遭い、虚の年齢に当たった場合は、治療しても治せず、かえって災いを被ることになる。故に必ず"天忌"を知った上で始めて鍼のことを語ると言われている。遠古の教えに則り、現在の医療ケースに応用し、深遠かつ渺茫の真理を体得し、知り尽くせない奥深い道に到達する。これは雑な医者には見えないもので、優れた医者の貴ぶところである。

　並々ならぬ力をこめて八風の"天忌"を知ることの大切さ、及び鍼灸治療の際には自然の法則に則ることの重要性が説かれている。これらの論述をまとめれば、"天忌"の対象は、八風の虚風がもたらした邪気であり、この虚風は万病の元である。また、虚風の予防法は、"避"の一字に尽きるということである。
　ところが、八風が人体に忍び込んだ場合、骨までさらに臓腑まで入り込み、自然に治すことはできない。治療法として最も有効な方法は灸であること。ま

た、灸の治療効果の良し悪しは灸に用いられる点火火種の性質にも影響されること。これらの点はすでに前節に触れたように、『外台秘要方』では筋道を立てて論じられている。この時点で点火火種が関わってくる。本章はここまで進んで、ようやく"風"と"木"、"八風"と"八木"の関わりに、さらに本章のテーマである灸の〈八木の火〉避忌に辿り着いた。

5　漢代における"八風配物"思想とその周辺

『易』説卦に、"巽は木なり、風なり"（"巽為木、為風"）と言う。つまり、八卦系統において、風と木はともに東南方位の巽に配当され、両者は同類のもの、或いは気の宇宙生成論に当てはめれば、同質の気であると認識されている。"易は象なり"（『易』繋辞下："易者象也"）の考えに照らして、木と風がともに巽に配当することは、大自然のイメージを象ったものである。このイメージの具象を捉えるために、生々しい描写のある『荘子』斉物論を見てみよう。

　　夫大塊噫気、其名為風、是唯無作、作則万竅怒号、而独不聞之翏翏乎。山林之畏佳、大木百囲之竅穴、似鼻、似口、似耳、似枅、似圏、似臼、似洼者、似汚者。激者、謞者、叱者、吸者、叫者、譹者、宎者、咬者。前者唱于而随者唱喁、泠風則小和、飄風則大和、厲風済則衆竅為虚、而独不見之調調、之刀刀乎。
　そもそも大自然のあくびで吐き出された息、それを名づけて風という。この風は、吹き起こらなければそれまでだが、一たび吹き起これば、大地にあるすべての孔穴が怒号し始める。あなたは、その音を聞いたことがないか。山の木立がざわめき揺れて、百かかえもある大木の穴は、鼻の穴のような、口のような、耳の穴のような、ますがた枅のような、さかずき杯のような、臼のような、深く狭い窪地のような、広い窪地のような形のものに風が吹き当たれば、水のいわばしる音、高々とさけぶ音、するどい声で叱りつけるような音、吸い込むような音、金切り声で叫ぶような音、泣きさけぶような音、こもった音、とおぼえ咬する音がして、前のものがううっ干とうなると、後のものはよん〜喁とこたえる。そよ風のときには小さくこたえ、つむじ風が舞いあがるときには大

きくこたえる。そして大風一過して天地がもとの清寂に帰ると、もろもろの孔穴はひっそりと静まりかえる。あなたはあの、風の中の樹々が、ざわざわ、ゆらゆらと揺れ動くさまを見たことがないか。

　このような風景を日常生活に体験していることから、木が風に従うというイメージが捉えられ、万物を象った八卦に取り入れられたのであろう。ところが、『黄帝内経』において八風を対象とする"天忌"については、煩を厭わず繰り返して強調されているが、八木に関する論述は皆無である。八木を八風と『易』の思想と結びつけて、〈八木の火〉避忌を生み出したのは、漢代とりわけ後漢時代から蔓延していたある特有の社会風潮によるものであったのではないか、と筆者は考える。
　ここでは、まず漢代の哲学思想の特徴を述べる必要があろう。周知の如く漢代では、天文暦法などの知識がそれまでにない程の高いレベルに達した。これを一つのベースに、当時の皇帝を中心とする集団の好みも加わり、漢代、特に後漢時代では、一つの社会風潮として、様々な占卜、また占卜由来の様々な避忌が、中国歴史上のどの王朝も匹敵できないほど、盛んとなり発達していた。この社会風潮或いは社会的な土壌について、ここで多く述べるつもりはないが、本論を進めていくために、二つの例を取り上げて見ることにする。
　『史記』律書の中で、司馬遷は"天所以通五行八正之気"を述べた後、"八風配物"の詳細な内容を記している。これは、それまでの最も高いレベルでの天文暦法知識、及びそれに基づく配当法を示している好例である。簡潔明快に表の形で示してみる。
　方と八風それぞれに、十二律、十二月、二十八宿、十干、十二支が割り当てられている。この配当に対する後人の評価はどうであれ、二十八宿まで取り入れて、八方と八風に割り当てることは、なんと言っても天文暦法の発達の証しであろう。
　もう一つ顕著な特徴は、『易』の配当項目がますます増えたことが顕著で、八卦をもって配当内容を統合する考えが拡がったことである。『左伝』昭公二十年"八風"について孔穎達の疏には、"八節の風は亦た八卦と八音とも相い配す"と説明され、漢代の賈逵の語が引用されている：

第五章　灸の避忌から見た『明堂経』の周辺の変化　125

表4

八方	西北	北方	東北	東方	東南	南方	西南	西方
八風	不周風	広莫風	条風	明庶風	清明風	景風	涼風	閶闔風
十二律	応鐘	黄鐘・大呂	泰簇	夾鐘・姑洗	中呂・蕤賓		林鐘・南呂・夷則	無射
十二月	十	十一・十二	正月	二・三	四・五		六・七・八	九
二十八宿	東壁・営室・危	虚・須女・牽牛・建星	箕・尾・心・房	氐・亢・角	軫・翼・七星・張・注	弧・狼	罰・参・濁・留	胃・婁・奎
十干		壬癸		甲乙		丙丁		庚辛
十二支	亥	子・丑	寅	卯・辰	巳	午	未・申・酉	戌

出所：筆者作成。

賈逵云：兌為金為閶闔風也、乾為石為不周風也、坎為革為広莫風也、艮為匏為融風也、震為竹為明庶風也、巽為木為清明風也、離為糸為景風也、坤為土為涼風也。

賈逵がいう：（八卦と八音・八風の配当順は、）兌は金であり、閶闔風である。乾は石であり、不周風である。坎は革であり広莫風である。艮は匏であり、融風である。震は竹であり、明庶風である。巽は木であり清明風である。離は糸であり景風である。坤は土であり涼風である。

引用文の後、孔穎達は"故に先世の儒者が『易緯』に基づき、八風に配当するのである"（"是先儒依易緯配八風也。"）と説明を付け加えている。孔穎達のこの一言は漢代の知識層に流行していた哲学思想の特徴を概括している。賈逵は賈誼の子孫で、後漢時代の儒学者であり、同時に天文学者でもある。『後漢書』賈逵伝で特に注目したいのは、明帝の時、朝廷が神秘主義的な予言怪異の讖緯の書を好んだので、賈逵はこれを利用して『左伝』を讖緯で説いた点である。また、彼は、兼ねて天文暦学に造詣深く、元和年間、四分暦が施行された後、詔勅により四分暦修正のための責任者となっている。このことは『後漢書』律暦志に記載されている。『後漢書』に記されるほかの人物を見渡してみると、天文暦学に精通し、讖緯・風角・推歩など占卜の術に長じる者が多く登場する。これは何よりもその時代に特有な神秘主義の社会風潮の表われである。

木に関して、以上の論考ですでに明らかにされたことは二つある。一つに、

『蝦蟇経』までの文献では、術数学における木の配当方式は二通り見られる。つまり、五行思想に基づき、五方・五色・五木の"五分法"の配当方式、及び一年十二ヶ月に合わせての"十二分法"の配当方式がある。二つに、地上の優れた木は、天上の特定の星の精である、という上古の時代から定着した原始観念、及びこのような観念から次第に形成された"樹神崇拝"の民俗観念が存在する、ということである。

　風については、坂出祥伸氏が『風の観念と風占い』で、詳細な考察を行った上、"地上を吹く風をつかさどっているものは、終局的には、星あるいは星に住まう神だと、古代人は考えていたのではなかろうか"。風と星は、連続したイメージとしてとられていたと[145]の結論を出されている。この結論を借りて、本章で追求している木の観念と繋げて考えれば、星と風、星と木、風と木、星・風・木と方位の間、これらのひと続きとした繋がりは、もともと古代人の宇宙観から自然に形成されたものであろう、と考えられる。

　天文暦法の発達につれ、占星術や占風術も高度になっていくなか、"八風配物"の内容も次第に増加した[146]。『史記』律書や賈逵の解釈はこのような思潮の現れの一つである。そして、この神秘主義の思潮がもたらした社会風俗の一つとして、様々な避忌が氾濫したのである。そこで、人神・日神及び〈八木の火〉避忌など鍼灸避忌を記す専門書である『黄帝蝦蟇経』が、このような時代かその直後に現れたのである。これは決して偶然なことではない。

　八風が『霊枢』に現れた時点では、図式を用いて九宮・八卦・八節の配当関係、また、図式とは別に、八節・八方・九宮の配当関係を、"占風術"の形で論述されていたが、この配当の内容は、『蝦蟇経』の成立時代になると八木が付け加えられた上、『黄帝内経』に説かれる八風の虚風を対象とする"天忌"などに附会して、〈八木の火〉避忌が生み出されたのである。即ち、〈八木の火〉避忌は"九宮八風"の占法の延長であると同時に、後漢時代から流行っていた

145　同注142。
146　『漢書』律暦志第一上に人と天地万物の関係について、"人者、継天順地、序気成物、統八卦、調八風、理八政、正八節、諧八音、舞八佾、監八方、被八荒、以終天地之功、故八八六十四、其義極天地之変、以天地五位之合終於十者乗之、為六百四十分、以応六十四卦、大族之実也。"と述べられている。このような表現からも、漢代の人達の八をもって万物を統合する考え方を垣間見ることができる。

神秘主義の社会風潮の産物またはその余波であると言えよう。

6 "八木の火"避忌における身体部位配当説

『蝦蟇経』の成書年代は後漢末から東晋時代の間であると坂出祥伸氏の考論により推定されたことはすでに前節で紹介した。ところが、この〈八木の火〉避忌における身体部位の配当の仕方、即ち灸によって傷がつく身体部位の配当方式は、『黄帝内経』以来の五行・五臓説ではなく、それ以前の配当方式のように思われる。ここで改めて原文を見てみよう。

　松木之火以灸即根難癒。柏木之火以灸即多汁。竹木之火以灸即傷筋、多壮筋絕。(『小品方』云肉傷。)橘木之火以灸即傷皮肌。楡木之火以灸即傷骨、多壮即骨枯。枳木之火以灸即陷脈、多壮即脈潰。(『小品方』云脈淳。)桑木之火以灸即傷肉。棗木之火以灸即傷髓、多壮即髓消。
　右八木之火以灸、人皆傷血、脈、肌、肉、骨、髓。

　松と柏の項以外の六つの項目は筋、皮肌、骨、脈、肉、髓となっており、即ち身体を構成する六つの部位である。最後に纏めた時、八木であるにも関わらず、"血、脈、肌、肉、骨、髓"の六つしか陳べられておらず、しかも筋は血に変わっている。(王燾『外台秘要方』巻三十九に引かれる『小品方』―楊玄操『明堂音義』ルーツの摘録文では、「以用灸人、害人肌、肉、筋、脈、骨、髓。」と記され、六木の項目とほぼ一致している)。この六つの身体を構成する要素は、『黄帝内経』の理論基盤である五行・五臓説系統とは明らかに異なる。
　では、血・脈・肌・肉・骨・髓(或いは『外台秘要方』の肌・肉・筋・脈・骨・髓)という六つの身体部位の配当方式が基づくものは何か。そのルーツを辿っていくと、『黄帝内経』以前、即ち先秦時代の文献と考えられる二十世紀に出土された、馬王堆漢墓帛書と張家山漢墓竹簡『脈書』[147]に行き着く。

147　馬王堆医書は1971年、湖南省長沙市第参漢墓から出土された医書である。そのなかには帛書11種、竹簡3種、木簡1種が含まれる。足臂十一脈灸経、陰陽十一脈灸経甲本、脈法、陰陽脈死

両文献には"陰陽脈死侯"がある。"陰陽脈死侯"は三陰脈と三陽脈が病気になる時に現れる死の徴候と相関理論が説かれている。なかでは、三陽脈が表れる死の徴候は一種のみで、三陰脈が現れる死の徴候は五種類ある。"陰陽脈死侯"には二つの伝本がある、馬王堆漢墓医書にあるのは甲本、張家山漢墓竹簡にあるのは乙本。以下原文を引くが、この原文は馬継興氏が乙本を基に甲本と互校・訂正したものである[148]。

凡三陽、天気也。其病唯折骨、裂膚、一死。凡三陰、地気也。死脈也。陰病而乱、則不過十日而死。三陰腐臟爛腸而主殺。凡視死徴、□□五死。唇反人盈、則肉先死。齦斉（馬氏校：瘠）歯長、則骨先死。面黒、目襄、視斜、則気先死。汗出如糸、傅而不流、則血先死。舌陥、卵巻、則筋先死。五者扁（徧）有、則不活矣。

一般に三陽は天の気である。三陽脈の病気は、ただ骨が折れ皮膚が裂けるといったことだけなら、死なない。一般に三陰は地の気であり、その脈は死脈である。三陰脈が病気になって乱れたら、十日以内で死ぬ。三陰の病気は臓腑を腐爛させて、人の死を左右し、五種類の死を□□。唇がそり反り、鼻溝がふくらんでいるばあいは、肉が先に死ぬ。歯齦が萎縮し歯が老化して枯れたばあいは、骨が先に死ぬ。顔が黒く、目の動きがにぶく、やぶにらみのばあいは、気が先に死ぬ。汗が糸を引くように出て、肌にくっついて流れないばあいは、血が先に死ぬ。舌が落ち込み、睾丸が縮んでいるばあいは、筋が先に死ぬ。この五つの症候がすべてでそろっているばあいは、命がない[149]。

侯、五十二病方、却穀食気、陰陽十一脈灸経乙本、導引図、養生方、雑療方、胎産書は帛書であり、十問、合陰陽、天下至道談は竹簡であり、木簡は雑禁法のみである。これらの名前は研究者によってつけられたものである。その字体から年代を推測すると、BC210〜190年前後になる。内容的には戦国後期以降のものと推定できよう。張家山漢墓医書は、1983〜1984年に湖北省江陵県から出土されたもので、医書は『脈書』と『引書』の二部が含まれ、ともに竹簡である。時代は馬王堆とほぼ同時期であると思われる。『脈書』に含まれる内容は、病侯、陰陽十一脈灸経丙本、陰陽脈死侯乙本、六痛、脈法乙本である。これらの名前も研究者によって付けられたものである。陰陽十一脈灸経丙本、陰陽脈死侯乙本、脈法乙本は馬王堆出土医書とほぼ同じ内容で、病侯と六痛は新たに見つかったものである。

148　原文は馬継興『馬王堆古医書考釈』（湖南科学技術出版社 1992）に基づいているが、同時に馬王堆漢墓帛書整理小組編『五十二病方』（文物出版社　1979）、周一謀等編『馬王堆医書考注』（群楽文化事業公司 1989）、魏啟鵬等『馬王堆漢墓医書校釈』（成都出版社 1992）を参考にした。

第五章　灸の避忌から見た『明堂経』の周辺の変化　129

　三陰脈の現れる五種類の死の徴候では、肉、骨、気、血、筋が並べられている、なかでは、筋、肉、血、骨は五行の木、土、火、水と対応しているが、"気"は五行と無関係である。しかも臓腑に関する論述は見えない。これは何よりも当時において、経脈と臓腑・五行との関係がまだ関連づけられていなかった証拠である。この点について、研究者がすでに論じられている[150]。"陰陽脈死侯"は典型的な例である。"陰陽脈死侯"の内容が受け継がれた『霊枢』経脈、またさらに後の時代の『難経』二十四難になると、上記の五つの中の"気"は"皮毛"に変わり、五行の金と対応させられている。『霊枢』の関係記述は後にあげるが、その前に、張家山漢墓竹簡の『脈書』にある"六痛"の内容に目を向けたい。"六痛"のタイトルは、ほかの出土資料と同様、研究者が内容に基づいて命名したものである。文字には欠字がなく、合わせて111字になる。原文は以下のようである[151]。

　夫骨者柱也。筋者束也。血者濡也。脈者瀆也。肉者附也。気者呴（煦）也。故骨痛如斲。筋痛如束、血痛如浥。脈痛如流。肉痛如浮。気動則憂。夫六痛者、皆存于身、而莫之智（知）治、故君子肥（癉）而失其度、是胃（謂）筋骨不勝其任、其気乃多、其血乃淫、気血腐闌、百節皆沈。欬甘末、反（返）而走心。不此予（与）治、且聞哭音。
　骨は柱のように体を支える。筋は体を束ねる。血は体を潤わせる。脈は水道のようなものである。肉は附着するものである。気は体を温めて潤わす。故に骨の痛みは（刀や斧で）たたき切られるような苦しみである。筋の痛みは縛られるような苦しみである。血の痛みは液体に浸されるような苦しみである。脈の痛みは水が体に流れるような苦しみである。肉の痛みは上に浮いているような苦しみである。気が動けば、心悸して心が怯えるような症状が生じる。
　六つの痛みがみな身に感じるのに、治療法を知らない、（ほっておくと、）君子は腹痛してますます激しくなってしまう。これは筋骨が負担に耐えられない

149　日本語訳は主に山田慶児編『新発現中国科学史資料研究・訳注篇』（京都大学人文科学研究所　昭和六〇年）に従ったが、一部は、筆者の判断で、馬継興『馬王堆古医書考釈』に従った。
150　馬継興『馬王堆古医書考釈』の論述は代表的である。
151　原文は馬継興『馬王堆古医書考釈』に従ったが、高大倫『張家山漢簡「脈書」校釈』（成都出版社 1992）も合わせて参考にした。

ことをいう。そこで、気が溜まり血が乱れ、気血が腐敗して、すべての関節が滞ってしまう。（痛みが）さらに四肢末梢まで広がり、最後に引き返して心に走ってしまう。素早く治療しないと、親族の泣き声が聞こえそうになる[152]。

　以上説かれる骨、筋、血、脈、肉、気の六つの要素は、"陰陽脈死侯"より一つ多い。両文にはともに死の徴候が説かれているが、"陰陽脈死侯"の場合は、三陰脈が現れる五種類の死の徴候は、肉、骨、気、血、筋それぞれが機能しなくなることを意味するという。つまりこの五つの要素は身体において最も重要な要素であると考えている。『脈書』"六痛"は、骨、筋、血、脈、肉、気の六つの要素が身体における役割と異なる痛み方、及び治療を施さないと死ぬことが説かれている。『脈書』"六痛"は"陰陽脈死侯"よりさらに一つ"脈"が増えたのは、脈に対する重視度が高いように思われるが、三陽脈と三陰脈の記述は見えない。両者は類似するところはあるが、相異も目立っている。恐らくほぼ同時代の異なる説であろう、と推測される。この二種類の文献から、先秦時代では、経脈が五臓・五行との関係がまだ結びつけられていなかったことと、身体における生命を維持する最重要要素として、肉・骨・気・血・筋の五つと骨・筋・血・脈・肉・気の六つ、という二通りの説があったことが明らかになった。

　ここで、『蝦蟇経』に記される〈八木の火〉避忌を振り返ってみよう。〈八木の火〉避忌では、松と柏の項の"根難癒"と"多汁"はおろか、強調されている血、脈、肌、肉、骨、髄の六つの要素【正しくは、筋、肌、骨、脈、肉、髄】も五臓・五行説の影すら見えないが、『脈書』"六痛"の骨・筋・血・脈・肉・気の配当方式と比べてみると、両者は類似している。そこで、この配当方式のルーツは先秦時代の『脈書』"六痛"まで遡ることはできないだろうか、と推測する。この推測をさらに裏づけるため、『霊枢』経脈の論述を見てみる必要がある。『霊枢』経脈では、冒頭から臓腑に対応する十二経脈の循行ルート、発病徴候及び治療の原則が説かれた後、五つの陰脈（"陰陽脈死侯"の三陰脈に相当する）の脈気が消える時現れる徴候（"陰陽脈死侯"に説かれる五つの

152　日本語訳は、上記の二書に張家山漢墓竹簡整理小組『江陵張家山漢簡概述』（『文物』1985　第一期）を合わせて参照して訳したものである。

第五章　灸の避忌から見た『明堂経』の周辺の変化　131

死の徴候）を説いている。

　手太陰気絶則皮毛焦。太陰者、行気温于皮毛者也、故気不栄則皮毛焦、皮毛焦則津液去皮節、津液去皮節者、則爪枯毛折。毛折者、則毛先死。……手少陰気絶則脈不通脈、不通則血不流、血不流則髦色不沢、故其面黒如漆柴者、血先死。……足太陰気絶者、則脈不栄肌肉。唇舌者、肌肉之本也。脈不栄、則肌肉軟。肌肉軟、則舌萎、人中満。人中満則唇反。唇反者、肉先死。……足少陰気絶則骨枯、少陰者冬脈也、伏行而濡骨髄者也。故骨不濡則肉不能著也。骨肉不相親則肉軟却。肉軟却、故歯長而垢、髪無沢。髪無沢者、骨先死。……足厥陰気絶則筋絶。厥陰者肝脈也、肝者筋之合也、筋者、聚于陰気而脈絡于舌本也。故脈弗栄則筋急、筋急則引舌与卵。故唇青舌巻卵縮、則筋先死。

　手の太陰経の脈気が絶えると皮毛が焦げてしまう。太陰とは、気を行き渡らせて、皮毛を暖めるのである。故に太陰経の気が豊富でなければ、皮毛が焦げてしまう。皮毛が焦げてしまうと、津液が皮毛や関節から消えてしまう。津液が皮毛や関節から消えてしまうと、爪が枯れ毛が折れてしまう。毛が折れてしまったとは、毛が枯れた徴候である。……手の少陰経の脈気が絶えると、脈が通らなくなってしまう。脈が通らなくなると、血が流れなくなってしまう。血が流れなくなると、毛髪や顔色の光沢と潤いがなくなってしまう。故に顔色が枯れた柴のような黒色の症状とは、血が枯れた徴候である。……足の太陰の脈気が絶えると、脈が肌肉に栄養を送れなくなってしまう。唇と舌は肌肉の本である。脈は栄養を送れなくなると、肌肉が柔らかくなってしまう。肌肉が柔らかくなると、舌が萎縮して人中が腫れてしまう。人中が腫れると、唇がそり反ってしまう。唇がそり反ってしまうとは、肉が先萎縮してしまった徴候である。……足の少陰経の脈気が絶えると、骨が枯れてしまう。少陰経は冬に配当し、深く沈んだところを流れているから骨や髄を温めて潤わせるのである。故に骨が潤わなければ肉が（骨に）くっつかない。骨と肉が上手い具合に親和しなければ、肉が弱くなって萎縮してしまう。肉は弱くなって萎縮してしまったら、歯が長く汚くみえるようになってしまい、髪は光沢がなくなってしまう。髪に光沢がないことは、骨が先に枯れてしまった徴候である。……足の厥陰経の脈気が絶えると筋が機能しなくなってしまう。厥陰経は肝の経脈である。肝

は筋を支配する。筋とは、陰器にあつまっていて、舌の本にも絡んでいるものである。故に足の厥陰経の脈気が筋に十分な栄養を送れないと筋がつっぱってしまう。筋がつっぱると、陰器や舌をも引き攣れてしまう。故に唇は青く舌は巻き陰器は縮むことは、筋が先に機能しなくなった徴候である。……

　『霊枢』の理論では、五臓と五つの陰脈の生理機能を分類して、肺の手太陰は皮毛を、心の手少陰は血脈を、脾の足太陰は肌肉を、腎の足少陰は骨髄を、肝の足厥陰は筋を、それぞれ支配する。また、五つの陰脈の死の徴候として、"毛先死"、"血先死"、"肉先死"、"骨先死"、"筋先死"と論理を立てて整然とした形で説かれ、しかも皮と毛・血と脈・肌と肉・骨と髄がそれぞれ一つの経脈の下に帰属され、成熟した経脈理論が確立されている。この理論は"陰陽脈死侯"をさらに発展した形である。"陰陽脈死侯"と"六痛"から『霊枢』経脈に至るまで、経脈理論において一つの大きな飛躍があったことは確かである。〈八木の火〉避忌の配当方式は、『霊枢』経脈の理論とは一致することなく、『脈書』"六痛"の痕跡が残っているように見えることから、『脈書』"六痛"のような五行・五臓理論が形成される以前の配当方式は、何らかの形でずっと受け継がれてきたことが判断できよう。ここで、〈八木の火〉避忌における身体部位配当方式のルーツが明らかになった。

7　"八木"の術数学における性質

　ここで、再び『蝦蟇経』に戻って、八木の配当関係を明らかにしよう。

　『蝦蟇経』云：松木之火以灸即根難癒。柏木之火以灸即多汁。竹木之火以灸即傷筋、多壮筋絕。（『小品方』云肉傷。）橘木之火以灸即傷皮肌。榆木之火以灸即傷骨、多壮即骨枯。枳木之火以灸即陷脈、多壮即脈潰。（『小品方』云脈淳。）桑木之火以灸即傷肉。棗木之火以灸即傷髄、多壮即髄消。
　右八木之火以灸、人皆傷血、脈、肌、肉、骨、髄。（筆者案：『外台秘要方』第三十九巻では、"以用灸人、害人肌、肉、筋、脈、骨、髄。"となっている。）

第五章　灸の避忌から見た『明堂経』の周辺の変化　133

　ここまでの論述ですでに明らかになったように、八木の火避忌における身体部位の配当関係が基づく理論は、『黄帝内経』の理論基盤である五行・五臓説ではなく、それまで何らかの形で受け継がれてきた先秦時代の身体の六部位の配当説であった。また、『黄帝内経』に説かれる八風の虚風を対象とする"天忌"観念、灸治療と"風"観念と関わり、漢代に流行する八卦・八風配物思想のなか、身体部位に配当する六木に、松と柏を加えて、八木の火避忌が形成されたのではないか。ところが、八木のなかの六木が身体部位とどのようにして配当関係が成り立ったか、また、松木の火と"根難癒"、柏木の火と"多汁"、このような特定の身体部位ではない配当関係は、どのような考えに基づいているか、すべて明らかでない。以下、八木の術数学的な性質を見た上で少し私見を述べたい。

　松と柏は中国の樹神崇拝文化においては、常に並列化され、最もランクの高い木とされている。これに関する記事は気が遠くなるほど多くあるが、幾つかの例を選んで松と柏の天性と、このことに込められた象徴的意義を示してみよう。

　『論語』八佾：「哀公問社於宰我。宰我対曰：夏后氏以松、殷人以柏、周人以栗。」
　哀公（魯の君主）が社のことを宰我（孔子の弟子、姓は宰、名は予、字は子我）におたずねになったので、宰我は「夏の君は松を使い、殷の人は柏を使い、周の人は栗を使っています。」と答えた。

　『荘子』徳充符：受命於地、唯松柏独也（正）、在冬夏青青。受命於天、唯尭舜独也正・・・。【郭象注：夫松柏、特稟自然之鍾気、故能為衆木之傑耳、非能為而得之也。】
　命を地に受けるのは、ただ松と柏のみにして（特別に正しく）、冬も夏も青々としている。命を天に受けるのは、ただ尭と舜のみにして特別に正しく、・・・。【郭象注：松と柏は、特別に自然の優れた気を受けているので、ほかの樹木を遥かに超えた傑出した木になれる、これは後天の人為的な努力で得られるものではない。】

『礼記』礼器： 其在人也、如竹箭之有筠也、如松柏之有心也、二者居天下之大端矣、故貫四時而不改柯易葉。【鄭玄注：四物於天下最得気之本、或柔刃於外、或和沢於内、用此不変易也。】

礼が人間においては、まるで大竹と細竹に青い皮があるようで、松と柏に心があるようである、ともに天下の大本にいるので、四季を通して枝葉が変わることがない。【鄭玄注：以上の四つは、天下においては最も気の本を得ている。或いは外側が柔らかくて丈夫であり、或いは内側が和やかで潤って、まるで恩沢があるようである。このような性質も持っているから、四季に変わることがない。】

『史記』亀策列伝： 松柏為百木長、而守門閭。
松と柏は百木の長であるので門を守る。

『論語』の文を、前節に掲げた『魏書』に引用される『尚書』逸篇と合わせて見ると、松と柏が神のやしろに使われるのは、神の象徴として敬われ、神聖な性質を持つと考えられていたことを示す。これは当時における共通の認識であったに違いない。上引の『荘子』『礼記』『史記』の文は、表現は異なるが、すべて松と柏のそのような象徴的意味が込められていることがわかる。

竹の条。竹は"筋"に配当されている。竹について、

『易』説卦： 震為雷……為蒼筤竹。【孔穎達疏：為蒼筤竹、竹初生之時色蒼筤、取其春生之美也。】
震は雷なり……蒼筤竹なり。【孔穎達疏："為蒼筤竹"とは、竹が最初生えた時瑞々しい青色の状態。春に生まれた新しい生命の美しさを捉えたものである。】

鄭玄毛詩箋： 鳳凰之性、非梧桐不棲、非竹実不食。
鳳凰はその性質として梧桐の木でなかったならば棲もうとせず、竹の実でなかったならば食べようとしない。

宋・陸佃『埤雅』巻十五釈草：竹、物之有筋節者也、故蒼史制字、筋節皆从竹。『爾雅』曰：東南之美者有会稽之竹箭焉。今竹性亦喜東南引生。……『易』曰：方以類聚。竹引東南、則以卦推之、巽為竹矣。震、東方也。故震為蒼筤竹而已、蒼筤、幼竹也。

竹とは、筋と節の代表的なものである。故に倉頡が筋と節の字を作る時、ともに竹に従わせた。『爾雅』にいう：東南方の美しいものは会稽の細い竹である。確かに竹の性質は東南方向に伸びて生えることを好んでいる。……。『易』にいう：各方向には同類のものが集まる。竹が東南方向に生え伸びることを、八卦を用いて勘定すれば、巽が竹に配当することになる。震は東方であるので、蒼筤竹に配当する。蒼筤は、幼竹である。

竹と中国人の美意識の関係については、ここで述べる必要はないが、高貴かつ脱俗のシンボルとして、古くから人々の意識に深く根付いたことは、鄭箋の注釈のみならず、数多くの神話や民話からも明らかである。『易』には、東方の震に蒼筤竹即ち幼竹を配当させている。そして時代は降るが、宋代の陸佃の『埤雅』には、『易』の補足として、東南方の巽に竹を配当させている。恐らく、筋と節を連想させるような特徴をとらえた上で、天人相応の観念により、身体においては筋と関係づけられたのではないだろうか。

橘の条。橘は"皮肌"に配当されている。橘の性質について、

『太平御覧』巻九百六十六・果部三：『春秋運斗枢』曰：璇星散為橘。
璇星（北斗第二星）が（光りを）散らして橘になった。
同書巻九百七十三・果部十：『周書』曰：秋食橘柚。
秋には橘と柚を食べる。

後魏・賈思勰『斉民要術』巻十"橘"：『異物志』曰、橘樹白花而赤実、皮馨香又有善味、江南有之、不生他所。
「異物志」にいう[153]、橘木は白い花で赤い実、皮はいい香りをして果肉も美

---

153 『異物志』の名を冠した書物は、漢代末から六朝・唐代までの間に現れた周辺の地区または国の珍しい物産を記した書物である、これらの書物は現存しないが、様々な書物に引用されたものを

味である。江南地方にはあるが、ほかの地方には育たない。

　明・盧之頤『本草乘雅半偈』巻三橘の条：橘従喬。……、従喬取象者、以此
専勝在皮、雖年深日久、不但芳辛不改、転更清烈、他果万不能及、此以木実之
皮、秋成得辛、稟従革作金之用。……。『経』云：上焦開発、宣五穀味、薫膚、
充身、沢毛、若霧露之漑、橘皮有焉。再読本経及諸家法、乃知橘義真実不虚。
　橘は喬に従う。……、喬に従い喬を象るとは、橘というものは、皮のほうば
かりが優れていて、日がたっても香りが変わらないばかりか、ますます清烈に
なるのである。このような性質は、ほかの果樹は決して及ばない。（この性質
になる原因とは、）橘木の皮も果実の皮も、秋に万物が成熟する時に辛を得て、
生まれつき革に従い金と成す働きがあるからである。……、『経』にいう：上
焦を開かせ、五穀の味を広く発散させ、皮膚を香らせ、体中に気を充満させ、
毛を潤わせ、まるで霧や露のように体を潤わせるものは、橘の皮ならではの働
きである。再び本経及び諸家の法を読んで、改めて橘について言われているこ
とが本当でウソではないことが分かるのである。

　"璇星散為橘"、この『春秋運斗枢』に典拠をもつ語句は、前節で考察した木
と星の関係をあらためて示すものでもある。呉有性・盧之頤撰『本草乘雅半
偈』は明代の書物であるが、橘の本来の意味と特徴及び橘の皮の功能に関する
考証は、古い書物に基づいた上での論述であり、参考に値する。
　楡の条。楡は骨に配当されている。楡の性質について、

『太平御覧』巻九百五十六木部：『春秋運斗枢』曰：玉衡星散為楡……『雑
五行書』曰：舍北種楡九株、蚕大得。
　『春秋運斗枢』：　玉衡星（北斗の第五星）が（光りを）散らして楡になった。
『雑五行書』にいう：　家屋の北に九本の楡を植えれば、蚕が豊作になる。

宋・唐慎微『証類本草』巻十二：楡皮有滑汁。

　　集めた輯本の『異物志』を冠する書籍は、二十種類以上もあると言われている。

楡の皮に滑らかな液が含まれている。

宋・羅願『爾雅翼』巻十一： 陳蔵器云：……楡、北方之木也[154]。
楡は北方の木である。

明・馮復京『六家詩名物疏』巻二十四： 陶隠居云：楡皮性至滑利。
楡の皮が最も滑らかで水っぽいという特徴を持っている。

『本草綱目』巻三十五下・楡の条： 仙家長服、服丹石人亦服之、取利関節故也。
仙道を究める人は常に（楡を）服用している、丹薬を服用する人も（楡を）服用している。関節に効くからである。

楡が北斗の玉衡星と関係付けられた筋道については明らかでないが、『霊枢』"九宮八風"では、北方は身体部位の骨に配当されている。

枳の条。枳は、『蝦蟇経』では"脈"、『太平聖恵方』と『本草綱目』に"気脈"に配当されている。枳の性質について、

『周礼』冬官・考工記： 橘踰淮而北為枳……此地気然也。
橘は淮河以北では枳になってしまう……これは土地や気候によったものである。

『本草乗雅半偈』巻五： 橘踰淮而枳、故江北有枳無橘。江南雖有枳、不及江北者、気全而力厚也。……枳以気勝、為剤之宣剤[155]、而枳从只、只、起語辞、亦語已辞、宣揚且宣摂矣。
橘は淮河を越えると枳に変じてしまうので、江北地方では枳があるが橘がない。江南地方では枳があるが、江北までは及ばない。その原因は、（江北の枳

154　陳蔵器（681－757）は唐代四明（現在の浙江鄞県）の人。彼は医学・薬物学・方剤学に精通し、『本草拾遺』十巻を編纂した、本書は後に佚書となってしまったが、その内容は『証類本草』に収められている。

155　宣剤については、金代の張従正が『儒門事親』巻一に、「所謂宣剤者……『内経』曰：高者因而越之、木鬱則達之、宣者升而上也、以君召臣曰宣、義或同此。」と解釈している。

が）気が満ちていて気の働きが力強いからである。……、枳は気をもって勝つので、薬剤のなかでは宣剤に属する。枳は只に従う。只とは、言葉の始まりを表す文字でもあり、言葉の終わりを表す文字でもある。（つまり、）広めて高く上げる意味且つ広めたところで引き締める意味の両方ある。

『本草乗雅半偈』は上で述べたように明の書物ではあるが、常に文字の本来の意味を探ることから、木の持つ本来の性質を捉えている。枳の場合は、気の働きが特に優れているので、薬剤には常に宣剤として使われていると考える。つまり、枳の気が体内に入ると、体内の気を高揚させ、流れを速めるのである。当時において、気は脈と同類の要素と考えていたのだろうか。

桑の条。桑は肌に配当されている。桑の性質について、

『淮南子』墜形訓： 中央之美者有岱岳、以生五穀桑麻、魚塩出焉。
中央に美しいものが泰山にあり、五穀、桑や麻が育ち、魚と塩を産出する。

明・馮復京『六家詩名物疏』巻十五：『青史子』云[156]：桑、中央之木。『典術』曰：桑木者、箕星之精[157]、神木、虫食葉為文章、人食之、老翁為小童。
『青史子』にいう：桑は中央の木である。『典術』にいう：桑の木は、箕星の精であり、霊異な木である。虫が桑の葉を食べると模様を描くようになり、人が桑の葉を食べると、老人は児童に変身する。

『本草綱目』巻三十六： 頌曰：方書称桑之功最神、在人資用尤多。
蘇頌がいう：方術の書物には、桑の効果が最も神奇であり、人には役立つことが特に多いと記されている。

---

[156] 『青史子』は、『漢書』芸文志に収められた"小説十五家"に「青史子五十七篇」と著録され、班固が自ら【古史官記事也】と注釈をつけている。また、『隋書』経籍志には「梁有青史子一巻、……、亡。」と記されている。

[157] 『典術』は前漢時代に現れた書物と言われているが、作者は不明である。箕星については以下の記述を参考にする。『孫子』火攻：「日者、月在箕、壁、翼、軫也。凡此四宿者、風起之日也。」張協『雑詩』（『文選』巻二十九所収）：「雖無箕畢期、膚寸自成霖。」李善注：【孔安国曰：月経于箕則多風、離於畢則多雨。】張銑注：【箕星主風、畢星主雨。】

このように桑に関する記述は散見するが、結局のところ桑と肌の配当関係を結びつく肝心な記述が見つからない。『本草綱目』巻六火部桑柴火の条は、桑木の火についての考証であるが、実は桑の性質も同様である。これは後に触れる。

棗の条。棗は腎に配当されている。棗の性質について、

『易』説卦：坎為水、……、其於木也為堅多心。唐・李鼎祚『周易集解』巻十七：陽剛在中、故堅多心[158]、棘棗属也。
『易』説卦：坎は水に配当する、……、木においては、材質が堅く、木の断面に隆起する紋が多い木に配当される。『周易集解』：陽剛の気は中にあるので、堅くて断面に隆起する紋が多くある。棘や棗を指す。
『六家詩名物疏』巻三十：『青史子』云：棗、北方之草、冬木也。
棗は北の木であり、冬に配当される。

『易』においては、八卦の坎に"堅多心"の木が配当されている。李鼎祚の『周易集解』は唐代の書物ではあるが、"堅多心"の木は棘と棗を指すという説明は、『易』の時代から唐代まで言い伝えられた常識ではないかと思われる。そこで、方術書である『青史子』の記述に合わせて説明すれば、"八卦配物"の観念において、棗の木は、八卦は坎、方向は北方、四季は冬に配当することが分かる。ただ、棗と髄の配当関係を明白にした記述は今のところ見当たらない。

ここまで八木の術数学における性質を少し見てみたが、結局のところ、八木と配当項目が、どのような理由で対応すると考えられたのか、その根拠は依然として明らかでない。五分法に配当する五木と、十二分法に配当する十二木の配当方式が存在する以上、八分法に配当する八木を記す文献が存在したはずであるが、遺憾ながら、八木を含め、木の術数学的な性質を記述する纏まった文献は現在の時点では見つかっておらず、これ以上追求できない。

158　「其於木也為堅多心」については、清の王夫之は『周易稗疏』巻四にこのように解釈している。「木瘦、其紋盤曲而中結為心。多心者、多瘦也。」

8　灸の火種の取捨から見た灸の原点

　八木のなかの六木は、六つの身体部位に配当されている、つまり、六木の気がそれぞれ身体の六部位に入って、配当される部位を補強するはずである。ところが、何故灸治療時艾の点火火種に用いると配当部位に傷をつけるか、この謎を解けなければ本章の考察は中途半端に止まってしまいそうになる。そこで、最後の一節に八木の火の性質と灸の主役である艾の火の性質、及び最高とされる火種を考察し、これを通して灸治療の原点に迫りたい。

　『本草綱目』巻六火部は火の性質について論じられている。このなかに桑柴火の条がある。そこから八木の火の性質を想像させる記述があった。

　主治癰疽発背不起、瘀肉不腐、及陰瘡、瘰癧、流注、臁瘡、頑瘡。然火吹滅、日灸二次、未潰抜毒止痛、已潰補接陽気、去腐生肌[159]。凡一切補薬諸膏宜此火煎之、但不可点艾、傷肌。

　桑柴火の効く病気は以下である。癰疽が背中に出来て直らない、瘀肉が腐敗しない、及び陰瘡、瘰癧、流注、臁瘡、頑瘡。（桑柴に）火をつけてから消して（患部に当てる）、一日二回（桑柴火で）灸をする。潰爛してない場合は毒を抜き痛みを止める。すでに潰爛した場合は陽気を補接し、腐敗した肌を除き新しい肌を作る。すべての補薬や練り薬が桑柴火で煎じるに適する、ただし、艾の火種にしてはいけない、肌に傷をつけるからである。

　上の文に列記される癰疽や瘀肉など病名はすべて肌の病気である。これらの病気を治すのに、桑柴火が使われるが、使い方は二種類ある。桑柴火の余燼で患部に当てて灸をする、もしくは、薬の効果を強めるために補薬や練り薬を煎

---

[159]　桑柴火で灸することについて、『御纂医宗金鑑』巻六十一"桑柴火烘法歌"に説明されている、「癰疽初起腫且疼、重若負石不潰膿。桑柴烘法能解毒、止痛消腫有奇功。新桑樹根劈条用、木枝長有九寸零。劈如指粗一頭燃、吹滅用火患処烘。片時火尽宜再換、毎用三四枝方霊。毎日須烘二三次、腫潰腐脱新肉生。」

じる時、桑柴火が使われる。ところが、灸治療時艾の火種に使ってはいけない、肌に損傷を与えるからであるという。つまり、桑柴火を直接患部に当てないように治療すれば、身体の陽気を補い、腐敗した肌を除き新しい肌を作る効果があるが、燃えている桑柴火で直接灸をしたり、桑柴火で艾に火をつけて灸をした場合は、桑柴火の気が強すぎるので、肌に損傷を与えることになるのである。恐らくほかの木も同様に解釈できるだろう。纏めて言うと、身体部位に配当する六木は、火の気が強すぎるので、直接灸をする場合や、艾の火種に用いられる場合は、配当される部位に損傷を与える可能性があるのである。

灸治療時艾の点火に最高とされる火種は、『蝦蟇経』と『小品方』がともに"陽燧の火"とする。『本草綱目』はこれを継承した形で、次のようにいう。

凡灸艾火者、宜用陽燧火珠承日、取太陽真火[160]。

灸治療に用いる点火火種は、陽燧または火斉珠を使って太陽に当てて、太陽の真火を取るべきである。

陽燧と火珠について、以下のような考証が行われている。

陽燧：火鏡也、以銅鋳成、其面凹、摩熱向日、以艾承之則得火。『周礼』司烜氏以火燧取明火于日、是矣[161]。

陽燧とは、火鏡である。銅で鋳造され、表は窪んだ形である。熱くなるまで摩擦して太陽に向け、艾を持って陽燧の熱い気を受ければ火が得られる。『周礼』に記される司烜氏が火燧で明火を取るのは、これを指す。

火珠：『説文』謂之火斉珠、『漢書』謂之玫瑰。（中略）『唐書』云、東南海中有羅利国出火斉珠、大者如雞卵状、類水精、円白、照数尺、日中以艾承之則得火、用灸艾炷不傷人[162]。

『説文』には火斉珠といい、『漢書』には玫瑰という。（中略）『唐書』にいう：

---

160 『本草綱目』巻六 "火部" より。
161 『本草綱目』巻六火部 "艾火" 条 "附録"。
162 『本草綱目』巻八金石部 "水精" 条 "附録"。

東南の海に羅利国という国（不詳）があり、火斉珠を産出する。大きいのは卵の形のよう、水晶に似ていて、丸くて白い、光が数尺まで差して、日中に（太陽に向け）艾を持ってその熱い気を受ければ火が得られる、灸治療時艾火の点火火種に使えば人の体に傷をつけずに済む。

　陽燧または火珠を使って太陽の純陽の気を集め、艾でこれを受けると、太陽の真火が取れるという。太陽の真火とは純粋の太陽の気、即ち天の陽気である。何故艾の点火火種に太陽の真火が最高とされるのか、その理由は艾の性質に対する認識と灸の原点にあると考えられる。艾の性質について、李時珍は以下のような考証を行っている。

　艾葉生則微苦太辛、熟則微辛太苦、生温熟熱、純陽也[163]。可以取太陽真火、可以回垂絶元陽。服之則走二陰、而逐一切寒湿、転粛殺之気為融和。灸之則透諸経而治百種病邪、起沈痾之人為康泰、其功亦大矣。
　艾の葉は、取ったばかりのものであれば、微かに苦く、辛みが強すぎるほど辛い。保存してあったものであれば、微かに辛く、苦みが強すぎるほど苦い。取ったばかりの艾の性質は暖かく、保存されたものの性質は熱い、従って、艾の性質は純陽である。艾は、太陽の真火を取ることもできれば、もうすぐ尽きそうな陽の気を元に戻すこともできる。服用すれば、手少陰心経と足少陰腎経を経由し、すべての寒気と湿気を駆除し、体内の寒涼の気を暖かい気に変えることができる。灸をすれば、艾の気が各経脈に浸透し、すべての病気や邪気を治し、重病の患者を健康に蘇る、その功績も大きい。

　李時珍は、艾の性質が純陽であることを強調し、これを服用或いは灸に使うと、体内の寒気と湿気を駆除して、病気を治す不思議な力を発揮すると絶賛している。艾の性質が純陽の気であるからこそ、体を温めて、経脈の流れを良くすることができるのである。さらに、灸の点火火種に太陽の真火が最高とされる根拠も明らかになった。天の純陽の気である太陽の真火と地の純陽の気が凝

---

[163] 同上：「時珍曰、凡用艾葉須用陳久者、治令細軟、謂之熟艾。若生艾灸火、則傷人肌脉、故孟子云：七年之病求三年之艾。」

第五章　灸の避忌から見た『明堂経』の周辺の変化　143

縮されている艾、この純陽の気同士が共鳴して純陽の火種が生まれる、これをさらに純陽の艾に点火して灸をすると、その相乗効果で寒気や湿気を駆除できるのである。寒気や湿気及び"風"によってもたらされた邪気は、中国医学においてすべて陰気と呼ばれる。天と地の純陽の気の相乗効果で、病気の元凶である陰気を駆除し、体内の陰陽の気のバランスを元に取り戻す。これは灸療法の原点といえる。即ち、灸の原点は、上古の時代から生まれた純粋な陰陽説に基づいているのである。以下、太陽の真火で治療する記述を考察し、本節のまとめとする。

　趙三翁、名進、字従先、中牟県白沙鎮人。自言遇孫思邈、授以道要、従之十稔。（中略）技術無所不通、能役使鬼神、知未来事、吹呵按摩、疾痛立愈。（中略）有頓保義公孺者、苦冷疾二年矣、幾至骨立、百薬不効。一日方灼艾、翁過之、詢其病源、頓以実告。翁令斎去火艾。時方盛暑、俾就屋開三天窓、放日光下射、令頓仰臥、揉艾遍布腹上、約十数斤、就日光灸之。移時、覚熱透臍腹不可忍、俄而腹中雷鳴、冷気下、口鼻間皆濃艾気、乃止。明日又復為之如是、一月疾愈、仍令為之一百二十日。自此病不作、壯健如初。且曰：此孫真人秘訣也、世人但知着艾炷而不知点穴、虚忍痛楚、耗損気力。日者太陽真火、艾既遍腹、又且徐徐照射、功力極大、但五六七月為上。（中略）其術毎出奇而中理、事跡甚多。嵩山張寿昌朋父為作記[164]。

　趙三翁、名は進、字は従先、中牟県白沙鎮の人。孫思邈に出会い、道教の真髄を伝授され、十年間も教えを受けていたと自ら言った。（中略）法術には精通しないものはない。鬼神を使役することもできれば、未来の出来事も予知できる。民間療法における特有な息の吹き掛け術や按摩の術を病人に施すと、痛みなどが直ちに治るほどであった。（中略）保義郎の官職を持つ頓公孺が二年間もひどい冷え性に苦しんで、極度に痩せこけていたが、どんな薬を服用しても効果がなかった。ある日、ちょうど灸をやっている真最中に趙三翁が訪れてきた。趙は病気の原因を尋ねると、頓公孺がありのままに答えた。趙は燃えている艾を片付けるように指示した。時期はちょうど盛夏だったので、部屋に

164　宋・郭彖『睽車志』巻六より。

入って三つの天窓を開け、日差しを部屋に直接入れるように指示した。そこで、頓公孺を仰向けにさせて、艾を揉みながら頓公孺のお腹に満遍なく敷いた、艾の量は約十数斤、日差しを受けさせながら灸をした。暫くして、熱が臍とお腹に浸透し、熱さは耐えられないほどと感じた。少しすると、お腹の中で雷のような音が鳴って、お腹に溜まっていた冷気が追い出された。口と鼻にはすべて濃厚な艾の匂いがした、そこで一先ず終りにした。翌日、また同じ方法で灸を行った。一ヶ月続けてやった後、病気がすっかり治った。このような治療を百二十日間も行わせた。それから、病気せず、元の元気を取り戻した。趙三翁がこのように言った。「これは孫真人に秘伝された奥義である。人々はただ灸だけは知っているが、実際のところ、肝心なツボが見つけられず、ただ苦しみだけを受け、気力をすり減らしてしまう。日差しとは、太陽の真火であり、艾をお腹に隙間なく敷き、太陽の真火が徐々に照射するので、お腹に陽気が次第に浸透していく、その力は計り知れない。ただ、このような治療は毎年の五、六、七月に行われるのは最上とする」。（中略）彼の医術は往々にして変わっていたが理に叶うものであり、行った事実は多数伝わっている。嵩山出身の姓は張名は寿昌字は朋父という者が以上を記した。

　この話は、宋の郭彖が撰した『睽車志』に記されたものである。本書の内容について、『四庫全書総目』では、「是書皆紀鬼怪神異之事、為当時耳目所見聞者。（この本に書き留められた話は大変不思議で神秘霊妙なものばかりであるが、作者が当時見聞きしたものであるという）」と、コメントをされている。恐らく誇張された部分もあろうが、このような火さえ使わない灸療法は、古い時代から脈々と伝えられてきた灸療法だったのであろう。中国の歴史において、正史が伝えない古説が、往々にして野史に記載されていることがある。医学史も同じである、馬王堆出土医書に見える身体の六部位配当説はまさにその一例である。
　以上、〈八木の火〉避忌に関する考察を行ってきたが、最後に結論を纏めておく。灸の火種に用いる〈八木の火〉避忌は、先秦以来の古説を踏まえながら、後漢時代の神秘主義の社会風潮の中或いはその余波で生まれたと考えられる。漢代は、天文学や術数学の発達もあって、"八卦配物""八風配物"の内容が次

第に増加する傾向があった。八風・八方・八節・八卦・八音に、さらに風と木の対応関係から、八木が加わって配当関係に組み込まれたのである。同時に、八風の対象である"天忌"理論や風病と灸治療に関する理論などもともに〈八木の火〉避忌が生み出された時代の風潮を示すものであり、またその理論的背景として存在したと考えられる。

9 終わりに

　〈八木の火〉避忌は、後の時代の鍼灸関係の書物に受け継がれていったことは、冒頭に述べた通りである。ところが、これが生まれた独特な時代背景及び術数学や天文学などとの複雑且つ難解な関わりと非実用性などのために、この避忌に対する後世の見解も分かれる。『小品方』と『外台秘要方』は継承する形を取っているが、全体から見れば、唐代と唐代以降の医学文献では編纂者の態度と見解に相違が見られる。例えば、孫思邈の『千金翼方』巻二十八鍼灸下に、人神など鍼灸の避忌が記されているが、〈八木の火〉避忌は記されていない。しかも、孫思邈は「"諸避忌の法は、見識の浅い人間のために設けられたものである。博学で達見を持つ人は、まさかこのような避忌に拘ることはあるまい"」("諸忌之法、以施俗士。通人達道、豈拘此哉。")と論評し、冷やかな態度を隠さない。ところが、孫思邈とほぼ同時代の楊玄操はこの避忌を重要視する。彼の姿勢は、『外台秘要方』巻十九と三十九に収められる『明堂音義』の抜粋文から見て取れる。〈八木の火〉避忌が『明堂経』の注釈者である楊玄操によって明堂系統の文献に吸収されることとなった。このことは唐代における『明堂経』系統に変化があったことを意味する、この点についてはすでに前章で論じた。時代を追って見ていくと、宋代の『太平聖恵方』に収められる巻百では、〈八木の火〉避忌が記されているが、編者は孫思邈と同様な考えを示している。ところが、宋代の国家レベルの医学試験問題集である『太医局諸科程文格』では、〈八木の火〉避忌を一つの特定のテーマとして取り上げている[165]。このことは、当時においてこの避忌は医学を目指す学生の必修の内容とされていたことを意味する。時代がさらに降り明代になると、上ですでに言及

したように、『鍼灸聚英』の編者高武は、秦代や漢代以降、医学に従事する人達が『周礼』に記される"五木"の意味を理解していなかったため、〈八木の火〉避忌を設けた、と論じている。灸治療の実用性がますます重んじられる風潮のなかで、〈八木の火〉避忌は、各時代の医学文献に受け継がれているものの、難解さと非実用性のため、真の意味は理解されずに次第に消えてしまった、所謂"名存意亡"の運命を辿ったのである。本章は一つの試みとして、『明堂経』系統の伝承と変化を考察する過程で、〈八木の火〉避忌の生まれた背景とその周辺に関わるものを探ってみた。このテーマの論考を通して、鍼灸避忌の専門書である『蝦蟇経』に記される避忌が先秦以来の古説を踏まえながら、如何に術数学と深く関わったかを明らかにし、このような避忌が後の時代の鍼灸文献にどのように受け継がれそして認識されたかを整理した。今後、唐代の代表的な医学書とされる孫思邈の著作と『外台秘要方』及び唐代の末期の作と思われる『太平聖恵方』第百巻などに記される多くの避忌を取り上げ考えることにより、『明堂経』系統の伝承の途中に起きた変化、更に異なる系統との融合がはっきり見えてくると思われる。

---

165 宋代から医学試験が科挙制度と同等視され、国の一つの医学人材育成プロジェクトとして、三年に一度全国規模の試験が行われ、制度化された。そして、国家統一試験の成績に基づき、合格者に異なるランクの職が与えられた。ところが、宋の衰退とともに、この制度は次第に崩れて行き、元の時代になると中止される運命に遭った。『太医局諸科程文格』は宋代国家試験医学試験問題（太医局出題）及び標準答案を合わせて編集したもので、南宋嘉定五年（1212年）朝廷の許可を得て出版されたものである。この書は合わせて九巻、八十七の試験問題があり、問題の後ろに標準答案が載せられている。"八木の火"禁忌をテーマの試験問題と答案は巻六"仮令論方義一道"に見えるが、答案では"火"の五行における性質に着目されている。

結　語

　第一部は五章からなる。『明堂経』とその系統は、六朝隋唐という鍼灸文献の目覚しい増加と鍼灸流派の多元化の時代のなかでも、鍼灸のバイブルとして、主流または正統の地位を占める。それがどのように継承され、変化して行ったかを論じた。

　第一章「『明堂経』の流伝と現状」では、五節に分けて『明堂経』の流伝状況と現状を論述した。第一節では、『甲乙経』序文に記された『明堂』から六朝時代までの伝承系統を時代順に整理した。第二節では、唐代における『明堂経』の伝承にふれた。第三節では、唐代及び後世において多大な影響を与えた甄権と孫思邈の明堂図について考証した。第四節では、北宋時代に編纂された『太平聖恵方』に収められる唐代の鍼灸資料の価値について述べた。第五節では現存する『明堂経』資料を整理した。以上の五節を通して『甲乙経』から『銅人腧穴鍼灸図経』の出現に至るまでの『明堂経』系統の流伝の姿を歴史的に鳥瞰した。

　第二章「日本の平安時代における『明堂経』の流伝」は、『医心方』巻二「孔穴主治法第一」について考察し、日本の平安時代における『明堂経』の流伝について述べたものである。第一節では、鍼灸篇としての『医心方』巻二の特徴と文献価値についてふれた。第二節では、同巻「孔穴主治法第一」の孔穴配置が基づくテキストに関する従来の定説に疑議を示した。第三節では『医心方』編纂者である丹波康頼の取穴観を検証し、第四節では十三巻本『黄帝内経明堂』楊上善注本の日本での流伝を考証した。第五節では「孔穴主治法第一」にある二十一カ所の注釈者が楊玄操である可能性について論じた、以上の考証によって、平安時代に日本医学の主流を代表する宮廷医が『医心方』鍼灸篇を編纂する際に用いたテキストは、循経取穴の方鍼を取った楊上善十三巻本ではなく、部位別の古い三巻本もしくは楊玄操注三巻本『明堂経』であるとの結論を得た。

　第三章「禁灸穴から見た『明堂経』系統の変化」は、各文献間において禁灸

穴の相違が生じた原因を追究し、禁灸穴の角度から『明堂経』系統の変化を論じた。第一節では、六朝隋唐時代において鍼灸の禁忌が重んじられた現状について述べ、第二節では、原『明堂経』における禁灸穴を考察した。第三節では『小品方』に記された『甲乙経』の禁灸穴を探り、第四節では『曹氏灸経』に記される禁灸穴と陳延之の解説を分析した。第五節では『太平聖恵方』に収められる鍼灸篇の成立時代を考証し、第六節では各文献に記される禁灸穴を取り出して比較した。第七節と第八節では、石門穴と関元穴及び天府穴を具体例として取り上げて、禁灸の理由を明らかにした。第九節では、禁灸穴の持つ特効性と危険性という相反する要素を持つことを指摘し、それにもかかわらずそれが設けられた理由を探った。この論考によって、六朝隋唐時代における灸治療の現状と『明堂経』系統の流伝過程に起った一つの変化を明らかにした。

　第四章「両楊氏の著述断片から見た『明堂経』の伝承と変化」は七節に分けて、『明堂経』に注釈した両楊氏の著述断片から『明堂経』系統の変化を論じた。第一節では、『明堂経』に注釈した両楊氏を取り上げた。第二節では、楊玄操の生卒年代を考証し、第三節と第四節では、楊玄操と楊上善両人の取背腧穴に対する考えと両者の相違を検討した。第五節では、楊上善の『黄帝内経明堂』の序文を解読したうえで、彼の編纂意図と経穴理論を分析した。第六節では、楊玄操の『明堂音義』の断片からこの書の性格及び楊玄操の『明堂経』に関する考え方を探った。第七節では、六朝時代における灸治療の現状と鍼灸多元化の時代風潮を検証したうえで、楊玄操の『明堂音義』に示される異系統を包容する柔軟な姿勢と、その原因を追究した。

　第五章「灸の避忌から見た『明堂経』の周辺の変化」では、〈八木の火〉避忌に焦点を置き、七つの節に分けて、灸の避忌の角度から、術数学と鍼灸避忌の関わり、及び『明堂経』系統が伝承される過程で起きた異系統との融合と排斥について論じた。第一節では、〈八木の火〉避忌が記載された文献及び記載の異同を整理し、第二節では、"鑽木改火"が基づいた五時・五行・五色・五木の対応関係、及び木と星の繋がりに対する原始的な認識から生じた"崇樹文化"などに遡り、"木"と術数学の関わりを探究した。第三節では、『外台秘要方』巻三十九の配置順などに表れる灸治療と"風"観念の関係から、"風"病と灸治療と火種という三者の繋がりを発見し指摘した。第四節では、『黄帝内

経』に強調される"八風"と"天忌"の理論を検証し、八風・八方・八節・八卦・身体の八つの臓腑の配当形式が形成されたことを論じた。第五節では、"八木の火"忌避が成立した時代に流行した風潮と社会風俗を探り、八風・八方・八節・八卦の配当図式に、八木が付け加えられた社会風潮を論じた。第六節では、20世紀に出土された馬王堆漢墓医書と張家山漢墓竹簡の先秦医書に注目して、〈八木の火〉避忌における身体部位配当方式のルーツを明らかにした。第七節では、"八木"の術数学における性質を考察し、第八節では、八木の火の性質と灸の主役である艾の火の性質、及び最高とされる火種を考察し、これを通して灸治療の原点に迫った。最後に、〈八木の火〉避忌と術数学の深い関わりを総括した後、各時代の鍼灸文献から編纂者たちのこの問題に対する態度を浮かび上がらせ、『明堂経』系統の伝承の過程に起きた変化を論じた。

　六朝隋唐時代は、鍼灸医学が最も発展を遂げた時代とされる。従来の研究は、この時代に『明堂経』系統の思想がどのように継承され変化したかについて、顧みられることはなかったが、本論文では六朝から唐代までの鍼灸資料を用い、その詳細を明らかにした。今回解明できなかった問題には以下のものがある。一つは、唐代初期の甄権撰述の鍼灸書と明堂図に対する考察である。彼の著述は同時代から後世に大きな影響を与えた。原本は佚したが『千金要方』『千金翼方』『外台秘要方』『太平聖恵方』などの書に引用されており、それらを用いて甄権の著作の輯本を作り、研究する必要がある。二つ目は、現存する『黄帝内経明堂』巻一と『太素』に収められる経穴資料及び楊上善の注釈文に対する総合的研究。これによって、楊上善個人の鍼灸思想に対する研究から、唐代初期までの鍼灸経穴思想に対する総合的な理解を得ることができると予想される。第三は、今回論旨の都合上言及できなかったが、注目すべき資料と思われる王冰の『素問』注に引かれる明堂資料に対する考察。更に、北宋初期に編纂された『銅人腧穴鍼灸図経』についても、"明堂"系統とほかの異なる説をどのように継承し、どのように統合して展開させたかについて解明する必要がある。これらを今後の研究課題にしたい。

参考文献

〔『明堂』〕
『黄帝内経明堂（楊上善撰注）』（『東洋医学善本叢書』三所収　影印永仁本・永徳本）東洋医学研究会、1981。
『小品方・黄帝内経明堂　古鈔本残巻』（尊経閣文庫本）北里研究所附属東洋医学総合研究所発行、1992。
『俄蔵敦煌文献』第 6 冊　上海古籍出版社、俄羅斯科学出版社東方学部、1996。
黄龍祥『黄帝内経明堂輯校』　中国医薬科技出版社、1987。
桑原陽二『経穴学の古代体型―明堂経を復元する』続文堂、1991。
北里研究所東医研医史学研究部刊『黄帝内経明堂』1999。
黄龍祥主編『中国鍼灸史図鑑』（上、下）青島出版社、2003。
小曽戸洋『「黄帝内経明堂」書誌研究』（『小品方・黄帝内経明堂　古鈔本残巻』所収、北里研究所附属東洋医学総合研究所発行、1992）。
篠原孝市『「黄帝内経明堂」総説』（『東洋医学善本叢書』八所収　オリエント出版、1982）。
石原明『「明堂経」について』（『漢方』11 巻 4 号、1952）。
藤木俊郎『明堂経の考察』（『経絡治療』30 号、1972）。
小曽戸丈夫『「黄帝内経明堂」仁和寺本復元試案例』（『矢数道明先生喜寿記念文集』温知会、1983）。
小曽戸丈夫『「黄帝内経明堂」の楊氏注について』（『漢方の臨床』30 巻 12 号・31 巻 1 号合併号、1984）。
丸山敏秋『鍼灸古典入門 (5) 明堂経』（『現代東洋医学』5 巻 1 号、1984）。
浦山久嗣『「明堂経」系文献における書誌学的考察』（『経絡治療』第 138 号、第 25－34 頁、平成 11 年 7 月 1 日発行）。

【『医心方』】
『医心方』　国宝半井家本医心方　オリエント出版社、1991。
安政版『医心方』（安政版とは万延元年〈1860〉初刊の江戸医学模刻半井本を指す。）本論文に用いられるのは、日本古医学資料センターの影印本（1973 年刊）である。
『医心方』日本医学叢書活字本　オリエント出版社、1991。
『医心方校釈』（上、中、下）学苑出版社、2001 年。
『医心方一千年記念誌』医心方一千年記念会、非売品。
『医心方の研究』（半井家本『医心方』附録）オリエント出版社、1994。
篠原孝市『「医心方」の鍼灸』（『医心方の研究』106 頁）。
桜井謙介『「医心方」所引の二、三の古医書について』（『中国古代科学史論』京都大学人文科学研究所、1989）。

【『甲乙経』】
『鍼灸甲乙経』人民衛生出版社（明『医統正脈全書』所収本）、1982。
『(黄帝三部) 鍼灸甲乙経』（『東洋医学善本叢書』七所収　影印「正統本」残欠写本）東洋医学研究会、1981。
『黄帝三部鍼灸甲乙経』（『東洋医学善本叢書』七所収　影印明藍格抄本・日本静嘉堂本）東洋医学研

究会、1981。
黄龍祥校注『黄帝鍼灸甲乙経』(新校本) 中国医薬科技出版社、1990。
『鍼灸甲乙経校注』人民衛生出版社、2004。
山東中医学院校釈『鍼灸甲乙経校釈』人民衛生出版社、1979 (上)、1980 (下)。
篠原孝一「『甲乙経』総説」(『東洋医学善本叢書』八) 東洋医学研究会、1982。
谷田伸治「『甲乙経』を構成する"三部"とは何か」(『漢方の臨床』第 36 巻、第 1 号、第 251 – 256 頁)
　　東亜医学協会、1989.1。

【『素問』】
『(重広補註) 黄帝内経素問』(影印明・嘉靖年顧従徳重雕版) 日本経絡学会、1992。
明・馬蒔 (玄台)『素問註証発微』東方会、1977。
清・張隠庵『黄帝内経素問集註』上海科学技術出版社、1980。
南京中医学院医経教研組編著『黄帝内経素問訳釈』上海科学技術出版社、1982。
郭靄春編『黄帝内経素問校注語訳』天津科学技術出版社、1981。
任応秋『運気学説』上海科学技術出版社、1982。
多紀元簡『素問識』(『皇漢医学叢書』第一冊所収) 台北・大新書局、1975。
矢数有道『方証学後世要方釈義・素問活用論文集』自然社、1997。
丸山昌朗『素問の栞』素問を読む会、1975。
小曽戸丈夫・浜田善利共著『意釈黄帝内経素問』築地書館、1971。
藤木俊郎『素問医学の世界』績文堂、1976。

〔『霊枢』〕
『霊枢経』(影印明・趙府居敬堂本) 人民衛生出版社、1982。
『新刊黄帝内経霊枢』(影印明・無名氏本) 日本経絡学会、1992。
明・馬蒔『霊枢註証発微』東方会、1977。
河北医学院校釈『霊枢経校釈』人民衛生出版社、1982。
郭靄春『黄帝内経霊枢校注語訳』天津科学技術出版社、1989。
小曽戸丈夫・浜田善利共著『意釈黄帝内経霊枢』築地書館、1972。

【『類経』】
『類経』台北・文光図書有限公司 (影印明の原刊金閶堂涌泉刻本)、1975。
『類経』人民衛生出版社 (金閶堂涌泉本を底本に他版本で校勘)、1980。

【『太素』】
『黄帝内経太素』(『東洋医学善本叢書』1～3 所収、影印仁和寺本) 東洋医学研究会、1981。
『黄帝内経太素』(蕭延平刻本を重訂排印) 人民衛生出版社、1981。
銭超塵『「黄帝内経太素」新校正』学苑出版社、2006。
銭超塵『「黄帝内経太素」研究』人民衛生出版社、2007 年。
丸山敏秋『楊上善と王冰――楊・王両注の比較論的考察――』、篠原孝市『「黄帝内経太素」解題』(両
　　論文はともに『東洋医学善本叢書』八 (東洋医学研究会、1981 年) に収められている。)
石原明『内経の真本　国宝「黄帝内経太素」に関する書誌学的考察』(『漢方の臨床』3 巻 9・10・11
　　合併号 38 – 39 頁、1956。)

第一部　鍼灸思想の伝承に関する研究

〔『難経』〕
『王翰林集註黄帝八十一難経』（『難経古注集成』1所収、影印江戸慶安刊本）東洋医学研究会、1982。
『王翰林集註黄帝八十一難経』（『難経集注』）北京人民衛生出版社（影印『佚存叢書』本）、1982。
南京中医学院校釈『難経校釈』人民衛生出版社、1979。
浦山久嗣「『難経集註』について」（『宮沢正順博士古稀記念・東洋比較文化論集』所収、青史出版、2004）。

【『蝦蟇経』】
『黄帝蝦蟇経』（『東洋医学善本叢書』所収）オリエント出版社、1992。
『黄帝蝦蟇経』（『中医珍本叢書』所収）中国古籍出版社、1984。
『黄帝蝦蟇経』内藤くすり記念館所蔵大同薬室文庫の写本（臨模影写旧鈔本）。
坂出祥伸「『黄帝蝦蟇経』の成書時期について」（『中国思想研究——医薬養生・科学思想篇』所収　関西大学出版部、平成11年）。
浦山きか「『黄帝蝦蟆経』について」（『宮沢正順博士古稀記念・東洋比較文化論集』所収、239–252頁、青史出版、2004）。
浦山菊花「中国伝統医書中禁忌的変遷」（『従医療看中国史』所収、441–496頁、台湾・聯経、2008）。

【『千金要方』『千金翼方』】
宋版『備急千金要方』（『東洋医学善本叢書』九、十、十一）オリエント出版社、1989。
『新雕孫真人千金方』（『東洋医学善本叢書』十二）オリエント出版社、1989。
元版『千金翼方』（『東洋医学善本叢書』十四）オリエント出版社、1989。
『千金方研究資料集』オリエント出版社、1989。

〔『外台秘要方』〕
『外台秘要方』（『東洋医学善本叢書』四、五　影印南宋版）東洋医学研究会、1981。
『外台秘要方』（明刊程衍道影印本）人民衛生出版社、1982。
『外台秘要方』高文鋳校注　夏華出版社、1993。
小曽戸洋「宋版「外台秘要方」の書誌について」（『東洋医学善本叢書』八『解題・研究・索引』所収。）東洋医学研究会、1981。

【『太平聖恵方』】
『太平聖恵方』（東洋医学善本叢書二十一　影印南宋版）オリエント出版社、1991。

【『本草綱目』】
『本草綱目』上海科学技術出版社　影印金陵本、1993。
『本草綱目』人民衛生出版社　影印味古斎張紹棠本、1955。

【馬王堆医書・張家山漢簡】
馬継興『馬王堆古医書考釈』湖南科学技術出版社、1992。
馬王堆漢墓帛書整理小組編『五十二病方』文物出版社、1979。
周一謀等編『馬王堆医書考注』群楽文化事業公司、1989。
魏啟鵬等『馬王堆漢墓医書校釈』成都出版社、1992。
山田慶児編『新発現中国科学史資料研究・訳注篇』京都大学人文科学研究所、1985。

高大倫『張家山漢簡「脈書」校釈』成都出版社、1992。
張家山漢墓竹簡整理小組『江陵張家山漢簡概述』(『文物』1985 第一期)。

【ほかの参考文献・論文】
藤木俊郎著『鍼灸医学源流考』績文堂、1979。
多紀元胤『医籍考』(『皇漢医学叢書』所収) 大新書局、1975。
岡西為人『宋以前医籍考』人民衛生出版社、1958。
石原明『日本の医学』至文堂、1959。
興膳宏・川合康三共著『隋書経籍志詳考』汲古書院、1987。
森立之ら『経籍訪古志』(『近世漢方医学書集成』所収) 名著出版、1981。
丸山昌朗『鍼灸医学と古典の研究』創元社、1977。
矢数道明『近世漢方医学史』名著出版、1982。
山田慶児『中国医学はいかにつくられたか』岩波新書、1999。
小曽戸洋『中国医学古典と日本』塙書房、1996。
新村拓『古代医療官人制の研究』法政大学出版局、1983。
坂出祥伸『中国思想研究―医薬養生・科学思想篇』関西大学出版部、1999。
坂出祥伸『中国古代の占法』研文出版社、1991。
丸山敏秋『鍼灸古典入門―中国伝統医学への招待』思文閣出版、1987。
真柳誠『主要医薬文献史1・「内経」系医書および研究書』日本漢方協会、1984。
任応秋等編『「内経」研究論叢』湖北人民出版社、1982。
李建民『生命史学―従医療看中国歴史』台北・三民書局、2005。
武田時昌『物類相感をめぐる中国的類推思考』(『中国21』2003-3 所収、107-126 頁)
武田時昌『東アジア自然学における健康思想』(『同志社大学ヒューマンセキュリティ研究センター年報』2004 所収、37-47 頁。)
真柳誠「人面鳥身の鍼医―二世紀の画像石から―」(『漢方の臨床』41 巻、第 4 号、462-464 頁) 東亜医学協会、1994.4。

第二部
東洋医学養生思想講義ノート
―自然老化と老化を止める鍵および四季養生法―

第一章
女性の生理的に変化する周期

はじめに

　東洋医学が西洋医学と根本的に異なっているところは、着眼しているのが病気ではなく、人間であるというところである。天地宇宙の奥義と小宇宙である人間の生命プロセスを知り尽くした上、小宇宙と大宇宙の対応関係から、小宇宙の人間が如何にして大宇宙の天地とともに長く生きていくか、という哲学である。もっと言えば、東洋医学は病気の治療よりも、生きる質と長生きの術を探究する学問である。周知のように、中国史においては、あらゆる分野の基盤を構築したのは漢代である。医学分野も同様である。『黄帝内経』(『素問』と『霊枢』を併せたもの)は前漢時代までに成立したと考えられている。同典籍は生理・病理・経脈・治療・養生など重大な医術の趣旨を陳べ、東洋医学の基礎を構成したため、東洋医学のバイブルである。また、中国哲学史において、「医道同源」であることは言うまでもないので、『黄帝内経』は同時に不老不死を求める道教の典籍でもある。道教と医学は中国伝統文化の源泉であり、古代中国人の英知の結晶であるとも言える。本章と次の章は『黄帝内経・素問』の「女七男八」理論の分析を通して、東洋医学における人間の生命プロセスに対する認識とその背後にある中国文化の根源的なものを探ることを試みる。

　東洋医学の身体観では、人間の生命プロセスにおける成長・成熟・老化の変化は、定められた法則がある。即ち、女性の体は七の倍数の年齢ごとに盛衰するが、男性は八の倍数で盛衰する。これは自然の規律であるという。『黄帝内経』の「素問・上古天真論」はこのようにいう。

第一章　女性の生理的に変化する周期

　黄帝曰[166]、「人年老而無子者、材力盡耶、将天数然也。」岐伯対曰、「女子七歳、腎気盛、歯更髪長。二七而天癸至、任脉通、太衝脉盛、月事以時下、故有子。三七、腎気平均、故真牙生而長極。四七、筋骨堅、髪長極、体盛壯。五七、陽明脉衰、面始焦、髪始堕。六七、三陽脉衰於上、面皆焦、髪始白。七七、任脉虚、太衝脉衰少、天癸竭、地道不通、故形壞而無子也。」[167]

　黄帝は言われた。「人が老いて子ができなくなるのは、精力が尽きたためであろうか、自然の法則によるのであろうか。」
　岐伯が答えて言った。
　「女性は七歳にして、腎気が盛んになり、歯が抜け換わり、髪が勢いよく生え、伸びが早くなる。
　十四歳にして、天癸が発生し、任脈が通じ、太衝脈が盛んになり、月経が周期的に始まる。ゆえに子を産むことができる。
　二十一歳にして、腎気が平均する。ゆえに真歯が生え揃う。
　二十八歳にして、筋骨が堅固になり、髪が生え揃い、体が発達し丈夫になる。
　三十五歳にして、陽明脈が衰え、顔の血色が悪くなり、髪が抜け始める。
　四十二歳にして、三つの陽脈が上部で衰え、顔全体が変色し、髪が白くなり始める。
　四十九歳にして、任脈が衰え、太衝脈の気血も減少し、天癸が尽き、地道が通らなくなる、ゆえに体が衰えて子を産めなくなる。」

　古代の中国では、歳は数え歳とする。「両精相搏謂之神」（両精相搏つこれを神と謂う）、すなわち、父親の精気（精子）と母親の精気（卵子）が結合した瞬間、新たな命が生まれる。命ができてから生まれるまでの期間は十ヶ月であるため、生まれる時点で一歳になると認識された。女の子は七歳になると腎気

166　黄帝は、中国の創世に関わる神話伝説上では"三皇五帝"の一人で、華夏族の始祖として崇められている。漢・司馬遷『史記』五帝本紀第一にこのように記されている："黄帝者、少典之子。姓公孫、名曰軒轅。生而神靈、弱而能言、幼而徇齊、長而敦敏、成而聰明。"黄帝は同時に中国医学の始祖としても、現在に至って尊崇を集めている。『黄帝内経』は黄帝とその臣下で太医であった岐伯などとの問答形式で記されている書物である。

167　『黄帝内経素問』上古天真論第一　テキストは影印顧従徳本、北京・人民衛生出版社、1982。

（腎臓の気、先天的なエネルギー）が活発になり、体に二つの変化が現れる。一つは、乳歯が生え換わり始める、もう一つは髪の毛の伸びがよくなる。東洋医学において、腎は「先天の精」といい、父母から受けついだもので、気・血を始めすべての物質のもとを入れているところでもある。日々の呼吸や食事でそれを補充しているが、腎は全身の元気の基盤であり、フォローをしているところでもある。

　もう少し踏み込んだ説明をしよう。東洋医学の臓腑学説では、「腎蔵精」、腎は精を貯蓄し、生命活動を支えるという。「精」とは、人体の生命活動を維持する上で最も基礎となる物質である。「精」には父母に由来する先天の精と水穀に由来する後天の精があるが、ここでは主に先天の精を指している。ここから「腎精」という概念が生まれる。「腎精」は、腎気ともいい、人体の成長・発育を促進し、さらに生殖能力を形成するという重要な役割を担う。換言すれば、「腎精」は人間が生きてゆくための根本的な生命力、生殖力に関わる生理機能であり、生命現象の基本である。〈以下、『黄帝内経』の表現と統一して、「腎気」を用いて論じていく〉具体的に、腎気の機能として、まず脳を満たし、髄を生ずる。つまり、腎気は脳髄、骨髄、脊髄と密接な関係がある。腎気が充実していれば、脳や骨も問題がないはずである。反対に、これらのどれかに症状があれば、根本的な問題は腎臓にあると考える。それから、腎は耳、髪の毛、腰や膝、生殖機能を主り、大小便のコントロールなどをしていて、それらに栄養を供給する役目を担う。しかし、ことあるごとに出動を余儀なくされるので、腎気という物質は常に減少する運命にあり、それゆえ、供給量が減少したときにはどれかに問題が生じて関係する部位にサインが現れる。

　このような東洋医学の基礎理論を踏まえて、女性の一生の生理変化を順次に見ていこう。

1　七歳までの女児の発育と健康

　「女性は七歳にして、腎気が盛んになり、歯が抜け換わり、髪が勢いよく生え、伸びが早くなる。」

女の子は七年を一つの周期として体に変化が訪れる。七歳になると、性別の意識はまだないが、腎気が旺盛になり、乳歯が抜け永久歯が生える。同時に、髪の毛が黄色っぽいから黒くなり、伸びが早くなる。東洋医学において、腎気と骨、歯、髪との関係は、「腎主骨、其華在髪」「歯為骨之余」とある。腎は骨を主り、歯は骨の余りである。腎の元気度はまず髪に現れる。つまり、人間の骨や歯、髪が盛衰するのは、根本的に腎の盛衰によって決まる。七歳になるまで腎気が眠っている内には髪の毛が黄色っぽいが、腎気が眠っている状態から動き始めると、髪の毛は黒くなり骨も成長する。逆に、もし七歳になっても髪の毛に元気がなく、歯が生え換わろうとしなかったり、生え変わる途中で止まったり、生え変わっても歯と歯の間の開きが大きかったりする場合は、先天的に腎気が弱い、即ち親から授かったエネルギーが足りないと判断できる。

　男女問わず、七歳までの小児に「五遅五軟」の発育不全の症状がよく見られる。「五遅」とは立遅・行遅・髪遅・歯遅・語遅のことである。立遅とは、小児が生後一年たっても、一人で立ちあがることができないこと。行遅とは、小児が一歳すぎても、甚だしい場合は二、三歳になっても歩行ができないこと。髪遅とは、小児の初生に髪が無く、時が過ぎても長くならず、長くてもまばらで、萎えて黄色い。歯遅とは、歯不生ともいい、小児の歯が生じないこと。語遅とは、小児は通常二〜三歳頃に、触れる事物に対して言語を用いて表現することができるようになるが、話すができない、甚だしい場合は四〜五歳位になってもまだ話すことができないこと。「五軟」は頭項軟・手軟・足軟・口軟・筋肉軟という。頭項軟は首がすわらない。手軟は物を握ったり持ち上げたりできない。足軟は立てない。口軟は唇が薄く、噛む力がない。筋肉軟は筋肉がゆるみ動きに力がないこと。東洋医学において、「五遅五軟」の症状はすべて先天的な腎気の不足や早産、後天的な栄養失調による脾胃の損傷が原因だととられるが、現代社会においては先天的な腎気の不足によるものが圧倒的に多い。腎気とは成長や老化をつかさどるエネルギーのことで、これが弱いと特に小児の場合は成長不全に、青年〜中年期は生理や発育の不全、老年期では老化が早まるというリスクを負いやすくなる。従って、「五遅五軟」の症状のどれかが現れる場合は、直ちに漢方の医者に相談し、小児期から「補腎健脾」の治療をすべきである。スタートラインの時点でそのまま放置しておくと、その後の成

長・成熟・老化のそれぞれの段階で影を落としてしまうからである。

　もう一つの発達不全の症状はおねしょをすること。七、八歳になっても、甚だしい場合は十四、五歳になってもおねしょをする子供が珍しくない。これも先天的に腎気が不足している印である。または、後天で与えられる食にも関係している。東洋医学においては、甘いものをとりすぎると腎臓の機能を抑制すると認識されている。子供に甘い菓子類や飲み物を無制限に与えることによって、子供の腎臓の機能の発達にダメージを受けることになる。幼児期の虫歯も腎気が受けたダメージから来るものである。

2　十四歳までの少女の正常な発育と注意点

　「十四歳にして、天癸が発生し、任脈が通じ、太衝脈が盛んになり、月経が周期的に始まる。ゆえに子を産むことができる。」

　十四歳になり、「天癸」が発生してある一定のレベルを超えると、任脈が通じるようになり、太衝脈が次第に活発になる。そこで初潮がやってくる。ここから生殖能力を備える。
　「天癸」とは、腎気が一定まで充満すると、人体内で自然に生成される液状物質のことで、性器官の発育と成熟を促し、生殖能力を備えさせる働きを持ち、毎月の生理の形成や生理が来るのに重要なものである。現代医学では、天癸は体内の性腺刺激ホルモン（卵巣刺激ホルモン、黄体形成ホルモン）、性激素（卵巣ホルモン、黄体ホルモン）と似た作用があると考えられている。「天癸」がなければ、女性は一生生理がなく、胸も発達しない。このような女性は「石女」という。任脈の話をする前に、まず経脈の基礎知識を述べておこう。人体には合わせて二十の経脈がある。この二十の経脈は二つのグループに分けられている。一つは「十二正経」といい、その中の六つは臓に属し、六つは腑に属する。この「十二正経」に流れているのは「後天の気」である。即ち、人が生まれてから呼吸する空気と食べ物から生じるエネルギーである。これとは違って、人間にはもう一つのエネルギーシステムがある、それは先天の気、東洋医学でい

う「元気」である。「元気」は腎精より化生し、「十二正経」とまったく違う流れ方になる。元気は腹部の丹田から発し、八つの脈から流れて体表まで到達する。八つの経脈は「奇経八脈」という。「奇経八脈」に最も重要な経脈は任脈と督脈である。「任脈」の「任」は妊娠や生育の意味もあり、全身の陰経（五臓の経脈）の脈気の総任として、陰経の気・血・津・精・液を調整し、妊娠と胎児の養育を主り、女性の月経・帯下・妊娠・分娩などに密接な関係を持っている。身体の前面の中心にある経脈で、会陰穴から始まり、腹部の中線さらに臍を通って顎先の承漿穴で終わる。その支流は上下の唇を一周して上に流れて目を通って、最後に脳に入る。ゆえに女性の任脈の気血が充実かどうかは唇を見れば分かる。唇が豊満で色が良く潤っていれば、持っている生殖能力が強い

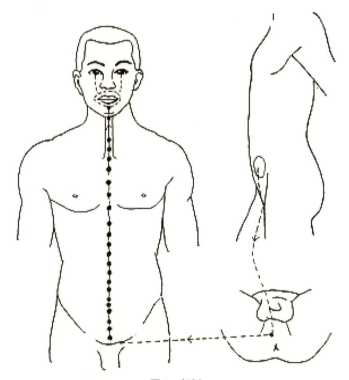

図1　任脈
出所：「養生太極」ウェブサイトより（以下同）。

と判断できる。逆に、唇が蒼白で乾燥している場合は、任脈の気血の流れが悪く、生殖機能は良くないと判断できる。任脈が通じ気血が十分であれば妊娠できる条件が始めて備わる。ゆえに、女性にとっては、任脈は大変重要である。
「衝脈」も「奇経八脈」の一つである。「衝」は要衝の意味があり、全身の要衝に位置する。衝脈は、十二経脈および五臓六腑の気血を調節する要衝であり、「十二経脈の海」「五臓六腑の海」と言われている。子宮から始まり、腎の脈と交わり、咽で終わる。衝脈・任脈の生理機能は、女性の場合は主に生理・胎・産を主るが、特に生理や胸の発育と密接な関係がある。衝脈の気血が充分であ

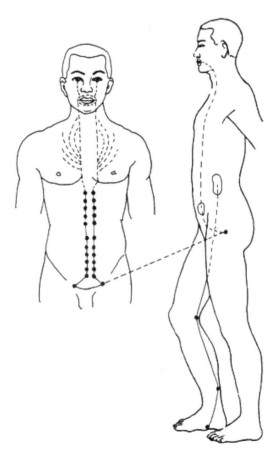

図2　太衝脈

れば、乳房が大きい。生理の前に乳房が張ったり痛くなったりするのは、衝脈の気血が波のように周期的に勢いよくぶつかってきたサインである。女性の生理が周期的に来ることは、まさに波が後から押し寄せてきたようなことである。ゆえに、生理前から怒りっぽくなるのは自然のことである。この波の周期は 28 日間で、生理が前後三日間ずれたら正常範囲であるが、この範囲を超える場合は健康に注意を払うべきである。生理は女性の健康の晴雨表である。衝脈と任脈の盛衰は、天癸によって調節されており、天癸が充盛していれば衝脈も盛んで、任脈は通じ、月経は定期的に訪れ、胎児を養育する機能も正常であ

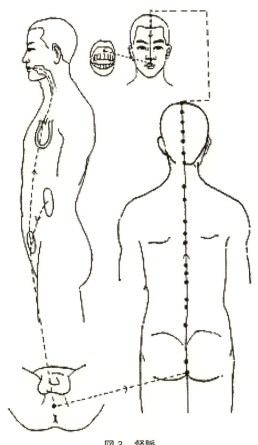

図3　督脈

るはず。ついでであるが、衝脈の流れルートは通常は咽までと表記されているが、実際のところ、さらに口まで流れて口を一周する。男性は生理がないので、衝脈の気血が充実していて、下に行かずこの脈の末梢まで流れる。従って男性には髭が生える。青髭の男性は衝脈の気血が充実しているサイン。また、女性は閉経したら、髭が生える場合がある。

　ところが、十四歳前後月経が訪れるのは正常であるが、現代の社会において、十一、二歳乃至もっと低い年齢にすでに月経が始まることがあれば、七、八歳から胸が発達し始める女の子が増えていることも現実である。その深層原因は、やはり現代社会に特有な状況が影響していることが考えられる。まずは、飲食物特に肉類や卵類に入っている成長ホルモンが、動物を早く成長させる働きがあるが、これらを食べる人間にも同様な作用がある。人間は、生き物の成長規律を無視して、利益ばかりを追求するあげく、人間自身に報いが生じてしまう。それから、テレビやゲーム、まんが、ネットの一部の内容が、見ている子供の情欲を過早に呼び起こすことも一因だと言える。三つ目は、生活リズムの乱れである。昔と違って、テレビ、携帯電話、インターネット、ゲーム、これらが氾濫していて、魔法のように大人も子供も無意識のうちにどんどん吸い込まれて離れることができず、深夜までこれらの画面の前に縛られてしまう。子供は養鶏工場に二十四時間照明をつけっ放しのなかで生きている鶏のようで、人為的に日照時間を作られて昼を伸ばされた中で、過早に成長してしまう。生活リズムの乱れは、子供の過早成長だけでなく、大人の慢性病の一因とも考えられる。月経過早は一部の婦人病にも関係すると言われており、早熟により早衰をもたらすことは言うまでもない。これは現代社会の悲哀である。

3　一生に一度しかない最も美しい二十一歳

「二十一歳にして、腎気が平均する。ゆえに真歯が生え揃う。」

　二十一歳になると、腎気が平均的なレベルになり、身体の発育が基本的に完成し、親知らずが生えてくる。腎気の発達により生殖機能が備わると、次のス

テップとして腎気が身体のほかの器官の成長へ注がれる。女性は二十一歳前後で親知らずが生える。親しらずは人生において最後に生える歯である。もしこの年になっても親知らずが生えない場合、または生えてもまっすぐではなく横の方向になったり、成長が途中で止まったりする場合は、腎気が不足しているサインと思われる。一生生えない人もいるらしい。この年になると、女性は身長も胸も骨盤も成長はここで止まる。従って、胸などの発達を良くしたければ、二十一歳までの間しっかりと任脈と衝脈の流れをよくし、同時にこれらの源となる丹田の気を保養することが大事である。ところが、現代社会においては、セクシーさを追い求める余り、おへそを出す服や露出が多い服を着たり、また、一時的な爽快感を楽しむために冷たいものを飲食したりして、丹田の周りはいつも冷えている。これは生理痛や生理不調、または閉経の一つの原因と考えられる。閉経すると、女性の口周辺にも髭が生える場合がある。なお、もう一つ女性の生理に影響することは中絶である。中絶する行為は、丹田の気にダメージを与えてしまうことになる。さらに何回も重なると、次第にうつ病になったり、妊娠したい時にできなかったり、生理不調になったり、顔色が悪くなったりする。

　二十一歳は女性の一生において、最も元気で、最も美しい、最も性的魅力が溢れる年である。

4　花を思いっきり咲かせよう──女性としての黄金期の二十八歳

　「二十八歳にして、筋骨が堅固になり、髪が生え揃い、体が発達し丈夫になる。」

　二十八歳になると腎気がピークまで達して、筋骨も髪の毛も最も良好な状態になる。二十一歳から二十八歳までは、女性にとって最高の黄金時期であり、生育に最適の時期である。女性は二十一歳すぎると背が伸びなくなるが、腎気は相変わらず増えていく。ただ、この段階では、成長エネルギーは臓腑や各器官を充実させるために使われるので、体の変化として現れたのは「筋骨堅」で

ある。「水生木」「腎属水」「肝属木」とは東洋医学の基本理論である。つまり、腎と肝の性質を五行に当てて例えると、腎は水のような性質を持ち、肝は伸びる木のような性質を持つ。水の供給があるからこそ木が生きられる、だから腎は肝の母であるという。腎は骨を主り、肝は筋を主るということから、腎気がさらに増えていくと、骨がこれまでよりも丈夫になり、筋の弾力性も増強する。これらと同時に、髪の毛の量と質も最大限に発達する。その理由は、「腎主骨、其華在髪。」「肝蔵血」「髪為血之餘」。つまり、髪の潤い、光沢や色は腎によって決まり、髪の量は肝によって決まる。この段階での女性は、髪の量と質がともに最高の状態まで達している。腎気が発達して、血が十分な量がある時、髪の毛が黒く輝いていて、茂っているはず。逆に、もしこの段階で筋と骨が丈夫ではなく、また、髪の毛が抜けたり白髪が出たりする場合は、腎気から送られるエネルギーがすでに減少の状態になっていると判断できる、言い換えれば、ピークまで発達せずに、すでに老化の段階に入ったということである。

　二十八歳まででは、摂取した食べ物をエッセンスに転化して、骨髄に貯蓄することができる。この段階までは精気の貯蓄は消耗より多い。しかし、二十八歳過ぎると、精気の消耗は次第に貯蓄より多くなる。従って、二十一歳から二十八歳までの段階は女性にとっては最も美しい黄金時代である。物事は極限まで達したら、下り坂を辿っていく。これは自然の規律である。二十八歳までは、女性は妊娠しやすく、この時期に生んだ子供は元気であるだけでなく、母親も体力的に余裕があるはず。二十八歳を過ぎると、女性が次第に妊娠しにくくなり、子供の元気度や母親の体力も落ちることが自然のことである。

5　三十五歳からは下り坂

「三十五歳にして、陽明脈が衰え、顔の血色が悪くなり、髪が抜け始める。」

　三十五歳からは、女性の体が下り坂になっていく。体に二つの変化が現れる。その一つは「面始焦」である。顔色がくすみ始め、しわが出来やすくなる。その理由は陽明脈（胃の経脈と大腸の経脈）に流れる気血が衰えてきたからで

ある。胃経の循行ルートは目の下方から顔、口を通っていくので、胃経が衰えると、目の下にくまができたり口の周辺が弛んだり顔にしわやシミができたりする。大腸経の循行ルートは、人差し指から撓骨の上を通り、肘に出来る横紋（しわ）の外側から肩関節の前に上がり、鎖骨の上から首に入り、顎の下から歯を回って鼻の横から目頭まで流れているので、大腸経が衰えると、まず便秘の症状がみられ、それから顔には潤いと光沢がだんだん消えてしまうのである。胃と大腸はともに六腑に属す。六腑は陽の性質を持ち、常に活発に活動していて温かい状態を保つはずだが、その機能が衰えると、動きが鈍くなり、温かさが消えていく。体表に現れると、顔に黒ずみが出て、輝き、潤い、弾力が次第に消えていく。胃の経脈はほぼ顔全体を覆うので、胃の機能が弱くなると、顔色も変わるし、顔の形も垂れていく。大腸経が上の唇に交差して通過し、鼻の両側に止まる。つまり、陽明脈が衰えるとは、胃と大腸の機能が衰え始めたということである。この時期よく見られる症状として、顔にシミが増えたり、目にくまができたり、起床時に下瞼が腫れたり、法令線ができたり、前額に横のしわができたりする。これらの見た目の変化の根本的な原因は、胃と大腸の機能の衰えにある。これらの体の変化に伴い、三十五歳過ぎてから妊娠すると、難産や胎児の先天的欠陥の可能性が増えてくる。しかし、もし胃と大腸の機能を常によい状態に保つことができれば、これらの変化を遅らせることや改善することができるはずである。そのため、胃と大腸に最も必要な食を摂取し、胃と大腸にやさしい生活習慣を身につけることが必要と思われる。換言すれば、若さと美しさと健康を保つには、その根本的な手段は高価な化粧品や整形手術ではなく、胃と大腸の保養とそれぞれの経脈の流れを良くすることが肝心なことである。

　女性は三十五歳をすぎてから体にもう一つの変化が訪れる。それは髪が抜けることである。気血が全身にスムーズにめぐるのに十分足りている段階では、髪の伸びがよく、色が黒く光沢があって、抜けたりはしないが、三十五歳過ぎてからは、髪の毛が抜け始める。その深層原因は、「髪為血之之餘」にある。臓腑に供給する以外にも気血が十分余っていれば、髪の成長に注がれるが、気血が消耗されて、中枢の地位にある臓腑に供給する以外余裕がない段階に入った時に、末梢を犠牲にし、主に中枢の臓腑に回される。そこで、髪の毛が抜け

始める。従って、髪を梳かす時やお風呂に入る時に、髪が大量に抜ける症状が出たら、まずこれまでの生活スタイルや生活リズム、精神状態及び食生活などを見直し、気血を増やすことを考えるべきである。

　もう一つの注意点を補いたい。この年齢層の女性が煩うもう一つの体の不調は便秘のことである。今現在の市販薬を服用して強制的に便を出すことや、大腸を洗浄したりする行為は、大腸自身が持つ機能にダメージを与えることになる。これらの市販薬は、仮に一時的に有効で気分爽快に感じても、時間が経つ

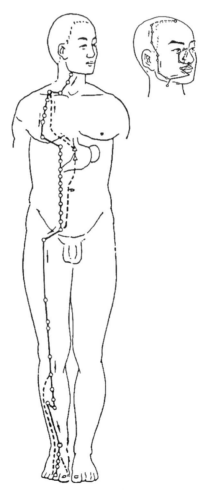

図4　胃経

につれ、段々効かなくなってしまうことはパッタンである。実は、便秘をもたらした深層原因は、大腸の機能の衰えによるものである。大腸の動きが鈍くなったり、或いは大腸を支えるエネルギーが不足だったりすると、便秘の症状が現れる。逆に、もし大腸の機能がよく、動きが活発であれば、顔にやつれが出たり、髪が抜けたり、便秘だったりするはずはない。便秘を根本的に改善するには、心身の両面から着手すべきだと思われる。人は常に憂鬱、緊張、不安や心配の精神状態に陥ると、心臓だけでなく、肺臓と大腸にも影響を与えることになる。従って、精神状態を改善することは便秘の症状にとって必要不可欠

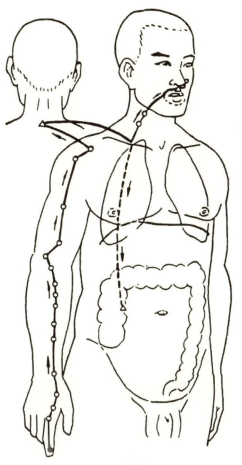

図5　大腸経

である。同時に、体の面では、お腹と大腸経のマッサージが大事だと思われる。これらに加えて、食事の面も、消化しにくい肉類などを控えて雑穀類の摂取を心がけることも一つのキーポイントである。

6　四十二歳：中年期の変化を遅らせるカギは何か

「四十二歳にして、三つの陽脈が上部で衰え、顔全体が変色し、髪が白くなり始める。」

　四十二歳は女性にとって一つの分水嶺で、ここから中年に入る。この時期では、顔を通る三つの陽脈が衰えていく。三つの経脈とは、手の三陽脈と足の三陽脈を指す。手の三陽経（手の太陽小腸経、手の少陽三焦経、手の陽明大腸経）はすべて手指から始まり、手から頭に走行し頭面部で各々その同名の足三陽経と交わる。足の三つの陽経（足の太陽膀胱経、足の少陽胆経、足陽明胃経）はすべて頭面部から始まり、頭から足に走行し、足趾で各々対応する足三陰経と交わる。前述通り、三十五歳過ぎてからは、三陽経の六つの経脈のうち、陽明脈である胃経と大腸経が衰え始めるが、四十二歳を過ぎると、ほかの四つの経脈もそれに続けて衰え始める。
　これらの六つの経脈即ち六腑の経脈に流れる気血が弱くなると、顔のたるみや目と眉の周りのしわ、やつれ、白髪が多くなり始める。妊娠してもリスクが高くなってしまう。このようは外観の変化は自然の規律ではあるが、これらの変化の深層原因である六腑の衰えを止めることで、美しさと若さを保つことが十分可能である。六腑の機能は一言でいうと消化吸収排泄機能である。「消」の機能を担うのは基本的に胃である。胃からは胃酸が分泌され、食べた物を分解して練り状にする。この段階では「消」といい、あくまでも食べの状態を変化させるにすぎず、性質そのものがまだ変化していない。「化」は練り状の物をさらに質的に変化させることで、このプロセスは小腸内で行われる。『黄帝内経』に小腸の生理的な機能についてこのように表現されている。「小腸者、受盛之官、化物出焉。」（小腸は受盛の官、化物これより出ず）。意味は、小腸

は食べ物を受け入れて、化物（消化、化生）機能により練り状の物がさらに消化され、水穀は精微物質に転化し、全身に必要な栄養を供給する。「化」の完成に必要不可欠なものは消化酵素である。消化酵素は小腸内で生かされ、小腸の「化物」の機能を果たす。

　ところが、消化酵素は温度にとてもデリケートであるという性質を持ち、小腸の温度が低ければ消化酵素が働かない。そこで、食べた物が精微物質に転化できず、或いはアレルギー症状を起こしてしまう。日常生活のなかで、よく海

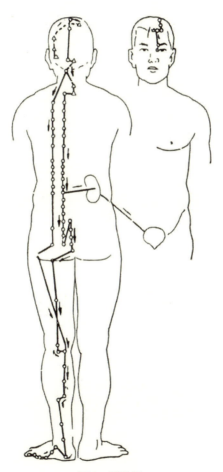

図6　膀胱経

鮮や陰寒の性質を持つ物を食べた後、湿疹や肌の痒みを起こすが、その原因は陰寒の性質の食べ物が体に必要な精微物質或いはエネルギーに転化できないからである。ゆえに、小腸の温度が低く、さらに食べ物の性質が陰寒で、または食べ物が冷たければ、小腸の「化物」の機能を果たせなくなる。根本から言えば、女性の顔にくすみ、ざ瘡、シミ、シワができる深層原因は、胃腸の温度が低すぎるからである。従って、女性にとって、若さと美しさを保つには、六腑の機能を衰えさせず、胃腸を常に温かい状態にキープすることが最も肝心なポ

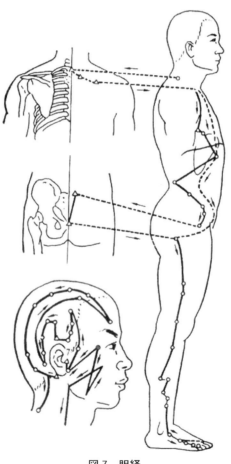

図7　胆経

イントである。そのため、二つのことを心掛ける必要がある。

　まず一つは、飲食物の温度と性質に注意を配らなくてはならない。冷たい飲み物やアイスクリーム、デザート類などの冷やした物はもちろん、冷たい性質の物も控えなければならない。それから、食べ物の性質が冷たいのであれば、いくら温めてもその性質が変わりはしない。牛乳や深海に生息する海鮮物などがその例である。

　次に服装のこと。現代女子はセクシーさと格好の良さを追い求めるあまり、おへそや背中を出したり、冬でも短いスカートやショートパンツを穿いたりする。その結果、顔にはニキビやざ瘡が出来たり、顔色が悪かったり、お腹周りが冷たいのはもちろん、手足が一年中冷たかったり、冷え症だったり、生理痛や生理不順だったりして、若さと美しさを保つどころか老化の早期化や婦人病に繋がってしまう。体を冷やすことは百害があっても一利なし。

　この点について、特に日本人の方に注意してもらいたい。何故日本では花粉症、アレルギー、うつ病などの症状を抱える人が多いか。その根本的な一つの原因は、食べ物と生活習慣にあると考えられる。冷たい飲食物が溢れ、冷たい性質のものを知らず内に摂取して、結局これらの「陰寒」の物をうまく消化吸収することができず、最終的にマイナスエネルギーが溜まりに溜まって、これらの症状が現れてしまう。従って、症状を根本的に改善するには、薬に依存する生ぬるい方法ではなく、「釜底抽薪」（釜の下から薪を抜き取る）して、原因を無くすことを講じるべきだ。

7　四十九歳：更年期を上手く乗り越えられるか

「四十九歳にして任脈が衰え、太衝脈の気血も減少し、天癸が尽き、地道が通らなくなる、ゆえに体が衰えて子を産めなくなる。」

　四十九歳になると、個人差で前後することはあるが、通常の場合は閉経して、妊娠と生育ができなくなる。その原因は二つある。一つ目は、任脈が衰えてしまったからである。腎気が消耗されて足りなくなると、性ホルモンに似た「天

癸」が作れなくなり、とうとう枯れてしまう。二つ目は、太衝脈が衰えてしまったからである。女性の生理は太衝脈と関係しており、女性の生理は潮に似ていて、周期的に来ることの背後に、働いている原動力は太衝脈である。太衝脈の気血が減少すると、生理の周期が乱れてしまい、最後に枯れてしまうと、女性は閉経して生殖能力を失う。

　四十九歳前後で女性は閉経することが自然の生理現象であるが、しかし、現代社会では三十代で閉経するケースがよくみられる。これは言うまでもなく、早期老化の現象である。現代社会に普通だと思われる生活習慣、生活リズム及び食生活はその一因であるが、最も深刻な原因は日常生活に抱える緊張、不安やストレスにある。失恋、夫婦関係、子育て問題、職場の人間関係、仕事のプレッシャー等精神的な苦しみの源には枚挙にいとまがない。これらに関しては別のテーマで詳しく述べる。

　続けて、更年期の問題に触れなくてはならない。この段階になると、更年期障害で悩む方が多くみられ、人により症状に軽重があるが、怒りっぽい、うつ、情緒不安定、不眠、のぼせ、ほてり、発汗等が挙げられる。東洋医学においては、更年期は女性が陰から陽に変わる避けられない過程だと考える。これらの症状が出るのは、体内に溜まった鬱血がまだきれいに排出されていないことが原因で、鬱血はこれまでの数十年の間に受けた怒りやストレスによってできたものだと考えられる。更年期症状の治療は東洋医学の得意なところである。「活血化鬱」（血流を良くして、流れの悪くなった状態を改善する）の効能を持つ漢方薬を服用するのは一つの治療法であるが、経脈とツボの療法もある。

　更年期を乗り越えると女性の体は陽の体に変わり、家庭内では子育てから卒業し、職場ではある一定のポストについて安定していて、思い通り社会に活躍し、自分のしたいことをする。言い換えれば、これまででは妻・母として生きてきたが、これからはある意味で自分のために生きる女性が多い。更年期障害の治療に関して、西洋医学の場合は、自然に順応する東洋医学の基本的考えとは違って、ここ三十年あまりホルモン療法を行っている。ただ、その副作用による被害が認識されてきている。

　以上、女性の生命盛衰のプロセスである。

第二章
男性の生理的に変化する周期

「素問・上古天真論」では、女性の話の後、続けて男性についてこのようにいう。

「丈夫八歳、腎気実、髪長歯更。二八、腎気盛、天癸至、精気溢瀉、陰陽和、故能有子。三八、腎気平均、筋骨勁強、故真牙生而長極。四八、筋骨隆盛、肌肉満壮。五八、腎気衰、髪堕歯枯。六八、陽気衰竭於上、面焦、髪鬢斑白。七八、肝気衰、筋不能動。天癸竭、精少、腎蔵衰、形體皆極。八八、則歯髪去。腎者主水、受五蔵六府之精而蔵之。故五蔵盛乃能瀉。今五蔵皆衰、筋骨解堕、天癸尽矣、故髪鬢白、身體重、行歩不正而無子耳。」

「男性は八歳にして、腎気が充実してきて、髪が勢いよく生えてきて、歯が生え換わる。

十六歳にして、腎気が盛んになり、天癸が発生し、精気が溢れて射精し、陰と陽、血と気のバランスが穏やかになる。ゆえに男女関係を持てば、子を作ることができる。

二十四歳にして、腎気が平均し、筋骨が逞しく強くなる。ゆえに真歯が生え揃う。

三十二歳にして、筋骨が隆盛になり、肌肉が満ちて丈夫になる。

四十歳にして、腎気が衰え、髪が抜け、歯が枯れる。

四十八歳にして、陽気が衰え上部で尽き、顔が変色しもみあげが白くなる。

五十六歳にして、肝気が衰え、筋の動きが鈍くなる。【説明：「天癸竭」から始まる十二文字は「錯簡」と疑う。元々「八八」の文にあったもので、「八八、天癸竭、精少、腎蔵衰、形體皆極。則歯髪去。」の表現は道理にあっている、

と考える。」

　六十四歳にして、天癸が尽き、精がわずかになり、腎蔵が衰え、体型が崩れ、身体が全て疲弊する。そこで、歯と髪が抜け去る。腎は水をつかさどり、五臓六腑の精を受けてこれを収める。ゆえに五臓が盛んであれば、射精することもできる。今、五臓が全て衰え、筋骨が緩み、天癸が尽きている。ゆえに髪が白くなり、身体は重く、真直ぐな歩行もままならず、子を作ることができなくなる。」

　男性は、女性と異なり、生理リズムは八年ごとに変化する。以下、男性の一生の生理変化を順次に解説する。

1　八歳までの男児の正常な発育と健康

「男性は八歳にして、腎気が充実してきて、髪が勢いよく生えてきて、歯が生え換わる。」

　八歳になると、腎気が活発になり、その身体の変化としての現れは、乳歯が抜けて永久歯が生え、髪の毛の伸びが良くなる。男の子は女の子より一歳遅れて、数え年八歳前後で乳歯が抜けて、永久歯が生える。通常の場合は、綺麗な永久歯が生えるはずだが、生える途中止まったり、生えても歯と歯に隙間があったりするケースがよく見られる。また、この段階では、男の子の髪は一週間ごとに切らなければならないスピードで成長するはずだが、髪の毛が細くて元気なく伸びが悪いケースも見られる。これらの現象の根本的な原因は先天的に腎気不足か、または後天での育て方に問題があったかと考えられる。今一番問題とされているのは、甘い飲食物である。甘いジュース、甘いお菓子類が、いつでもどこでも置いてあり、子供が欲しいかどうかに関係なく常に与えられている。甘いものはある一定の量を摂取しては、脾臓や胃のような消化吸収系統には良いが、度を超えると、消化吸収系統にも悪く、特に腎臓へのダメージが大きいため、腎気の発達を制限してしまう。虫歯になる根本的な原因は、甘

食の過多摂取により腎気がダメージを受けてしまったからである。これらの問題を解決するには、甘いものを控えて、ナッツ類を摂取させるなど、腎気を補うことが大事だと思われる。

2　十六歳前後の少年の正常な発育と注意点

「十六歳にして、腎気が盛んになり、天癸が発生し、精気が溢れて射精し、陰と陽、血と気のバランスが穏やかになる。ゆえに男女関係を持てば、子を作ることができる。」

十六歳になると、腎気がますます盛んになるにつれ、「天癸」が発生してある一定のレベルを超える。「天癸」とは前述通り、体内で自然に生成される物質で、性機能と性心理の発育と成熟を促す原動力である。男性にとって、「天癸」は精液として現れる。「精気溢瀉」とは、具体的に言うと、「精」は生殖の精、男性の精液を指す。「気」は「元気」、腎気より化生されたエネルギーを指す。「精」と「気」がともに充実して溢れるため、刺激がなくても遺精が自然に起こる。これは生理的に成熟し、健康の徴である。即ち、この段階は、男性の性の発育が始まり、生殖能力が備わる時期である。古代中国では、男性は二十歳になると、「冠礼」即ち成人式が行われ、髪の毛を縛って冠を被る。これから一人前の成人になることを意味する。しかし、生殖能力が備わるとは言え、まだまだ成長の途中であるため、男性の本来持つ「尚武」精神を生かし、たくさん運動し、「精」と「気」を身体の成長と脳の発達に注ぐべきであり、結婚や男女関係を持つことはまだ時期尚早と言える。この段階では、男性の第二次性徴として、まず喉頭隆起（喉仏）が次第に顕著に現れて、声変わりする。それから、口周りには髭が生えてくる。同時に骨が太く堅くなり、背の伸びが速くなる。喉頭隆起と髭の現れは衝脈に流れる気血が旺盛になったからである。女性は十四歳に「太衝脈盛」になった時点で、腎気が太衝脈の下の流れルートに沿って流れ、生理が周期的に訪れるが、男性は生理がないので、腎気が太衝脈の上の流れルートに沿って流れ、喉頭隆起と髭が現れる。

ところが、現代社会では憂慮すべき異常な現象が益々顕著になっている。十六歳を過ぎた男子でも髭が生えないまたは少ない。しかも喉頭隆起がなく、話声が女っぽくとても正常の発育とは程遠い。これは何故か。東洋医学の観点から以下のように考えられる。一つ目の原因は遺尿。生まれてから十五、六歳まで遺尿し続ける人が珍しくないと聞いている。「腎主二便」(腎臓は大便と小便を主る)、腎気が不足していると、二便に支障が出てしまう。逆に遺尿することは腎気が漏れることになり、結局のところ悪循環になってしまう。遺尿を止めるのに、漢方薬もあれば食事療法もある。

　二つ目の原因は人為的な遺精。現代のネット社会では、夥しい色情関係の情報や動画による青少年に与えるマイナスの刺激が、想像を遥かに超えている。これは青少年の心身問題の元凶とも言える。人為的な射精がもたらしたものは、前述の現象以外、以下の症状が若い男子によく見られる。その一、いつも無気力で、疲れやすい。その二、このような行為が長続きすると、目には硝子体混濁、飛蚊症、乾燥症、目が眩むなどの症状が現れる。その三、髪の毛が抜ける。その四、ふくらはぎがだるくて力が入らない。その五、腹部がこわばって冷たい。その六、集中力がなく、すべてに対して無関心、無感動。このような症状を根治するには、まず人為的な射精行為を止めること。体の下から漏れなければ、十分な精気が始めて体の成長や脳の発達に注ぐことができるからである。

　三つ目の原因は薬の濫用である。子供が成長の段階で発熱したり風邪を引いたりすることはごく普通のことである。発熱の原因はたくさんあるが、成長するための発熱の場合もある。しかし、病院で診察を受けると、抗生物質を処方されることが多々ある。抗生物質はウイルスや細菌を殺したり増殖を防ぎ、熱を下げる効果があるが、寒涼の性質も持つものなので、胃腸や腎臓などにダメージを与え、前述の現象やアレルギー症状をもたらしてしまうことがある。風邪や発熱を退治するには、抗生物質は唯一の治療法ではない。五千年もの歴史を持つ東洋医学では優れた漢方薬もあれば、驚くほど効果の速い小児マッサージもある。

3 あるべき二十四歳の熱血男児像と現代青年との対照

「二十四歳にして、腎気が平均し、筋骨が逞しく強くなる。ゆえに真歯が生え揃い、身長が極限まで伸びる。」

十六歳から二十四歳までは、男性にとって最も食欲旺盛の時期である。二十四歳前後からは、男性の身体状況が最高の段階に入り、腎気がさらに充実して、生殖能力を強固にする以外、余裕が出てきて体の隅々まで行き渡る。体において、脳、骨髄、脊髄等の発育はすべて腎気が左右しているので、身長が存分に伸び、筋骨がさらに隆盛になる。二十四歳を過ぎると身長が伸びなくなるので、腎気をもっぱら体の成長と発達に注げば、良い体格になるはず。親知らずもこの時期に生える。女性と同様、先天的に腎気が不足している、または腎気を使いすぎ、または遺精がひどい場合、親知らずが遅れて生えるか、一生生えない場合がある。親知らずが正常に生えることは、腎気が正常であると言える。

男性の発育と成長は「精化気、気化神」（精より気に化わり、気より神に化わり）というプロセスである。ここでいう「精」とは、精液を含めた人体中のエキス的な栄養物質である。この「精」が生命エネルギーである「気」に転換し、さらにアップして、「気」から意識や精神活動、創造性などを含める高度な精神の「神」に転化する、という過程である。しかし、たくさんの男性はこの段階での発育が思わしくない。彼らの「精」が夜更かし、または人為的な「失精」「遺精」により漏れてしまい、生命エネルギーである「気」に転換できず、一生の運命に影を落としてしまった。十代から二十代の女性にとって最も「精」にダメージを与える行為は中絶することであるが、男性にとって最も「精」にダメージを与える行為は人為的な遺精、失精である。快感を求めるあまり、毎日のように人為的に「失精」する人は少なくない。このような行為は腎気を使いすぎてしまい、お金に例えると支出超過のような感じで、「精」がダメージを受けるとさらに「気」「神」まで連鎖反応が起きて、初段階では無

気力、何に対して無関心、無感動、集中力がなく、心此処に在らずのような症状だが、発展していくと次第に鬱病に繋がってしまう。残念ながら、うつ病になってもこのような深刻な原因を知らずに、「失精」行為を止められない人がたくさんいるようだ。古代中国では男女行為を「合陰陽」といい、「孤陽不生、独陰不長」（陰ばかりでも、陽ばかりでも、陰陽は成長できない）の考え方がある。陽と陰、男と女、互いに依存し互いに用いる。陰陽関係である人体の臓と腑にせよ、男と女にせよ、陰陽間の相互協調は人体の健康の根本であり、この種の関係が破壊されれば、健康や生理病理などに大きな影響を与えると認識している。従って、同じ「失精」でも人為的のほうが「孤陽」となり、心身の健康には大きな影響を与えてしまうのは当然のことである。

　十六歳から二十四歳までは、男性の一生においては成長・成熟の最重要時期であり、正しい認識を持って最高の体を作り、「積精全神」（精を積み、神気を保全する）して、今後の幸せの土台を作ることが重要である。すでに「失精」して様々な症状が現れている場合は、腎気（精気）をこれ以上漏れないよう治療対策を考え、そして実行すること、これを第一要務として、食生活や生活習慣から直すべきである。腎気を補うため有効な食物を挙げると、子孫を育む旺盛な生命力を持つ五穀や種類、ナッツ類が最高であり、これらを意識的に摂取すること。「彼の生命力を以て己の生命力を補う」という意味である。それから、夜更かしは腎気を過剰に消耗するので、十一時までに寝ること。ほかに耳マッサージ法やツボのマッサージ法はたくさんあるが、文末に紹介する。「失精」がひどい場合、自分の意識で行為をコントロールすることは難しいので、漢方の医者に相談することも勧めるし、体を鍛える運動や、学業、趣味に精力を注ぐことは根本だと認識してもらいたい。

4　三十二歳の男性が最も魅力的

「三十二歳にして、筋骨が隆盛になり、肌肉が満ちて丈夫になる。」

　三十二歳になると、腎気の充実がピークになる。身体の変化としては、筋骨

がたくましくなり、肌肉が豊かになる。即ち、二十四歳から三十二歳までの時期は男性の体のすべてが成熟して最高の状態になる。現代の臨床研究にも裏付けられたように、この時期の精子の質が最高だと言われている。古代中国の伝統では、「女子二十而嫁、男子三十而娶」の社会約束がある。女性は二十一歳から二十八歳までの時期、男性は二十四歳から三十二歳までの時期が、腎気が最も充実する時期である。身体の状態はピークであるため、結婚するのに最適な時期であると言えよう。この時期の男性は肉つきにしても、筋骨の丈夫さにしても、中から滲み出る雰囲気にしても、性的な魅力を放ち、エネルギーが溢れ出ている。この時期に結婚すれば質のいい子供を産める可能性が高い。

しかし、体の周期的な変化はすべて繋がっている。これまでの成長段階で体の発達が十分できていなければ、三十二歳前後になっても十分に成熟できずに、花が咲く前に枯れるように、そのまま老化の道に進んで行く。今現在よく見られる三十代の「五十肩」、白髪、円形脱毛、禿頭、肥満、不眠、性不能など様々な年齢に相応しくない症状は、言うまでもなく老化の早期化であり、これまでの成長段階での「失精」、生活習慣、食生活、電子機械などの影響が大きい。

5 四十歳は男性の下り坂

「四十歳にして、腎気が衰え、髪が抜け、歯が枯れる。」

四十歳からは、腎気が衰え始めて、体が下り坂になっていく。身体の変化として、髪の毛が抜け始めて、歯の潤いも減少し始める。生殖能力はまだまだあるが、精子の質が悪くなり始める。「盛者必衰」「物極必反」の言葉のように、すべての物事は発展して頂点まで達すると必ず反対の方向に転じる。人間の身体もそう。三十二歳過ぎてから少しずつ体の変化を感じるようになり、四十歳前後ではっきりとした変化を実感する。髪の変化も歯の変化も腎気の衰えによるもの。この時期ではまず外観においては、髪の毛の抜けが激しくなったり、円形脱毛だったり、頭のてっぺんから禿げたりする人がいる。歯はこれまでは

潤って輝いていたが、知らぬ間に乾燥状態になってしまう。乾燥が長続きすると割れやすくなったりする。これまではいくら堅いものでも平気で食べていたのに、ある日堅いものを噛む時突然歯が割れる。このような経験をする人が少なくない。

　腎気と髪、腎気と歯の関係は前述した通りであるが、「歯が枯れる」を理解するため、ここで補足して腎気と「水」の関係を説明したい。「腎主水」（腎は水を主る）、「主水」は腎の主な機能の一つとして、人体の水液の貯蔵・布散・排泄などの代謝を主宰し調節する機能を指す。水液代謝には、組織を濡潤する作用をもつ液（津液）を全身に布散することと、各組織における利用後の水分（濁）を体外に排出することが含まれる。水は胃に入り、脾によって肺に上輸され、肺気の粛降作用によって下流し膀胱に帰する。膀胱に入った水は、腎の陽気の気化作用によって清濁に分けられ、清の部分は上昇して肺に帰し再び全身に布散され、不必要となった濁の部分は膀胱から体外に排出される。「津液」とは、目の潤い、顔や皮膚の潤い、鼻の中の粘膜、口の中の唾液、歯の潤い、男性の精液と女性の陰液、骨間のクッションになる水分などが含まれる。

　近年では四十代だけでなく、十代、二十代の若い人でもドライシンドローム（乾燥症候群）現象が益々目立っているように見える。口が渇く「ドライマウス、口腔乾燥症」、目が乾く「ドライアイ、乾き目」、肌が乾く「ドライスキン、乾燥肌」、膣が乾く「ドライバジャイナ」など、全身の乾燥症状が見られる。その根本的な原因は言うまでもなく腎気の過剰消耗からくる腎機能の衰え、そこからさらに来る老化の早期化である。背景には、前述の「失精」過多のほか、ストレス社会、エアコンによる冷暖房、コンピュータ・TV・携帯電話の視聴などによる「光汚染」「情報汚染」、ゲームに夢中、口呼吸、欧米型食生活の生活環境、乱れた生活リズムなど、枚挙に暇がないほどの問題の総合的な働きで、腎気の衰えが加速して、過早老化を招いてしまった。「老化とは乾燥への推移である」「老化は水分の減少過程である」という言い方があるが、根本的なところは腎機能の衰えから来るものである。本テーマの最後に「固歯強腎法」について紹介する。

6　四十八歳：中年男性の注意点

「四十八歳にして、陽気が衰え上部で尽き、顔が変色しもみあげが白くなる。」

　男性は五十歳前後になると、顔を通る三つの陽脈（胃経、大腸経、小腸経、三焦経、胆経、膀胱経）の流れが弱くなるため、顔に黒ずみが出て、輝き・潤い・弾力が次第に消え、顔が徐々に枯れていき、顔面にしわがよる。膀胱経は両眉頭と額を、胆経と三焦経は目尻ともみあげを、大腸経は鼻の両側を、小腸経は頬骨を通過し、胃経はほぼ顔全体を覆っている。六腑の経脈がすべて顔面を通過するので、六腑の主な機能としての消化吸収機能が悪くなると、経脈が顔面までに流れるエネルギーが足りなくなる。そこで「陽気が衰え上部で尽く」ようになる。しかし、現代社会では、五十代前後に止まらず、四十代乃至三十代でも頬骨に老人性シミが出来ている人をよく見かける。これは明らかに小腸の老化によるものである。今の日本社会では、便利さと手間暇を省くことを求めて、自炊せずに外食する人が信じられないほど多くいる。食堂の料理にも、コンビニやスーパーの弁当食と甘食にも、味が濃く、塩分と糖分が多く、添加物も多く含まれているので、小腸に与えるダメージは想像がつかない。現に、中年男性はもちろん、若い世代の人でも頬骨に老人性シミが出来ている。これも不思議なことではない。逆に、もし五十歳前後になっても消化吸収能力が良好な場合は、顔に艶とハリがあって輝いていて、若々しく見えるはずである。消化吸収機能の回復には、漢方薬や鍼灸、気功などが可能である。六腑の機能が回復次第、顔色もよくなるはず。

　「もみあげが白くなる」原因も、経脈の流れルートによるものである。もみあげを通過する経脈は胆経と三焦経、消化機能においてはともに「化」（化生）として、水穀から精微物質に転化して、全身に必要な栄養を供給する機能である。ところが、胆経と三焦経を衰えさせるのは腎気の衰えである。まず、三焦経の場合は、その発生するところは丹田で、五行において、「水生木」（水は木を生む）、「腎属水」「肝胆属木」から、肝と胆の母である腎が弱くなったら、

連鎖反応として母に支えられた肝と胆が弱くなる。腎気が少しずつ衰えていくと、初段階では胆に現れ、胆の経脈に流れる気血が弱くなり、末梢となるもみあげ周辺に届かなくなって、そこで髪の毛が知らず知らずのうちに白髪になり始めたり抜けたりする。女性は「四十二歳にして、三つの陽脈が上部で衰え、顔全体が変色し、髪が白くなり始める。」が、男性は女性より発育も遅ければ老化もそれ相応に遅い。

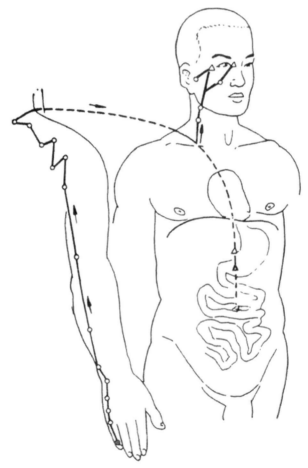

図1　小腸経

出所：「養生太極」ウェブサイトより。以下同。

胆が弱くなると、性格の面にも表れる。「胆主決断」（胆は決断を主る）、若い時は熱血男児で、腎気が満ち、胆力が溢れ出て、やりたいことをあとさきを考えずに猪突猛進してやるが、五十歳前後になると、胆気が衰えるにつれ、性格も優柔不断になり、いくら経験を積んで、大事業をやりたくても、あれこれ躊躇してなかなか決断できなくなってしまう。五十代になって創業する人が少ない訳は、このような生理的な衰えが深層に左右しているからである。

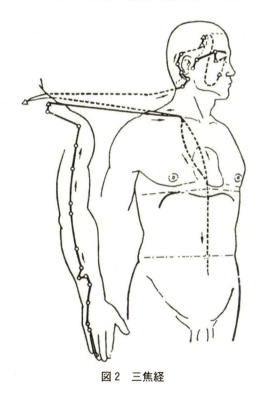

図2　三焦経

7　五十六歳：男性の健康と若さを保つ鍵は何か

「五十六歳にして、肝気が衰え、筋の動きが鈍くなる。」

五十六歳になると、肝気が減る。つまり肝の気血が不足する。筋とは身体に弾力性・伸縮性のあるすべての運動器官を指す。東洋医学において、肝の機能として、「肝蔵血」（肝は血を貯蔵する）・「肝主疏泄」（肝は疏泄を主る）・「肝主筋」（肝は筋を主る）の三つがある。

　「蔵血」とは、血の貯蔵と血流量の調節のことを指す。血は飲食物・腎気・胆汁などから作られて全身に運ばれるが、余ったものは肝に貯蔵し、必要に応じて貯蔵分を出し入れする。

　「疏泄」は昇発透泄の意味。肝気の疏泄によって全身の生理機能が舒暢に円滑に保たれることをいう。具体的には以下の通りである。

①情緒との関係。情緒がのびやかなときは、肝気は舒暢し条達して、気血は調和し経絡は通利するが、怒り・抑うつ・苦悶などがあると、疏泄が失調して肝気が欝結しやすい。

②消化機能との関係。脾の運化・脾気の散精・胆汁の分泌排出は肝気の疏泄に依存している。

③疼痛との関係。「通ずればすなわち痛まず」であり、肝気が欝滞すると気血の流通が停滞して、脇痛・肝胃気痛などの疼痛が生じる。

④月経・射精などとの関係。月経や性器は肝経と密接な関係があるので、疏泄が失調すると月経異常・勃起不能などがみられる。

　「主筋」とは、肝が腱・靱帯・関節などの組織を滋養し、筋肉の運動と支持の機能を指す。「筋」は伸び縮む性質を持っているので、腱・靱帯・関節以外に、目・爪・生殖器にも含まれる。

　もう少し分かりやすく説明すると、安静にしている時と運動している時では、明らかに後者の方が血を必要とするため、血流量を増やして、必要なところに血液が行き渡るようにする。また女性の場合、月経中、妊娠中や授乳期には普段以上に血液を消耗するため、肝の貯蔵量は少なくなり、イライラや精神不安、抜け毛や切れ毛、爪にすじの出現・変形・変色、目の不調、こむら返りなど、肝血不足の症状が現れやすくなる。筋膜や靱帯、腱は肝の血によって養分を得ているので、蔵血の働きが悪く血が不十分になると、震えや痺れを招いてしまう。また筋が弱体し、血が不十分であるのに運動を行うと怪我などのトラブルを引き起こしやすくなる。　眼を必要以上に使うと、大量の血が消耗さ

れ、血の貯蔵量が減少し、さらに眼精疲労・視力低下・翳みなどを引き起こしてしまう。

　男性は、五十六歳前後に筋の動きが鈍くなる。筋には、腱・靱帯・関節・目のことも含まれるが、ここでは主に男性の性機能を指している。「筋」は伸び縮む性質を持ち、しかも肝経は男性の性器を通っているので、男性の性器は「宗筋」と名付けられた。しかし、「筋」の伸び縮む性質は、あくまでも肝にあ

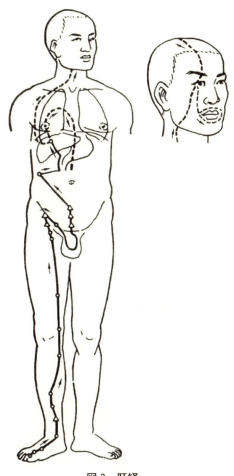

図3　肝経

る血の貯蔵量が十分であることを前提とする。前述通り、肝は「蔵血」「主筋」「主疏泄」の機能があるので、血は必要とされるとき、血流量を増やして、必要な時性器まで行き渡ることができるが、肝に血の貯蔵量が不十分な場合、必要なところまで行き渡ることができない。これは勃起不能の原因である。従って、男性の性不能の治療はまず肝から着手しなければならない。

　男性は、この時期からよく見られるもう一つの現象は小便の際の変化。いつからか便器内を狙ったはずの小便が、目標地点まで届かずに便器の下やズボンを汚してしまう。これも肝機能の低下を物語っている。

　しかし、肝機能が低下する根本原因はやはり腎気の衰えによるものである。四十八歳前後の段階では、胆経の気血の衰えによってもみあげに白髪が生える変化は腎気が衰える初段階でのしるしと説明したが、腎気の衰えが次のステップに行くと、裏表の関係にある肝に現れる。すなわち、身体の臓腑機能の強弱変化は、五行の相生相剋の関係から超越することができず、特に人の生命力の原点である腎気の変化は、ほかの臓腑に対する影響が大きい。

　いずれにせよ、五十六歳前後の男性にとって、日常生活で目の酷使・運動の過不足を避けること、怒らない・房事の節度・早寝早起きなどを心がけること、それから食生活においては、牛筋や豚筋など筋が付いている肉類や、動物の肝臓を摂取することも重要である。逆にこれまでこれらのことを節度を持って行い、己を律することができた人は、性不能現象は起きてこないはず。

8　六十四歳：体の衰えを止められるか

　「六十四歳にして、天癸が尽き、精がわずかになり、腎蔵が衰え、体型が崩れ、身体が全て疲弊する。そこで、歯と髪が抜け去る。」

　この時期では、性機能や性心理の発育と成熟を促す先天のエネルギーで「天癸」が枯れそうになるにつれ、腎気が大きく枯渇し、排精量が減る。腎気・肝気がともに減少することで、生殖能力がさらに弱まり、身体が老化する。そこで、歯の抜け・髪の抜け・白髪の増えがさらに加速する。同時に、耳が遠く

なったり、目には飛蚊症・翳み・夜盲症・白内障・緑内障のような症状が現れたり、脳萎縮、認知症などもやって来ることがある。或いは、認知症までは行かなくても、昔のことははっきり覚えているのに、今現在のことは忘れっぽい。夜は不眠に悩まされるが昼は眠くて頭がぼーっとする。これらの症状はすべて腎気、脳髄、骨髄が大変不足している印である。

　この症状を防ぐまたは緩和する対策として、少量の酒を飲むことを薦める。薬酒ならなおさら効果がいい。杜仲、クコの実、鹿茸などを紹興酒に入れると薬酒になり、肝機能の衰えを遅らせることができる。飲酒の量は体が微かに熱く感じる程度。しかし、この年齢層までになっておらず、肝気が全然衰えていない方はお酒を控えるべき。

　上述の症状はあくまでこれまで養生を知らずに腎気を消耗して生活してきた結果である。先天的に腎気が普通の人より充実している場合、または後天の日常に腎気消耗の節約に努める人には、上述の症状は当てはまらず、生殖能力がまだまだ保たれているケースが少なからずいる。

第三章
老化を止める鍵

1 「腎」というもの

　黄帝の先生である岐伯は、男性の生理変化の周期を説いた後、最後に以下のように締め括った。

「腎者主水、受五蔵六府之精而蔵之。故五蔵盛乃能瀉。今五蔵皆衰、筋骨解堕、天癸盡矣、故髪鬢白、身體重、行歩不正而無子耳。」
「腎は水をつかさどり、五臓六腑の精を受けてこれを収める。ゆえに五臓が盛んであれば、射精することもできる。今、五臓が全て衰え、筋骨が緩み、天癸が尽きている。ゆえに髪が白くなり、身体は重く、真直ぐな歩行もままならず、子を作ることができなくなる。」

　「腎は水を主る」「腎は蔵精を主る」、ここでいう「水」とは、毎日飲む水ではなく、先天的に父母から受けた「精」、脳髄・脊髄・骨髄・目の潤い・口の中の唾液・顔や皮膚の潤い、鼻の中の粘膜、歯の潤い、男性の精液と女性の陰液、骨間のクッションになる水分などが含まれている。先天の精は化生し先天の気となるので、腎の蔵精作用と人体の気の根本とは極めて重要な関係にある。そのため腎は「生気の根」と呼ばれている。腎は腎精の不要な消耗を防ぎ体内に封蔵し、気が不足すれば腎精を気と化す（化気）ことによりその不足を補う。人体の発育や生殖機能には、腎が貯蔵する精が関与する。従って、腎の蔵精機能が低下すると、精は消耗し、気は衰えることとなり、発育や生殖機能に影響を与える。

　男性は六十四歳前後になると、「精」がこれまで絶えずに消耗されてきたた

め、とうとうなくなってしまう。換言すれば、もしこれまで「精」と「水」を節約して大事に使っていたら、これらの問題が出てこないはずである。このような先天的な「精」を地球の深層に貯蔵される石油・天然ガス・石炭などに譬えることはできる。これらの資源は何億年乃至何十億年の年月をかけて化生され貯蔵されたもの。しかし、近代以来、人間は経済の発達のために、これらの資源を加速して採掘している。その結果として、地球の深層は空洞になると同時に、表層では温暖化になっている。近代以来、地球上に何故天災が絶えずに爆発しているか、この現象は、人体の腎精が過剰に消耗されてとうとう病気になったこととまったく同じである。人体の生理的な成長・成熟・衰えにつれ、腎臓とほかの臓腑に貯蔵している「精」が、ガスボンベに入っているガスのように次第に弱くなりそして消えてしまう。

ここでいう「行歩不正」は、現代医学において「小脳萎縮」の症状に当たる。脳髄が尋常ではない減り方をすると、小脳が萎縮してしまう。小脳は身体のバランスを司る器官で、萎縮すると歩行する時にバランスが取れなくなる。「腎は骨を主り、髄を生じる」から、これも腎気が不足して脳髄を支えることができなくなった印である。

人は先天的に受けた「精」の多少は決まっていて、しかも生まれてから絶えずに消耗している。「精」の消耗を節約することは健康と長生きの一つのカギである。同時に、後天の食べ物の「精」を人体の「精」に転化させることも同様な重要さを持つ。食べ物に最も人体の「精」に効率よく転化できるものは何か。答えは五穀である。「五穀養人」（五穀は人の精気、人の命を養う）は、食生活においては基本中の基本である。しかし、現代の人々はダイエット風潮のなかで、食の本質を見失ってしまい、野菜・果物・肉を第一位だと考えている。その結果、まず「精」の減少が激しくなり、続けて「神」がおかしくなり、最後にうつ病など精神的な病気を招いてしまう。【注記：東洋医学でいう「神」とは、人体の生命活動・心理活動の主宰であり、その外在の総体表現の総称である。五官と臓腑を始めとする体全体には、精・気・血・津・液等の物質が充満しており、臓腑の気の推動と調控（制御）作用の下、これらの精微物質の新陳代謝を通じ生命活動を産生し、顔や肌の色と形・目の動き方と潤い・話し方・表情・反応・挙動・精神・情志・声・呼吸音・脈象などの方面に現れる。

これらの生命活動の外在表現の総称が即ち神である。】

『黄帝内経』の「女七男八」理論から、一つのことが読み取れる。それは、東洋医学でまず着眼しているのは、病気の治療ではなく、人間の生命プロセスであるということである。人間の一生における肉体の変化は、腎気の盛衰によるものであると考えている。女性の場合、腎気と天癸の盛衰が月経や妊娠と深い関係がある。腎気が盛んになって天癸が発生すると、任脈と衝脈が盛んになり、月経が定期的に訪れる。腎気が正常なレベルであることが、正常な月経にとって必要不可欠である。腎気が不足すれば、月経不順と不妊をもたらしてしまう。さらに腎気が枯れると、閉経して更年期に入る。ここから、現代社会における女性の不妊や老化の早期化などの現象においては、その根本的な原因は腎気不足（腎虚）、または腎気を過剰に消耗することであると考えられる。男性の場合は、腎気の盛衰が性機能または生殖能力を左右する。腎気が充満して天癸が発生すると生殖能力が備わる。腎気が不足すると、身体および生殖器の発育不全、生殖機能の異常、生命力の低下、老化の早期化などが起こる。現代日本のいわゆる「草食系男子」現象の根本的な原因は腎気不足であると考えられる。腎気を消耗し続け、最後に枯渇し、天癸が尽き果てると、身体が疲弊し、生殖能力を失ってしまう。

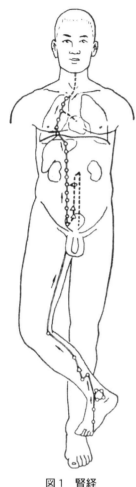

図1　腎経
出所：「養生太極」ウェブサイトより。

　このような人間の生命プロセスから、主に「先天の精」と言われる腎気が、如何にして人間の元気度または生命の質を左右するかが認識された。そこで、二つの課題が生じた。その一、どのようにして「先天の精」の量と質を保証でき、質のいい子供を生めるか。これに対する答えは道教と医学の優生法と胎教

法である。その二、腎気を保全し、生命の老化プロセスを止めることあるいは遅らせることが可能であろうか。中国道教史と医学史を見渡しても、数千年来代々取り組んできた課題はまさにこれである。言い換えれば、長生術と養生術は医学と道教の原点である。すでに早い時代から、「我命在我不在天」（我が命は我が手にある、天に左右されるものではない）のような明確なスローガンが打ち出された[168]。優生法と胎教法については別の章で論じることにするが、次節に長生術と養生術については少し触れてみたい。

2 「女七男八」の規律を超越した仙人たち

　前文では、「女七男八」の身体変化は天に定められた規律であると認識されたが、どのようにしてこの定められた運命を変えるか。答えは「素問・上古天真論」の続きの文にある。

　帝曰、「夫道者[169]、年皆百数、能有子乎。」岐伯曰、「夫道者、能却老而全形、身年雖寿、能生子也。」
　黄帝曰、「余聞上古有真人者[170]。提挈天地、把握陰陽[171]、呼吸精気、独立守神、肌肉若一[172]。故能寿敝天地、無有終時。此其道生。
　中古之時、有至人者[173]。淳徳全道、和於陰陽、調於四時、去世離俗、積精全神、游行天地之間、視聴八達之外[174]。此蓋益其寿命而強者也。亦帰於真人。
　其次有聖人者。処天地之和、従八風之理[175]、適嗜欲於世俗之間、無恚嗔之心、

168　葛洪『抱撲子内編』黄白 "我命在我不在天、還丹成金億萬年。"
169　"道者" とは、「道を知る者」の意で、つまり宇宙自然の法則を心得ている者のこと。
170　『荘子』大宗師に描かれている。仙人の別称である。
171　『黄帝内経素問』陰陽應象大論篇第五："陰陽者、天地之道也。萬物之綱紀。変化之父母。生殺之本始。神明之府也。"
172　"肌肉若一"、新校正 "案全元起注本云：身肌宗一。『太素』同。"『太素』楊上善注："真人身之肌体、与太極同質、故云 '宗一'。"
173　『荘子』天下篇 "不離於真、謂之至人。"
174　"八達"、他テキストには "八遠" となっている。
175　『素問』金匱真言論："黄帝問曰、天有八風、経有五風。何謂。岐伯対曰：八風発邪以為経風、觸五藏。" このほか、『素問』生気通天論と『霊枢』五色に「風者百病之始也」とあり、『素問』玉

行不欲離於世。被服章、挙不欲観於俗。外不労形於事、内無思想之患。以恬愉為務、以自得為功。形体不敝、精神不散。亦可以百数。
其次有賢人者。法則天地、象似日月、辯列星辰、逆従陰陽、分別四時、将従上古、合同於道。亦可使益寿而有極時。」

黄帝は言われた。「宇宙自然の法則を心得るものは、年はみな百歳以上生きられるが、百歳以上でも子供ができるか？」岐伯は答えて言った。「道を得れば老化が止まり、完全な肉体を保っているので、暦の上では歳老いても子供ができる。」

黄帝はまた言われた。「私の聞くところによると、上古には真人がいて、天地自然の奥義を知り尽くし、陰陽の変化の道理と規律を把握し、天地の最も精純な気を呼吸し、超然として精神の清浄を守り、体のリズムを宇宙のリズムとぴったり一致させ、不老不死の体をつくる。ゆえに天地が崩れるまで寿命を保ち、終りはあるようでなかったと。それが道を得て長生きするというものだ。

中古の時代に下がると、至人がいて、素朴な徳があって道を全うし、陰陽の変化、四季の推移と調和して生活し、世俗を離れ、精を蓄積して精神を全う、その精神が天地の間を遊行し、八方世界の外を見聞きする。これは彼らの寿命を延ばして体を強くする方法である。やはり真人に帰属する。

次には聖人がいて、天地の間に安んじて住み、八風の変化の規律に従い、嗜欲を世俗の習慣にあてはめるが、恨んだり怒ったりする心を持たない。平素の行いは世俗と違わず、普通の服装をし、ふるまいを目立たせない。外では身体が疲労しない程度に仕事し、内では雑な感情を持たず、静かにすべてを楽しむことを務めとし、人と比較せずに自分満足することを功績とする。そのため、肉体は壊れることがなく、精神は散ることもない。やはり百歳ぐらい寿命がある。

その次に賢人がいて、天地の法則に従い、日月の昇り沈みのリズムに合わせて生活し、星辰のつらなりをわきまえ、陰陽の消長を迎え従い、春夏秋冬の季節の変化に適応する、上古の道を得た人の養生法に従って、道と合致させる。

機真藏論と風論に「風者百病之長也」とある。『霊枢』九宮八風には、八方から来る風が八卦に基づき、八節と合わせて、身体の八つの臓腑に奥える悪影響を占った。

その結果、寿命を益し長命であった。しかしその寿命は無限ではなく限界があった。」

　長生の術を得た「道者」に四つのランクがあるとは言え、理念は一つである。「生死由命、富貴在天」（生死は運命によって定められ、富貴は天によって決められる）の儒家の理念とは異なり、中国道教とこれに基づく医学の基本理念は、人間の生命は、天地と同様、原始の気によって化生されているので、積極的に宇宙の奥義、陰陽変化の規律を知り尽くし、体のリズムを天地のリズムとぴったりと合致させれば、人体に眠っている無限の能力を引き出すことができ、「天人合一」の最高境地まで達することができる、そこで人間の限界を超越し、自分の運命を思い通りに支配し、天地のように永遠の命が得られる、と固く信じている。その方法としては、「提挈天地、把握陰陽、呼吸精気、独立守神」以外にはない。「提挈天地、把握陰陽」とは、天地自然の法則、陰陽の気の変化の規律を徹底的に究めて理解することであり、これは道教と医学を修める前提である。「呼吸精気、独立守神」とは、即ち後世の「吐故納新」の呼吸術、または内丹術、現代でいう気功のことである。呼吸法によって体内の濁気を出して、自然の精気を取り入れ、体内に精気を充満させる。そのうえ、呼吸法を通して自然に心をコントロールして精神の清静を保つ。これを補う形で、同じ『素問・上古天真論』ではこのようにいう。

　「恬淡虚無、真気従之。精神内守、病安従来。」

　心が清らかで静かであれば、真気（先天的な生命原動力）が体内をめぐる。精神を内守すれば、どうして病気になることがあろうか。

　心の持ち方と精神状態の大切さが説かれている。以上を概括すると、不老不死の術の前提は、まず天地自然の法則、陰陽の気の変化の規律を体得し、次に心の清浄を保ち、三に呼吸術を行う。「提挈天地、把握陰陽」は前提であり、「恬淡虚無」は心の持ち方と精神状態であり、「呼吸精気、独立守神」は具体的な方法である。後の中国史における内丹術を始めとするすべての養生術はみなこ

れを根本とする。

　そこで、前提としての「提挈天地、把握陰陽」は、具体的に一体どういう内容か。東洋医学と道教は天文学とこれに基づく陰陽五行術数学と深い関係がある。天文学と陰陽五行術数学なしでは東洋医学と道教が成立しないと言っても過言ではない。「提挈天地、把握陰陽」は天地自然の陰陽変化の規律と人間自身の陰陽変化の規律が含まれる。人間の陰陽変化の規律は「女七男八」の規律を含む。このテーマは中国文化の真髄に迫るところで、『易経』や老子の哲学まで遡らなければならない。これについての追究は次の課題にしておく。

3　腎気を保養して腎機能を良くする方法

(一) 叩歯呑津補腎法

　美と若さと健康は古今東西問わず、だれもが手に入れたい人類の永遠の願望である。中国の仙人の術を究める道教とそれを源とする東洋医学養生学には、このような願望を叶えるためたくさんの術が脈々と伝わっている。これらの術は一つの根本的な考え方に基づいている。それは先天の本である腎臓を保養して腎気を充実させることである。

　周囲ではよくこのような人を見かける。洗顔はしたはずなのに、顔にほこりがついているようで、艶や弾力性がなく、乾いた土のように見える。東洋医学においてこれを「気色晦暗」という。その深層原因は腎気不足にある。美容とは皮膚のケアよりも、五臓六腑が安らかで調和がとれていて、気血が充足して、経脈の流れがスムーズで、腎精が充実している場合、始めて肌に潤いと艶が生じ、滑らかで瑞々しくなる。即ち美容は内からケアすべきであり、美しさと若さは内から滲み出るものであると考える。

　「叩歯呑津補腎法」は古来よりほぼすべての不老不死の術を求める道教の典籍と医籍に記されている大変重要な養生術の一つである。ここでいう「津」とは口腔に生じた唾液を指す。これらの典籍には、唾液のことを「醴液」「華池」「玉泉」「金津玉液」「霊液」「甘露」「神水」等と呼び、大変重要な命の水として尊んできた。唾液は「精」「血」とともに生命の基本物質となっていて、仙

人になる長寿薬とされている。明の李時珍は唾液についてこのようにいう。

「人舌下有四竅、両竅通心、両竅通腎気。心気流於舌下為霊液。道家語之金漿玉醴、溢為醴泉、聚為華池、散為津液、降為甘露、所以灌漑臓腑、潤沢肢体。故修養家咽津納気、謂之清水灌霊根。」

「人間の舌の裏では四つのツボがあり、二つのツボが心に通じ、もう二つのツボが腎気に通じる。心気が流れて舌の裏まで来ると霊液と呼ばれる。道家の語で「金漿玉醴」といい、溢れて醴泉を為す、集めて華池と為す、布散して津液と為す、降下して甘露と為す。すべての臓腑を灌漑し、肢体を潤沢する。故に、養生を究める者は津液を呑み、気を納める。"玉池清水を以て霊根（不思議な生命の根）にそそぐ。"という。」

李時珍は、大自然の雨や露が降り灌ぎ、大地の万物に命の水を与えることに譬えて、唾液が舌の裏から湧き出てから、布散して臓腑と四肢に潤いを与える、と表現している。「清水灌霊根」とは、唾液を泉のように掘り出して生命の根基を養う意味である。

また、同じ明代の龔居中が『紅爐點雪』にもこのように言っている。

「津既咽下、在心化血、在肝明目、在脾養神、在肺助気、在腎生精。自然百骸調暢、諸病不生。」

唾液が呑みこまれ（全身に布散し）た後、心においては血に化し、肝においては目を明るくし、脾においては神を養い、肺においては気を助け、腎においては精を生じる。そこで百骸が調暢する。

唾液は血の生成、目の潤いと視力、精神面での集中力、呼吸の気の全身へ布散、精液と精気の生成などの生命活動に関わるものであるという。

さらに、現段階で西洋医学の最新研究では、唾液に関して以下のように認識されている。

唾液の分泌は、自律神経によってコントロールされている。リラックスして副交感神経が活発になると、唾液の量は増加して、逆に緊張し、交感神経が活

発になると減少する。ストレスが多い生活をしていると、唾液分泌が低下してしまうことになる。

　唾液は、「成長ホルモン」「長生きホルモン」「ストレス解消ホルモン」などが豊富で、唾液中には免疫物質が多く含まれている。また、八十二種類の酵素が含まれており、リゾチームやペルオキシダーゼ、ラクトフェリン、カタラーゼなどの抗菌作用や免疫作用、発がん物質を強力に分解する酵素の宝庫でもある。唾液腺ホルモンのパロチンは一種の「若返りホルモン」のようなもので、老化しやすい歯・眼・生殖器の機能を維持する働きがある。唾液の分泌量が増えると、食物の美味しさを実感し、口腔中の浄化・殺菌や歯肉の血流が促進され、また、口の中の粘膜を保護するという役割も持っているという。

　叩歯呑津補腎法は、「叩歯（こうし）」、「赤龍攪海（せきりゅうかくかい）」、「鼓漱（こそう）」、「呑津（どんしん）」の四つのステップが含まれる。

　（1）叩歯　上下の歯を三十六回軽くカチッ、カチッと音を立てて、ゆっくりとしたテンポで、お互いに叩き合うように噛み鳴らす。（※　東洋医学では「腎主骨生髄」、「歯為骨之余」といい、腎臓は骨と骨髄・脊髄・脳髄と充実と関係があり、骨の余りである歯の元気度とも関係している。言い換えれば、歯を叩くことで歯痛・歯周病・歯槽膿漏など歯関係の病気を予防し歯を丈夫にする。同時に、腎臓も骨や骨髄も刺激される。）
　（2）赤龍攪海　これは道教の典籍に記される術である。「赤龍」とは舌を指す。「攪海」とは舌を動かし、口の中でかき回して、唾液を大量に分泌させること。具体的には、まず口を閉じて舌を上あごにあて、右回りで上あごから下あごに、下あごから上あごにアゴのまわりを舌でなめながら口の中を唾液一杯にする。右回りに九回、左回りに九回行う。そこで、唾液が大量に分泌される。
　（3）鼓漱　大量の唾液で口の中をクチュクチュと漱ぐ。三十六回行う。
　（4）呑津　たまった唾液を三回に分けて、ゴックンゴックンと飲み込む。唾液を飲み込む時に同時に意念（意識、気持ち）を下丹田（おへそより少し下、関元穴あたり）に送り込み、気を沈める。

古来より、仙人の術を究める中国の養生家たちは、腎を強化する重要な術として、「叩歯呑津法」を日々の生活に取り入れて、随時に行っていたようである。継続して年月をかけて行うことによって、自然に腎気が充実になり、体中にエネルギーが満ちていて、体が軽くなり、顔色に潤いと艶が現れる。現代人はゆったりと過ごす余裕がないが、朝起床してから一回やることはせめてのことにしよう。できれば二、三回が望ましい。日々の生活のなかで意識して行い、「叩歯呑津法」を生活の一部にすることは大事である。「叩歯呑津法」は副作用なし、一文もかからない。お勧めしたい。

㈡　耳のマッサージ法

　東洋医学では、耳と腎は密接な関係がある。これを理解するために重要な医籍から以下の論述を引用する。

　『黄帝内経・素問』陰陽応象大論：「腎主耳」（腎は耳を主る）
　『諸病源候論』消渇病諸候：「腎開竅於耳」（腎は耳に開竅す）（開竅：五臓の状態が特定の器官に反映されやすいこと。五臓の機能が反映する窓ともいえる。肝は目、心は舌、脾は口唇、肺は鼻、腎は耳と二陰にそれぞれ開竅する。竅は穴を意味する。）
　『黄帝内経・霊枢』脈度：「腎気通於耳。腎和則知五音矣」（腎気は耳に通じる。腎が調和すれば、耳は五音階が判る）。
　『黄帝内経・霊枢』口問：「耳者、宗脈之所聚也。」（耳は、宗脈の集まるところである。）（説明：宗脈とは、目や耳など重要なエリアに分布し、多くの経脈の集まる重要な所である。）
　『黄帝内経・素問』痿論：「腎主身之骨髄」（腎は身体の骨と髄を主る）
　『医林改錯』：「両耳通脳、所聴之声帰於脳。」（両耳は脳に通じ、聴いた声は脳に帰す）
　『黄帝内経・霊枢』海論：「脳為髄之海」（脳は髄の海である）。「髄海不足、則脳転耳鳴、脛酸眩冒、目無所見、懈怠安臥」（脳＜髄海＞が充足されていないとふらふら感、耳鳴り、足がだるく、立ち眩み、体がだるくて寝てばかりいる）

『雑病源流犀燭』：「肺主気、一身之気貫於耳。」（肺は気を主る。身中の気は耳に集まる。）

　以上の論述を一読すれば、東洋医学における腎と耳の関係及び耳の重要性が分かるはずである。即ち、耳は単に聴覚を司る器官というだけではなく、腎臓を始めとする多くの臓腑と経脈と密接な関係を持つ大変重要な器官として捉えている。
　それから、形としては逆さになっている胎児、また腎臓の形がどこか似通っている上で、耳の表側と裏側には百余りのツボと全身の反射区が密集しているので、耳はツボの宝庫であり、全身の縮図であると言われている。従って、耳をマッサージすることで、腎臓やほかの臓腑にも多大な刺激を与え活発にさせることによって、臓腑の機能を良くし、それぞれ体に現れる症状を改善し、生命力を強化すると認識されている。（説明：「反射区」とは各器官や内臓につながるといわれる末梢神経の集中個所のこと。例えば反射区の「胃」の場所を刺激すると、人体の中の胃の働きも活発になるという仕組みである。「ツボ」が1つの点であるのに対して「反射区」は面。一ヶ所ずつの範囲が大きいのが特徴で、この反射区に基づいて揉みほぐすのが、リフレクソロジー（反射学）である。）
　東洋医学における腎機能について、本講義のこれまでにすでに言及したように、西洋医学でいうと「腎臓」「副腎」「生殖器系」「内分泌系」「ホルモン系統」「自律神経系」「視床下部」と、生命の維持に必要な器官全てを含んでおり、生長・発育・生殖をコントロールする働きがある。一言でいうと、腎は生命力の源であるとしている。これについては贅言しないが、以下、腎機能が低下すると体に現れる症状を少し列挙する。
◎腎陽虚。腎の活動エネルギーが不足した状態で、主に寒気の症状が現れる。例えば、寒がり、手足が冷える、夜間尿、頻尿、失禁、浮腫（むくみ体質・水毒）、腰がだるい、痛む、骨粗しょう症、足に力が入らない、生殖器系統に症状が出て精力減退（男性はインポテンツ、女性は不感症、不妊症）など。
◎腎陰虚。腎の物質成分の不足からきていて、ほてりや熱（虚熱）の症状が現れる。エンジンで例えるとラジエターの水が不足してオーバーヒートしてい

る状態と考えられる。例えば、手足がほてる、口・ノド・目が乾く、寝汗、腰・膝がだるく痛む、歯槽膿漏、歯肉炎、歯がグラグラする、めまい、耳鳴り、健忘症、抜け毛、白髪、不眠、多夢、遺精、月経量が少ない、閉経など。

　以下、耳のマッサージ法を説明する。
(1)　耳を引っ張る。指でそれぞれ、上部を上へ、真ん中あたりを外側へ、耳たぶを下へ、と順次引っ張る。
◎効能：頭痛・めまい・神経衰弱・耳鳴りなどに効果がある。
(2)　耳をこする。四つのステープが含まれる。
①　手の平全体を使って耳の前から後ろに滑らせていき、耳の表側を摩擦する。六回の倍数で行う。できれば三十六回行う。
②　後から前に、耳は耳の穴にかぶさるよう、手の平を滑らせ耳の裏側を摩擦する。六回の倍数で行う。できれば三十六回行う。掌全体をしっかりと密着させること、余り軽すぎると摩擦されないので効果が無い。
③　中指と人差し指で耳たぶをしっかり挟み、下から上の方向に丁寧にこする。六回の倍数で行う。できれば三十六回行う。
④　対耳輪をこする。耳の一番外側の固い所を耳輪という。人差し指を前に、親指を後ろにして耳を挟み、対耳輪を上→下、下→上に往復して摩擦する。一往復を一回とし、六の倍数で行う。できれば三十六回行う。
　対耳輪とは、人体の背骨（東洋医学では督脈という）の反射区である。下から頸椎〜胸椎〜腰椎〜骨盤となる。以上の要領で摩擦することで、背骨の気血（エネルギー）の通りを促す。これは、健脳・強腎・聡耳・明目の効果があり、美容効果も絶大である。具体的な症状として、性不能・頻尿・便秘・腰・膝がだるく痛む・頸椎痛・頭痛・めまい・胸やけ・動悸が激しいなどに効果がある。
◎効能：以上、耳全体をこすることにより、頭部と面部が暖かくなり、内耳神経を刺激するだけでなく、全身の経脈の流れを良くし、腎臓を始めとするすべての臓腑に活力を与え、疲労回復、ボケの防止、聴力減退、耳鳴り、美容等に効果がある。
(3)　耳の孔の摩擦と指抜き（抜雙耳）

人差し指をそれぞれ左右の耳の孔に入れて、指腹を時計回りと反時計回り方向でそれぞれ百八十度回転させ、耳の孔をしっかりとこする。これを一回とする。三回してから瞬間的に素早く指を引き抜く。これを「抜雙耳」という。「抜雙耳」を六回行う。
◎効能：耳の孔には、咽喉、気管枝、内鼻等のツボがあり、これらを刺激することにより、鼻、喉関係の病気の予防と改善、及びカゼの予防と改善には効果がある。同時に、耳鳴り、難聴等に効果があり、脳を活発にさせることもできる。

(4)　天鼓を鳴らす（鳴天鼓）。太古の時代から伝わる道教養生法に有名な健康法の一つである。両手で耳の孔を塞ぎ、指先を後頭部に置く。両手の人差し指を中指の上にのせる。少し力を入れて、人差し指を中指から滑らせて、人差し指の先で後頭部（首の後ろの髪の生え際と三cm上のところ）を弾き叩くようにし、耳の中に太鼓を敲くような音が響く。二十四回行う。
◎効能：この方法は腎臓に活力を与え、脳を活発にさせて、その瞬間から頭がすっきりする。同時に視力と聴力を良くすることができる。具体症状として、耳鳴り、めまい、不眠、頭痛、神経衰弱などに大変効果がある。また。疲労回復、免疫力増強、解熱、内臓機能強化、抗アレルギー、認知症予防にも効果がある。

　以上、耳のマッサージ法である。時間の余裕があればこれらを順番にやるとベストだが、時間がなければこの中からいくつかを選んでやってもよい。何より毎日やることが大事で、継続することで腎機能の改善につながるはず。腎気が充実であれば、精気が備わり気持ちも落ち着き、気力・体力・活動力面での改善も実感できるはずである。
　上記の耳のマッサージ法は合わせて十分前後がかかる。これによって顔の血液循環を改善でき、同時に顔面部の新陳代謝がよくなり、二ヶ月も続けてやれば顔にツヤが顕れ、弾力性のある肌に変わる。
　耳のマッサージを終えてから、さらに両手の指で前頭部から後頭部への方向で満遍なく百回梳かす（木製や牛角製または羊角製のくしでも良い）ことをお勧めする。頭部には六つの経脈が流れていて、頭は「諸陽之会、百脉所通」（頭

は、すべての陽気が集まるところで、百脈が通じているところ）と言われるほど、多くの臓腑と関係がある。頭部を梳かすことによって、頭部を通る経脈の流れが良くなり、頭部の気血の循環が良くなる。そして血圧が下がり、脳動脈の硬化と脳血栓の予防と治療にも効果的だと言われている。

※　養生メモ　筆者が講師を務めている"東洋医学養生学研究班"では、三年前、耳についての講義が終わって、宿題として耳マッサージを毎日の日課にして、一ヶ月後に一人一人結果を報告してもらうようにしたところ、一ヶ月後に、驚きの結果が得られた。ある医療関係の仕事をしている方は、旦那さんが大学病院の医師として務めているが、数年間足の浮腫みに苦しみ、ずっと薬でコントロールしているが、改善したためしがないという。受講した日から、旦那さんに薬を止めて毎日お風呂で耳マッサージをするようにしてもらった。すると、次第に症状が改善され、一ヶ月が経過しないうちに浮腫みが完全に消えてしまった。クラスのほかの方からも、耳が遠い・耳鳴りなどが改善されたり、トイレが近い方は回数が減ったり、逆にトイレにあまり行かない方は回数が増えたり、など嬉しい報告がたくさんあった。ここで、耳マッサージの効果が裏付けられたので、読者の方に是非実践することをお勧めする。最後に補足になるが、耳マッサージの講義をしてから三年経った今、上記のお医者さんの奥さんに近況を確認したところ、三年間一日も止めたことなく耳マッサージをしており、足の浮腫みもこの三年間再発していない、とのことである。

(三)　提肛法（肛門を引き上げる法）

　道教の養生法はシンプルなものが多い。簡単すぎて、本当か？と普通の人は見向きもしないような内容がほとんど。しかし、その単純な中に奥深い内容が含まれている。これらの養生法は古代の優れた人たちが天・地・人に対する認識に基づいて考案し実践してきたもので、先人の智慧の結晶として道教と医学の典籍に代々伝わっている。様々なシンプルな養生法で最も実践されてきたものは「提肛法」である。中国の歴代の王朝に最も長生きして、かつ在位期間が最長であると知られる皇帝は清朝の乾隆帝である。乾隆帝自身が日々努めて

行っていた養生法に上記の叩歯呑津、耳のマッサージ、提肛法も含まれている。

提肛法には要注意するところがある。肛門を引き上げるときは、決してぎゅっと締めるのではなく、会陰（両便が出るところの中間点）や肛門より内側の、身体の中の筋肉を使って内臓を引き上げることが要領である。肛門、会陰と内側の筋肉を引き上げることは、腎臓をマッサージすることになる。同時に、骨盤底筋も鍛えられ、内臓も引き上がる。歳とともに身体の全てが垂れ下がってくるが、これを引き上げる最も有効な方法が提肛法である。

以上の養生法は座っていても、立っていても、いつでもどこでもできることで、日常的に心がけて実践できれば最強の養生法になるはずだ。日々の生活に取り入れて、そしてこれを習慣にすることが大事である。

（四）腎を強化するツボ

●腎兪（じんゆ）

第二腰椎棘突起の下から両側におや指の横幅一本半のところ。おへその真裏の命門穴から少し外方が腎兪になる。

腎臓と連絡する代表的なツボで、腎機能を改善し高める。腎と関係する多くの病証の治療に用いられる：腰痛、腎臓病、めまい、耳鳴り、難聴、脱毛、喘息、月経不順、帯下虚労、排尿困難、浮腫、遺尿など。

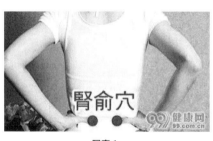

写真1
出所：http://99.com.cn

保養法その一：手の平をこすりあわせて熱くし、両手で両腎兪に当てるだけでも十分元気が養われるが、できれば、両手で上下に往復して、両ツボが熱くなるまでこする。この方法は腎臓を保養するのに大変有効である。

保養法その二：腰を九十度に曲げ、両手で両腎兪を適当な力で熱くなるまで敲く。または、他の人に敲いてもらう。

保養法その三：両腎兪にお灸をすえる。

●命門（めいもん）

　ちょうどおへその真裏で、両腎兪の真ん中にある。背骨の第2第3腰椎の間にある。文字通り「命の門を主る」という意味で、人体の先天の気と関係する。腎臓病、腰痛、インポテンツ、遺尿、下痢、排尿困難等に効果がある。

保養法：腎兪と同様。

●湧泉（ゆうせん）

　足底の中心線上で前から三分の一のところ。土踏まずのやや上の中央、足の指を曲げてへこんだ所にある。腎経にある最初のツボで、「押せば命の泉湧く」の意味。湧泉は、体力や気力を高めて体全体を元気にする万能のツボである。高血圧、めまい、のぼせ、不眠症、頭頂痛、咽喉痛、自律神経失調症、更年期障害、浮腫、排尿排便困難などの症状にも用いられる。

保養法その一：両手の親指の先を使って強く押し揉む。三秒間隔で押したり弛めたりの刺激を交互に行い、湧泉が温かくなるまで繰り返す。

保養法その二：手の平を足の裏に合わせて（左対右、右対左）、足の裏を熱くなるまでこする。

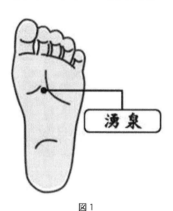

図1
出所：http://news.searchina.ne.jp

●太谿（たいけい）

　内踝の真後ろの深い陥凹部にある。主治：腎臓疾患、膀胱炎、咽喉痛、扁桃炎、咽頭の乾燥感、歯痛、気管支炎、骨膜炎、中耳炎、耳鳴り、脚気、足附関節痛、足の冷え、胸部腎経の疼痛、遺尿、小便頻数、月経不順、遺精、下肢マヒ。吐血、喀血、血痰、心臓衰弱、頭暈、不眠、腰背部痛。調補腎

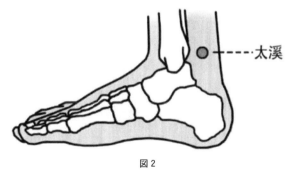

図2
出所：http://www.cnhaci.net

気、通利三焦の作用がある。婦人病の常用穴。
保養法その一：親指の先を使って強く押し揉む。三秒間隔で押したり弛めたりの刺激を交互に行い、太谿が温かくなるまで繰り返す。
保養法その二：太谿にお灸をすえる。通常の人は十五分前後で全身が暖かくなるが、冷え症がひどい人は三十分すえても暖かくならない。このような場合は、暖かくなるまですえ続ける。全身が暖かくなると同時に、顔に艶が出てピンク色になるはず。

●復溜（ふくりゅう）

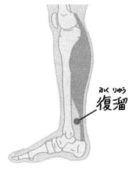

図3
出所：http://www.idononippon.com

内くるぶしより二寸上（太谿より手の親指の横幅二つ）でアキレス腱とすねの骨の間のところ。腎を補う代表的なツボの一つ。大変よく用いられる。神経衰弱、不眠、健忘、慢性咽喉炎、耳鳴り、難聴、生理不順、遺精、インポテンツ、腰が痛く膝に力が入らない、糖尿病、咳嗽、喘息、喀血、血尿、舌や口が乾く、多汗、無汗などの症状に効果がある。

●関元（かんげん）

お臍の下三寸（親指以外の四本指の横幅）のところ。胃腸を丈夫にする足三里と共に病気を防ぐ保健・強壮の代表的ツボであり、名前の意味は「元気の玄関」。

保養法その一：手の平をこすりあわせて熱くし、両手を重ねてこのツボに手当

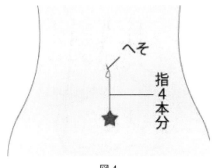

図4
出所：http://wol.nikkeibp.co.jp/

するだけでも十分元気が養われるが、摩擦で熱くなった手を重ねて関元にのせ、関元を中心に時計回りに八十一回押しまわす。さらに、関元を中心に反時計回りに押しまわし、これも八十一回行う。

保養法その二：関元にお灸をすえる。この方法は先天の気を補うには最高の方法とされる。

※　注意点
① ツボ押しで最も気をつけるべき人は妊娠中の方で、身体のバランスが不安定な時なのでツボ刺激は避けたほうが良い。
② 関節が腫れている、または、ツボ刺激しようとするところにやけどやおでき、傷や炎症がある場合、または熱が籠っている場合は、その場所への刺激は避けたほうが良い。ただし、場合によっては反対側の手足のツボを刺激することで効果が得られることがある。
③ 空腹時や極端な満腹時のツボ刺激も避けたほうが良い。

(五)　腎を補う食べ物

　基本的に腎を補う食べ物は、古くから勧められてきたものとして、まずナッツ類が挙げられる。幾つかの例を紹介する。
●クルミ（胡桃）
◎肝・腎の機能を高め、腎虚による腰痛、精力減退、前立腺肥大、頻尿、結石等に効果的な食べ物である。
◎精神不安、神経衰弱、動悸、不眠、健忘症のような大脳と神経の症状にも効果的な健脳食品である。
◎腸や肺を潤し、便秘や痔、咳、息切れ、喘息にも効果がある。
◎肌や髪につやと潤いを与える効果があるため、美容食品として古くから中国人の日常生活に愛用されてきた。ただ、料理にするときは、腎臓の性格に合わせて、甘い味ではなく、塩で調理することが大事である。
●松の実
◎松という木は特別に天地の精気を受けたため、その実も生命力が強く、エネルギーが満ちている、と古い時代からの典籍に記されている。古くから仙人の食べ物として重宝されてきた。体力・気力の衰えた人に向く滋養・強壮食である。カサカサになった肌や老人性の便秘・痰のあまり出ない咳等にも良い。
◎このほか、ピーナッツ、ヒマワリの種、カボチャの種、蓮の実、ギンナンなどたね類も腎臓を丈夫にする効果がある。
●黒色食品も腎を補う食べ物であると『黄帝内経』の時代から認識されてきた。幾つか挙げると、黒豆、黒梗米、黒ゴマ、栗、きくらげ、こんぶ、ヒジキ、龍

眼など。食べ物は色も味も異なれば入る経脈も異なる、いわゆる五色と五臓（青→肝・赤→心・黄→脾・白→肺・黒→腎）、五味と五臓（酸→肝、苦→心、辛→肺、甘→脾、鹹→腎）の対応関係である。このような東洋医学の基本的な考え方についてはここで贅言しないが、黒い色と鹹（塩味）は腎経に入るので、これらを摂取することで腎精を補益することができる。ただ、何事も過ぎたるはなお及ばざるが如し、現代人は塩分を取り過ぎる傾向があるので、かえって腎臓にダメッジーを与えてしまうケースがよく見られる。

※　豆類の中でも腎を補う働きが最も強いのが黒豆。解毒、利尿、鬱血を下す。血行を良くする。声、ノドの調子を良くする。気管支を強める。スタミナをつけ、足・腰を丈夫にする。視力を高め、耳鳴り、美肌にも効果的。気を下し（のぼせを下げ）体の熱を除く。

　中国の家庭では、ごく薄い塩味で煮込んで食べる、という食べ方があれば、黒豆を空炒りして食べることもある。作り方は簡単、黒豆をライパンで5～10分程中火で空炒りする。炒った黒豆を熱いうちに密封できる容器に入れて、毎日のおやつにする。それから、酢黒大豆の食べ方もある。作り方は、フライパンで黒豆を十分ぐらい炒る。炒った黒豆を広口ビンに入れ、米酢を注ぎ、密封する。これを毎日食事の時お新香のような感覚で食べる。

●大豆は腎臓を丈夫にする効果があるが、消化しにくい欠点があるので、豆腐を開発された。腎臓が弱い人は日常の食生活に豆腐を多めに摂取することがお勧めする。

●「腎をもって腎を補う」という東洋医学の考え方のもと、動物の腎臓は人間の腎臓を補強できると信じて、古くから中国人の食生活に取り入れられてきた。

●朝鮮人参や冬虫夏草などは確かに腎精を補益するが、高価すぎて庶民には不向きだと思う。

(六)　腎の保養と冬の過ごし方

　「春生，夏長，秋収，冬蔵」（春は発生、夏は成長、秋は収穫・収斂、冬は貯蔵）は、自然のリズムであり、人もこの一年のリズムに順応すべきだ、と『黄帝内経』に説かれている。四季にそれぞれ対応する臓腑があるので、冬に対応する

のは腎臓である。即ち、腎は「冬蔵」すべきだという。冬季は、腎臓に季節であるので、人は精神面においても肉体の動きにおいても活動を控えて、精気を養い、次の春の生発のためエネルギーを蓄える。具体的にいうと、早寝遅起きして、太陽が昇ってから初めて外に出て体を動かす。運動するときは大汗をかかせるのではなく、微汗をかかせる程度にする。また、激しい運動をさけ、ジョギングや散歩、太極拳のようなソフトな運動がよい。それから、性生活を控えることも大事である。これらはすべて「冬蔵」の自然の法則に従う生活の仕方である。そうすることで、腎の精気を養うことにつながる。「逆之則傷腎」、この「冬蔵」の法則に逆らって生活すれば、必ず腎気にダメージを与えてしまう、という。

第四章
東洋医学における四季養生法

はじめに

　東洋医学養生学は、自然界の四季の変化及び自然界と人間の関係性を理解した上でスタートする。東洋医学は陰陽思想に基づいている。「陰陽」という考え方は古代中国に生まれた哲学で、中国医学を含め、あらゆる中華文明の土台となっている。「陰陽」とは、古代の中国人が万物の生から死、死から生のリサイクルを観察して、独自の視点で変化のメカニズムを解明した世界観である。東洋医学は、この理論を人体の生理機能や病理変化、病気の診断・治療に適用して出来上がっている。

　陰陽思想では、あらゆるものの中に拮抗する陰と陽が存在すると考える。陰陽の緊張関係の変化が万物の変化となって現れ、陰と陽の相互作用がすべての事象の原動力であると考える。太陽に向かっている側は陽、太陽に背を向けているものは陰、これが陰陽の基本である。陰陽の基本特徴として、陰は静かで、内在的、下降、寒冷、暗、物質的などとして表れ、陽は活動的、外在的、上昇、温熱、明、機能的などとして表れる。陰と陽は一つの事物の中の二つの側面で、両者は絶えず対立し、反発し合いながら、同時に互いを補っている。この考え方を元に、万物の事象はすべて陰陽の関係の変化によるものだと解釈する。例えば、暗と明、寒と熱、裏と表、静と動という考え方が成立する。

　陰陽の対立関係は、一方が増えれば他方が減り、一方が盛んになれば他方が衰えるという変転を繰り返す。このような関係を陰陽の「消長」と呼ぶ。例えば、春から夏にかけては陽の気が次第に盛んになり、陰の気は衰えていく。夏至をピークに陽の気は衰え始め、陰の気が盛り返してくる。陰の気は冬至をピークにして陽の気に移り変わっていく。

この図は太極図といい、たくさんの宇宙の秘密が隠されている。一つの大きいＳで大きい円を二つに分けた。一つのものから陰陽という二つのものが生まれることを意味する。これを二つの魚で表現し、黒いのは陰魚、白いのは陽魚という。陰魚の頭に一つの陽魚の目があるのは、陰の中で陽があり、陰ばかりでは何も生まれないことを表す。陽魚の頭に陰魚の目があるとは、陽の中で陰があり、ただ陽だけでは成長できないことを意味

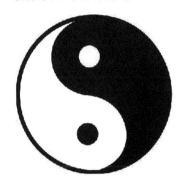

図1　太極図
出所：http://www.nipic.com

する。また、陰魚の頭、即ち陰が最も盛んなところに少しばかりの陽魚の尻尾が見え始めており、これを「陰極生陽」という。同様にして、陽魚の頭のところが、陰魚の尻尾に繋がっているので、"陽極生陰"という。「陰極生陽」「陽極生陰」から「物極必反」（物事は極点に達すれば必ず逆方向に動き始める。満ちれば欠けるということ）という考えが生まれる。陰と陽が互いに依存しあい、拮抗しあい、消長しあう。これは陰陽思想の基本観念である。

このように、古代の中国人は、自然界を大宇宙とし、人体を小宇宙とし、小宇宙と大宇宙は常にメッセージとエネルギーを交換し合う関係としてとらえている。小宇宙は大宇宙の一部分である以上、大宇宙の法則に従うべき存在の一つだと考える。中華文明を支えた"人法地、地法天、天法道、道法自然"（人は大地を模範とし、大地は天を模範とし、天は道を模範とし、道はおのずからあるべき姿に従う。）の「天人合一」の思想はここにある。陰陽思想を理解した上で、『黄帝内経・素問』四気調神大論に説かれる四季養生法を読んでいく。キーワードは「春生」、「夏長」、「秋収」、「冬蔵」になる。

1　春の養生法

『黄帝内経・素問』四気調神大論篇　「春三月、此謂発陳、天地倶生、万物以栄。夜臥早起、広歩於庭、被髪緩形、以使志生。生而勿殺、予而勿奪、賞而

勿罰。此春気之応、養生之道也。逆之則傷肝、夏為寒変、奉長者少。」

　春の三ヶ月を「発陳」と言い、冬の間じっとしていた天地間の生気が発動して、万物が古いものを推し開いて、新しいものが芽生えて成長し、新緑が生え、生命力が涌いてきて、ものみなすべてが生き生きと活力が満ちる。一語でいうと「生発」の季節である。「人は天地と相応する」のように、人は、体内で眠っていた陽気が活動を始めるので、夜は冬より少し遅く寝て、朝は冬より少し早く起き、庭に出て新鮮な空気を呼吸しつつ、ゆっくりと大きい歩幅で散歩し、髪を解きほぐし、体を伸びやかにし、心持ちは活き活きと生気を充満させて、生れたばかりの状態と同様にするのがよい。よって志を生じさせる。【注釈：人が何かやろうと芽生える意欲や、万物が生育・成長しようとする勢いがこの季節に感応して生じたものであるので、のびのびする状態が一番望ましい】ただひたすらその生育・生長にまかせるべきで、殺してはならない。ただひたすらその生長に力を与えるべきで、剥奪してはならない。ただひたすらその生長を褒めて奨励すべきで、罰を与えてはならない。これらの起居、労作、心の持ち方は、春の「生発」の気に相応する養生の法則である。これに背くと、「生発」の機能が発揮出来ず、春に最も活動する肝を傷める。すると、夏には陽の気を十分に生かすことが出来ず、生命が十分に生長できない。

　以下詳しく解説する。春季の三ヶ月とは、旧暦を一ヶ月ずらした西暦の二

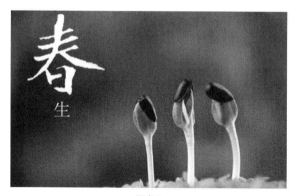

写真1
出所：http://news.weather.com.cn

月～四月にあたる。立春から始まり、雨水・啓蟄・春分・清明・穀雨、という立夏までの六つの節気を含む。春は風によって蘇る。東風が凍結を溶かし、大地に生気が満ち溢れ、天地間には温和な陽気が日に日に増して、古いものが発散され、草木が一斉に芽生えて花を咲かせ、大自然の至るところがウキウキして喜び栄える雰囲気が漂う。これを「生発」という。以下、いくつのポイントをまとめて春の養生法を説明する。

「発陳」について。「発」は「発育、開く」、「陳」は「古い」という意味で、人体にとっては旧い持病（老病根）を指す。「発陳」とは、古い物から新しい物が生まれる時期という意味。いわゆる「百草回芽、百病発作」（枯れた草が再び一斉に芽生える季節に、古い持病も再びやってくる）、春は持病が再発しやすい時期である。「春生、夏長、秋収、冬蔵」は一つの連鎖関係なので、冬の間に英気を養い気力を蓄えること（「養蔵」）に努めなければ、春の生発に力が足りず、持病が春の陽気に乗じて再発しやすくなる。ここで、日本人を悩ます「花粉症」を例に挙げる。春になると、大宇宙の陽気が生発すると同時に、小宇宙の人体も同じリズムで陽気が活発になる。内外の陽気が活発になると、これまで体内に溜まった寒気も誘発されて動き出す。クシャミと鼻水は寒気のサインである。そこで、もし自然のリズムに順応して、クシャミと鼻水が消えるまで出るがままに任せれば、体内にこもった寒気が出口から出ていくはずだが、大体の人は、その症状が現れた途端、すぐさま花粉アレルギー薬を服用して症状を抑えようとする。しかし、元々陽気が体内の寒気（外邪）を駆除しようとしているのに、薬を服用することによって体内の陽気が抑えられてしまう。薬を服用した後眠くなったりするのは、副作用ではなく、陽気が抑えられてしまったからである。従って、毎年繰り返し花粉症に悩まされるのも当然のことである。

では、ほかの国でも杉の木があるのに、何故花粉症が日本の国民病になってしまったのか。花粉症を根本的に治療する方法は何か。東洋医学では、「形寒飲冷則傷肺」の言い方がある。一年四季を通して冷たいものを飲食したり、夏期は冷房の建物に籠ったり、冬季でも薄いまたは露出の多い格好したりすることは、肺に深刻なダメージを与えてしまう。これは花粉症をもたらす最も深刻な原因である。現代の日本人の生活スタイルはまさにこれだと考える。東洋医

学では、花粉症の治療には温熱性質の薬を用いる。附子、呉茱萸、細辛など体内の陰寒のものをとかす効用を持つ薬がよく処方される。根本的に改善するには、体内に溜まった寒気を駆除し、その寒気をもたらす生活スタイルを抜本的に改善することが一番だと思われる。

　「夜臥早起、広歩於庭、被髪緩形、以使志生」について。古代の人々は季節の陰陽の気の変化に合わせて寝起き時間を微調整する。冬では陰気が強く、日が短いので、早寝遅起きする。春では陽気が上昇して日が伸びるので、冬より少し遅く寝て早起きする、大体九時から十一時ごろまでの間に寝て、朝は六時から7時までの間に起床する。この時間帯に寝ていれば、まるで春に種を大地にまくように、体内にも生気を植えつけることになる。この時間帯をずらして夜更かしし、その代わりに別の時間帯で寝る時間を補おうとしても無駄だという。即ち東洋医学に重視するのは寝る時間の量ではなく、寝る時間帯である。

　「広歩於庭」とは、起床してから悠然として大きな歩幅で庭を散歩すること。春の朝は大地の生気が最も活発になる時間帯で、中国語に「接地気」という言い方があるほど、春の朝という貴重な時間帯を無駄に過ごすことなく、大地にしっかりと足を踏んで歩き、できるだけたくさんの大地の生気を体内に取り入れる、そうすると体に生気の種をまくことになり、一年を通して元気を保てるという。

　「被髪緩形」とは、春の朝に散歩する時、縛っていた髪の毛を解いて、ゆったりとした服を着て体を伸びやかにすることである。古代中国人は、髪を「三千煩悩絲」に譬え、心の象徴として大事に扱っていた。女の子は十五歳頃になると髪の毛を一つの団子状に纏める。男の子は二十歳前後に「冠礼」を行い、髪の毛を纏めて縛り上げ、その上に冠をかぶる。自由奔放な少年少女時代に別れを告げて、礼儀作法や戒律をわきまえた成人になることを意味する。古代では男女が誓いを交わす時、女性から男性に差し上げる物として、自らの一束の髪の場合もあれば、現代では女性が別れを決めた時にヘアをショートカットする場合もある。また、仏教においては髪を剃って出家する儀式がある。これらはすべて中国文化における頭髪と心の象徴的な関係を物語っている。春の朝、人が早起きして髪を縛った状態から肩に卸して、大きい歩幅で意のままに歩くことは、自らの身も心も束縛から解放して自由にさせることを意味する。

東洋医学では、身と心は常に裏表一体の関係であることを考える。体の姿勢を調整することで体内の気血の流れに影響を与え、さらに、スムーズに流れる気血によって精神をリラックスにさせる。心身を束縛から解放することは春の気に順応するためである。「緩形」とは、体を束縛せずゆったりとした格好でリラックスすること。現代社会において、スタイルを綺麗に見せるため、一年四季にわたって、きつい下着を着用する人がたくさんいる。春の季節にこのような下着を着用すれば、体内の生気が「生発」できず、そうすると、後の「夏生」「秋収」「冬蔵」も上手く行くことができない。春に植物の芽が正常に生えていなければ秋に実らない。道理は同じである。

「以使志生」について。春の朝、「夜臥早起、広歩於庭、被髪緩形」の目的は志を生じさせることである。「一年之計在於春、一日之計在於晨」（一年中で最も大事なのは春、一日の中で最も大事なのは朝。）の言い方がある。春は新しい目標を立てて新たな気持ちでスタートを切る季節である。また、東洋医学では、「志蔵於腎」（腎は志を蔵す。志は記憶力・集中力・志の意を持つ。）人の集中力の高さ・志の高さ・記憶力の良さ、乃至事業が成功できるかは、腎臓の精気の充足度と関係する、と考えている。従って、「以使志生」のもう一つの意味は、春の朝に、春の気に順応して活動をすれば、腎臓の精気を養うことにも繋がる。

「生而勿殺、予而勿奪、賞而勿罰」について。春は万物が芽生えて伸びる季節である以上、生き物を殺したり木を切ったりすべきではない。中国の俗語「殺人三千、自損八百」（敵の三千人を殺せば、自ら八百人を損する。）を引用して言えば、春では生き物を殺すことによって、自らの体内の生気も殺される。春での殺す行為は自然の法則に逆らう。このような考えのもと、中国では、今でも「秋後問斬」（秋に死刑を執行する）の伝統を貫いており、閲兵式は春に行われたことは一度もない。日常生活に当てて言えば、職場や家庭においても、暖かい気遣いをすべきで、人の仕事を奪ったり辞めさせたり、人の幸せを壊したり人を攻撃したりしては、この時期の気に逆らうことになり、自分にもマイナスである。中国では春節には子供たちにお年玉を与える習慣や、「秋後算帳」の考え方も「賞而勿罰」から来ている。「秋後算帳」とは、相手がいくら間違ったことや許せないことをしたとしても、仕返しや処罰を秋になってか

ら片をつけてやる。
　「此春気之応、養生之道也。逆之則傷肝、夏為寒変、奉長者少」について。生命を保養する最も大切な法則は、「春生」「夏生」「秋収」「冬蔵」の天地のリズムにぴったりと則り、季節の気に順応すること。生発すべき時期はのびのび生発し、生長すべき時期は思いっきり生長し、収まるべき時期は心地よく収まり、蔵すべき時期は心静かにして春を待つ。そうすると、人は病気になったりはしない。春の気には、人体においては肝臓が最も感応して、肝気が活発になる。肝は腑においては胆に、体においては筋・目・爪に対応するので、肝気が活発になるにつれ、胆の働きも活発になり、全身に作用する。筋・目・爪に流れる気血も増える。しかし、もし春の気に逆らった心持ち、労作、運動、食事をすれば、肝胆器官のシステムにダメージを与えてしまい、夏になると生長するためのエネルギーが足りなくなる。夏は気温が充分に上がらないと農産物が成長できない道理と同じで、春に「生発」できなかった人は、夏に汗をかかず、冷え症で苦しんでいる人が少なからずいる。
　ついでに、春の食べ物を紹介する。春は動物を殺す季節ではない。換言すれば、春は肉を食べる季節ではなく、秋冬の間に体を温めるため体内に貯めたエネルギーを、「生発」するための気血に転化しなければならない。そのため、消化に良い青い野菜を中心に食べる。青々の野菜は春の気に感応して生えたばかりで、この季節にぴったりと言える。このような考えから、中国では立春の日に「春餅」（小麦粉を材料として作られたクレープで、数種類の旬の野菜の和え物を巻いて食べる）や「春巻」を食べる習慣がある。この食べ方を「咬春」（春を噛みしめる）という。春野菜と言えば、芽が出てきたばかりの物が最高である。日本でいれば、筍、にら、もやし、ほうれん草、小松菜、春キャベツが挙げられる。これらの野菜はこの時期で最も春の「生発」の気を受けている野菜で、人はこれらを摂取することによって春の気を体内に取り入れて、天地のリズムに乗ることになる。これは道教と東洋医学における「天人合一」「天人相応」の神髄である。それから、肝が最も感応する色は緑であり、腸が塞がってスムーズに排泄できない場合は、緑の野菜に感応した肝気が活発になって、腸に駆動力を与えると、塞がった腸が一気にすっきりするようになる。これはいわゆる肝の疏泄功能の一つである。〈説明：肝は疏泄を主る。「疏泄」と

は全身の気血運行を調節、脾胃腸の消化吸収排泄機能を促進させ、精神・情緒を調達させることを指し、肝の重要な機能である。〉従って、春の時期に肝気を活発にさせて、肝の疏泄功能を十分に生かすために、春を代表する緑色の野菜を摂取することが大事である。

2　夏の養生法

「夏三月、此謂蕃秀。天地気交、万物華実。夜臥早起、無厭於日。使志無怒、使華英成秀、使気得泄、若所愛在外。此夏気之応、養長之道也。逆之則傷心、秋爲痎瘧、奉収者少、冬至重病。」

　夏の三ヶ月（旧暦の四〜六月）を「蕃秀」という。「蕃秀」とは、植物が繁茂して実を孕む様子。天の気と地の気が交わり、万物が花を咲いたり実ったりする。人は夜遅く寝て朝早く起きるようにし、外の暑さや日光を嫌がらずに生活しなければならない。（夏は萬物が思いっきり生長する時期で、）人は鬱憤や怒りを生じさせず、心を植物と同じように花を満開にさせ、体内の陽気を外に向かって開き、発散することができるようにさせる。まるで愛するものが外にあるように、できるだけ外に多く出てまめに活動する。このような起居、労作、心の持ち方は、夏の「生長」の気に相応する養生の法則である。これに背くと、夏に最も活動する心気が傷む。すると、秋には瘧疾を発することになり、秋の収斂の力が少なくなる。そして、冬には更なる重い病が発する可能性がある。
　以下、詳しく解説する。夏の三ヶ月とは、旧暦を一ヶ月ずらした西暦の五〜七月にあたり、立夏から始まり、小満・芒種・夏至・小暑・大暑という立秋までの六つの節気を含む。
　「此謂蕃秀」について。蕃とは植物に新しい葉が勢いよくたくさん生えて繁茂する様子。秀とは植物が開花・受精してから実を孕み始める状態。
　「天地気交、万物華実」について。夏では天にある陽気が地面の水を蒸発させ、地の陰気を上昇させて雲気となり、そして地の陰気は天の雲気を吸収し雨を降らせる。夏は雨がよく降り、雨量が多くなる現象は、天の陽気と地の陰気

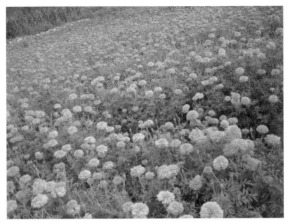

写真2

出所:筆者撮影

が上昇から降下、降下から上昇の循環を作っているからである。天地の気がまるで男女が交わり、熱烈に抱き合うような状態になる。この時期では、思いっきり花を咲かせる植物と、早春に開花して夏に実る植物が、この炎天下に競演する。

「夜臥早起、無厭於日」について。大自然は昼が長く夜が短くなっているため、夏の季節に合わせた人間の起居時間として、夜は春より少し遅く寝て、朝は春より早起きする。ただ、夜遅くと言っても十一時まで、朝早くとは五〜六時の時間帯。そうすると大自然のリズムに合わせることになる。「無厭於日」とは、太陽の暑さを嫌わずにできるだけ汗をかくこと。この教えは現代社会において大変重要な意味を持つ。現代人は夏の太陽と暑さを極端に嫌がり、できるだけ避けようとする。外出すれば、各種の日焼け止めクリームをふんだんに塗り、さらに日傘を差して、冷たい飲料水を手に歩く。建物の中にいれば、冷房がなしではいられない。食事の時は冷たいビールやお茶、ジュースが欠かせない。間食には冷たいアイスクリーム。大自然は熱烈の暑さのお蔭で植物が思いっきり花を咲かせたり実ったりするが、人間社会の衣・食・住は「冷」のなかに浸っている。夏では十分な暑さがなければ、植物の開花や成熟に促すことができず、また、農産物が豊作できない、人間の食生活を脅かす。人間の生理

的な発育も自然とまったく同じリズムである。夏の熱烈な生活スタイルがなければ、生理機能が知らず知らずのうちに影りが現れ、様々な心身疾病に襲われる。身体は、ビタミンDやカルシウムを始めとする様々な栄養の吸収には条件がある。それは日差しである。秋冬になるとうつ病の患者が増えるのは、日差しを浴びる時間が少ないことが一つの原因だと考えられる。人間を含め自然界万物の体内の陽気は生命の原動力であり、この万物の陽気の出所は太陽である。残念なことに、科学技術によって物が豊かになり、これがさらに進歩すればするほど、人間は五感での極上の快適さを無限に求め、段々と太陽から遠ざかっていった。実は、夏こそ人間の胃・脾・腸が冷えている。井戸水は夏になると冷たく、逆に冬になると温かい。それは、地球が夏になると陽気が地表にあり、その代り地球の深層が冷たくなっているからである。冬では逆。人間も同様、夏では人体の陽気が体表にあるので熱く感じる。その代り、人体の奥の中心にある胃・脾・腸が冷えている状態にあるので、食欲がなくなる。実際お腹に手を当ててみても冷たく感じるはず。ただでさえ冷えているのに、さらに毎日朝から晩まで冷たいものを飲食するとお腹はますます冷えてしまう。従って、夏はできるだけ冷たい飲食物を避けること。これは胃腸の消化吸収機能を守るための必要な過ごし方である。それから、夏は毛穴が開いている状態にある。しかし、開いている状態で突然冷たい風に当たると、様々な不調を引き起こしてしまう。例えば、夜寝ている時冷房をつける場合、汗かいた時いきなり冷房のきいている建物に入る場合、料理して汗もかいている時いきなり冷蔵庫を開けてものを探す場合、夏にショートパンツでバイクを乗る場合など、いずれも寒邪が体内に侵入しやすい。体の奥が元々冷えているのに、さらに体内に摂取した冷たい飲食物と外から受けた冷房の風の挟撃によって、夏風邪、夏バテ、顔面麻痺、肩の痛み、腰の痛み、関節痛などに見舞われてしまうことになる。

「使志無怒、使華英成秀」について。夏は、万物が生長する時期であるから、人の心も太陽のように輝き、気持ちは花が咲き誇るような状態に保ち、志もぐんぐんとと伸びる如く、常にのびのびとした状態に保持すべきである。そうすると、体内の気が滞らずにスムーズに流れる。怒りや鬱憤という感情は気血の流れを滞らせてしまうので、生じさせないこと。それから、激しい怒りや鬱憤

は肝胆の気に最もダメージを与える行為であるため、肝胆を守るためにもこのような感情を持たない、生じさせないこと。中国語に「一語雙関」（一つの言葉が表と裏の二通りの意味を持つ）で表現する場合が時々ある。「使志無怒」もそう。表の意味は感情的に怒らないことだが、裏の意味は、身体のエンジンである腎を大事にし、傷めないようにすること。腎は冷えに最も弱いので、冷たい飲食物、冷気、腰を露出する服装などは腎にダメージを与えるに違いない。以上のような教えから、現代人にとって、夏では冷えが大敵だと言える。

「使気得泄」について。皮膚は呼吸機能がある。夏という陽気が最も旺盛で発散する季節に乗じて、体内の病気・濁気・邪気・ストレスを駆除することはスマートな考え方である。ゆえに中国では「春夏治病、秋冬養病」の言い伝えがある。寒邪と湿邪は病気をもたらす最大の外因とされ、春夏では陽気が盛んになっている時期で、身体の陽気も一気に体表へ流れ、これまで体内に潜んでいた寒邪と湿邪をこの流れに乗って追い出せば、体質を改善し、病気も自然に治る。逆に、秋冬では陰気が盛んになっている時期で、身体の陽気が臓腑を守るため奥へ潜む、いわゆる「収斂」「封蔵」の季節で、いくら治療して寒邪と湿邪を追い出そうとしても効果が表れにくい、かろうじて病気を温存することになる。ところが、春夏の時期に病気を追い出すには一つの重要な条件がある。それは汗をかくこと。春夏の汗はほかの季節の汗と違ってべたべたと粘りがついている。この粘りには体内に潜入されていた湿邪・寒邪・濁気・毒素が入っている。体を解放状態にし、「冷」関係のすべてのものを避け、日差しを嫌がらずに活動し、汗をいっぱいかけば、陽気が自然に体表に流れ、体に潜んでいる有害なものを一気に追い出すことができる。従って、夏では汗をかくことは体にとって必要不可欠である。残念なことに、現代社会では夏の衣・食・住は「冷」の一色に覆われて、人々は汗をかくことすら知らなくなっている。汗を嫌がる思いから、制汗スプレーなどが開発された。このような自然に逆らう発想は実に愚かだとしか言えない。夏に汗をかかなければ毛穴が塞がったままで、寒邪と湿邪の出口がなくなり、体内に潜み続け、様々な慢性病をもたらしてしまう。

「若所愛在外」について。この言葉は「一語雙関」（一つの言葉が表と裏の二通りの意味を持つ）の表現として解釈できる。表の意味は、できるだけ家に籠

らずに外に出て、まめに体を動かす。裏の意味は、陽気を体内の奥に籠らせずに、常に体表へ体表へと伸びやかに発散させる。表も裏もともに同じ意味を表現している。それは、自然界の陽気が盛んになっている夏に、体内の陽気をぴったりとそのリズムに乗せて発散させ、そこで体内に潜んでいる病気の元である陰寒の気やストレスを追い出し、心身ともすっきりさせる。

「此夏気之応、養長之道也。逆之則傷心、秋為痎瘧、奉収者少、冬至重病」について。以上の起居・飲食・行動・心の持ち方は、陽気が最も盛んになっている夏の陰陽のリズムに順応して、「生長」の気を養うための基本原則である。人体では、心が最も夏の気に感応して、心気が活発になる。東洋医学において心は二通りの意味を持つ。一つは肉体の心臓、もう一つは精神活動。夏の気に逆らって生活をすれば、必ず心臓を傷めてしまう、同時に精神や考えを司る「心神」をも傷めてしまう。植物は春に芽生えて、夏に思いっきり生長し、秋に実る。これは自然界の生命のプロセスである。夏に万物が熱烈に生長して実ることは人間も含まれる。熱烈に成長する段階がなければ実ることもない。ゆえに農民が一番恐れているのは夏になっても天候が熱くならないこと。人体も同様。陽気が十分に発散すべきときに、冷房の部屋に籠って冷たいものを飲食すれば、陽気が萎縮してしまう。うつ病や躁病、一部の心臓病の根本原因はここにある。これらの病気は陰気が強い冬になると、症状がさらに重くなる傾向がある。また、現代社会に特有な不妊症も同じ原因だと考えられる。男性の精子の減少と女性の卵子の未成熟とは、果実の発育不良と同じだと言える。これは、夏のクーラー・冷たい飲食物からきていると考えられる。「痎瘧」とは、東洋医学の病名で、悪寒戦慄と発熱を繰り返すという特徴のある病状である。この病気の原因は寒邪が体内に籠って体表に発散できていないからであると考えられる。植物は夏での開花・生長の具合が悪ければ、秋の収穫もいいはずがない。冬になると生活が厳しくなる。このような自然の摂理と同様、人体も夏では体内と体外とも「冷」の環境に浸って汗をかかないでいると、秋に寒邪が動き出してしまう。故に夏こそ暖かいものを取るべき。

以下では、夏に合った食べ物を紹介する。現代では多くの人が冷たい飲料水やビールを飲むと同時に、冷たい性質を持つ海鮮類も食べている。冷たい性質のものを重ねて食べることによって腹痛だったり下痢をしたり吐いたりしてし

まう。ところが、このような症状によって体内の陰寒のものが出されたためまだ良いが、もっと深刻なことは、陰寒のものが体外に出せず、体内に溜まってしまい、結果として蕁麻疹や色々なアレルギー性疾病のもとになってしまうことである。中国では「冬喫蘿蔔夏喫姜、不労医生開薬方」の諺がある。冬の間に大根を、夏の間に生姜を食べれば、医者に世話にならなくて済むという意味。前述のように、夏では体内の陽気が体表に出ており、お腹が冷たくて食欲もない。これを夏バテという。この時期こそ暖かい性質の物を積極的に摂取すべきである。生姜は熱い性質を持つもので、胃腸を温め寒気を駆除する働きがある。それから、夏はたくさんの汗をかくため、塩分と水分が流出される。対処法としては生姜入りのスープ類や豆類入りのお粥がお薦め。飲み物は常温のお湯やお茶にし、少し塩を入れるとよい。旬の食べ物として、西瓜、トマト、緑豆、もやし、なす、にがうり、キュウリ、うなぎ、菊花、はとむぎ、冬瓜などが挙げられる。

3　秋の養生法

「秋三月、此謂容平。天気以急、地気以明。早臥早起、与鶏倶興。使志安寧、以緩秋刑。収斂神気、使秋気平。無外其志、使肺気清。此秋気之応、養収之道也、逆之則傷肺、冬為飧泄、奉蔵者少。」

秋の三ヶ月（旧暦の七〜九月）を容平といい、万物が成熟して収穫される。（「容」は収まる、落ち着いていて余裕がある意。「平」は平定、飽満、平和の意。「容平」は、秋の万物の実りや陽気を体内に収納する時期を指す。）天の気は急いで陽気を収斂しようとし、移り変わりが激しく、地の気は粛清とした雰囲気が漂い、くっきりと澄み渡り、天候が急に涼しく爽やかになる。人の過ごし方も秋の気に順応して、早寝早起して鶏に合わせて寝起きのリズムを微調整する。気持ちを落ち着かせて安らかに、天地の粛殺した気の影響を和らげる。（春の「生発」と夏の「生長」の段階を経て、）神気を引き締めて「収斂」の状態に切り替え、陰陽が逆転した体内の気を穏やかに平和にする。志をひそめて、

（呼吸術に努め）肺気を清らかにする。これは秋の「収斂」の気に相応する養生の法則である。これに背くと、秋に最も活動する肺気が傷む。すると、冬には下痢がちになり、冬を過ごすための精気が足りなくなる。

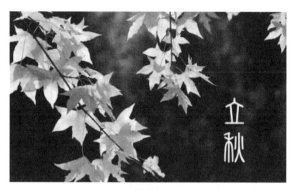

写真 3
出所：http://photo.china.com.cn/city

　以下、詳しく解説する。秋の三ヶ月とは、旧暦を一ヶ月ずらした西暦の八〜十月にあたり、立秋から始まり、処暑、白露、秋分、寒露、霜降という立冬までの六つの節気を含む。
　「秋三月、此謂容平。天気以急、地気以明」について。立秋は大体毎年西暦の八月七日か八日に当たる。立秋までの夏では気温も湿度も高く、べたべたして暑苦しくて気分がすっきりしないが、立秋の日に吹いてくる風はガラッと変わって爽やかになり、はっきりと季節の変化が感じられる。気温はまだまだ高いが、湿度が徐々に低くなり、空が高く気分が爽やかで本格的な秋が到来する。春の「生発」と夏の「生長」を経て、陽気がピークまで達し、達した時点から少しずつ減少し、下り坂になっていく。その代わりに陰気が次第に増えて上昇し、陰陽の力が逆転する。夏至の日は、陽気がピークの状態であると同時に衰え始める時点でもある。立秋の日には、気温が殆ど変らないが、心静かにしていれば、窓から入ってくる風の変化が肌ではっきりと感じられるはず。この時期では、陰気が上昇するにつれ、気温も湿度も低くなり、万物も陽気が少しずつ根幹へ潜み、陽気を体内収納しようとする。そこで、自然界は実ったり葉が

枯れたりして、空高く、秋風に吹かれる枯れ葉の音が鳴り響き、粛殺した気配が漂う。

「早臥早起、与鶏倶興」について。春夏は「夜臥早起」だが、秋からは「早臥早起」に切り替える。春夏では寝る時間が遅くて11時までと説明したが、秋にはもう少し早めて十時半までにすることが望ましい。しかし、現代では、インターネット・ゲーム・テレビ・携帯・飲み会・バーに入り浸る等々が、「不夜城」と言える夜寝ない社会を作っている。夜早く寝ることはなかなか難しいことだ。たくさんの難しい病気はこの夜寝ない社会から生まれたものだと言わざるを得ない。「与鶏倶興」は現代人には通じない言葉だが、つい二十世紀七十年代までの中国の農村部では、電気のない生活を送っていて、夜は早く寝て、朝は鶏鳴と共に起床する生活リズムがあった。科学技術がもたらした物質の豊かさと便利さによって、人間の生活リズムが猛スピードで崩れてきた。しかし、科学技術が如何なる進歩を遂げたとしても、四季陰陽の変化のリズムを変えることはできない。人体の陰陽変化のリズムも変えることができない。自然の法則は永遠の真理であり、変えられるものではない。余談になるが、二年前のある日、一人の大学三年の男子学生が私のところに相談しにきた。彼と彼の友人は夜の飲食店を経営しているが、友人がひどい鬱病に、彼自身は目も胸も痛いという。ちなみに、仕事は朝の5時頃で終わり、寝るのは朝からという。私は人体の一日の陰陽の気の変化とリズム、及び病気の原因を説明したところ、学生はこのような質問をした。"先生、夜寝なくても病気しない方法はありますか。" 私はこう答えた。「あなたは夜空の月に向かって、'月くん、おまえは引っ込んでくれ。太陽くん、出てきてくれ'と命じることができますか？できなければ、自然のリズムに順応しなさい。」

「使志安寧、以緩秋刑」について。「寧」は落ち着くの意。秋は陽気が引っ込み、陰気が盛んになるため、天地間は粛殺した気が漂う。ゆえに古代中国では死刑を執行する時期は秋にしていた。如何なる即死刑にすべき重大な罪を犯しても、春夏に執行することはまずない。必ず秋になってから執行する。これも秋の「殺気」に順応する考え方である。秋では粛殺の気の影響で、人間の心にはどうしても「悲」と「愁」の感情がこもって駆除できない。対処法として、心を落ち着かせて安らかに保つことが大事だと説いている。現代人は夜遅くま

で帰宅せず、はしご酒や、ギャンブル、繁華街で豪遊したり、ゲームしたりする行動は、人為的に「不安不寧」の精神状態を作っていると言わざるを得ない。これも鬱病の一つの大きな原因と言われている。鬱病は秋になると症状が重くなる傾向があるが、それは秋の「殺気」の影響からきていると考えられる。

「収斂神気、使秋気平」について。春は陽気が芽生える時期で、万物が生き生きと芽を伸ばし、夏は陽気がピークに達する時期で、万物が思いっきり生長する。秋は陰盛陽衰の時期になり、万物が成熟して収穫の時期に入ると同時に、陽気を体内に収斂する。人間もそう。体内では陽気が弱くなり、春夏での体表への発散状態から奥へ引っ込み、臓腑を陰寒の気から守ろうとする。この時、もし人のエネルギーと精神状態が春と夏のままに発散していれば、陰陽のバランスが崩れてしまう。ゆえに人のエネルギーと精神状態も季節の気に合わせて引き締めて、収斂の状態にすべきだ。そうすると、心身とも穏やかになる。人生において順風満帆の時に勇退すると同じで、実りの秋には精神とエネルギーを外に発散する状態から引き締める時期である。

「無外其志、使肺気清」について。この表現も「一語雙関」の意を持つ。五臓において、秋に最も活動しているのは肺である。一方、喘息や気管支炎など呼吸系統の持病は、秋になると症状が重くなる傾向がある。「無外其志」の表の意は、粛殺した雰囲気が漂う秋では、志を外に向けずに心を落ち着かせて、呼吸術を行い、肺気を清らかにする、となるが、裏の意は、腎気を保養して、腎と肺に共に正常な呼吸を維持させる、となる。東洋医学では、呼吸は肺と腎との協同作用によるものとされている。清の医書『類証治裁』にはこのようにいう。「肺為気之主、腎為気之根。肺主出気、腎主納気。陰陽相交、呼吸乃和」（肺は気の主、腎は気の根。肺は呼吸すること、腎は気を納めることを主る。陰と陽、即ち、腹部の下に位置する腎と上に位置する肺が協力・協調すれば、呼吸が和やかになる【呼吸系統の病気がしないという意味】）。ゆえに、「金水相生」（金と水、即ち肺と腎は生かしあう）、「肺腎同源」「肺腎同治」の言い方もある。以上から、「無外其志、使肺気清。」の奥の意味は、腎気と肺気を同時に保養し、深呼吸に務めて、「儲痰之器」である肺から病気の一つの源である痰や粘液を排出させ、肺気を清らかにする。一言でいうと、秋に最もと活動している肺を元気にするには、深呼吸が重要だということを説いている。

「此秋気之応、養収之道也。逆之則傷肺、冬為飧泄、奉蔵者少」について。すべてが引き締まり、収まって行く秋の季節、そして冬の準備もしないといけない季節で、気持ちを穏やかに保つようにし、深呼吸に心がけて、意識を肺気を清らかにすることだけに集中する。これこそ秋の「収まる」「収斂」の気を養うための基本原則である。一年の四季に「生」「長」「収」「蔵」のリズムがあるように、人の生命過程も同じリズムを経験する。「生」と「長」のような良い局面を経て、「収」に相当する引き上げるべき時は引き上げる。このような心持ちをすれば、人は達観的になり、短い人生の旅がスムーズになる。「収」はこの先の「蔵」ともっと先の「生」「長」の準備段階である。秋では「収」の法則に背くと肺気を清らかにすることができず、呼吸系統が痛む。また、肺は大腸と裏表関係があるので、肺が傷むと大腸の機能も影響され、結果として、冬には下痢をしたりしてしまう。「飧泄」とは水分と穀物が消化できずに下痢を起こすこと。冬は「閉蔵」の季節で、腎が最も活動する季節であるため、下痢すると「閉蔵」できず、腎臓の精気が下痢とともに漏れてしまう。そうすると、冬を過ごすための精気が足りなくなる。

以下、秋に合った食べ物を紹介する。「五味」（酸・甘・苦・辛・鹹）の中で酸味に収斂の働きがあるので、秋に対応している。秋の酸味と言えば、旬の果物である梨、葡萄、林檎などが挙げられる。これらの果物は「生津潤燥」（唾液の生成を促進し乾燥した体を潤す）の効果があるので、積極的に取ること。「五色」の中で白が秋に対応するので、白い食材として、旬の山芋やレンコン、白いきくらげ、ぎんなん、豆腐などが肺機能を助ける働きがある。山芋は肺気を補うのに最高だと言われている。ただ料理にするときは皮とひげを一緒に調理することが肝心である。肺機能が良くない方にとって、この時期に特に意識的に白い食材を摂取することが大事である。

余談になるが、中国では立秋の日に「貼秋膘」の風習がある。「膘」は皮下脂肪の意で、立秋の日は、夏の暑さで体力が落ちた身体を労わり、そして秋冬に向けて寒気を防ぐため、身体に脂肪を貼るべく、一家団らん美味しい肉料理を囲んで食べる、という意味。この日に佳食をすると、春まで飢えずに、寒さから守られるという。現代の我々は日常によく「皮膚」の言葉を使うが、果たして、本当の意味が分かっている人は何人いるだろうか。「膚」は皮下脂肪の

意味で、「皮膚」とは現代でいう「肌」ではなく、肌と下の脂肪を含む。「貼秋膘」とは、陰気が盛んになり、寒さがやって来る季節に、動物たちの体に新しい毛が生えて、寒さから体を守ろうとする。人間も皮下脂肪を増やして、臓腑をしっかり守ろうという考えである。古代の中国人は「皮」と「膚」を分けては考えない。「膚」があるからこそ、「皮」にシワがなくみずみずしく維持され、秋冬では身体が暖かく保たれる。「膚」がなければ、シワが現れやすく、冷え症のもとにもなる。ところが、現代の我々は、ダイエットを強調するあげく、皮下脂肪を敵と見做し、脂肪吸引など極端な手段まで駆使してダイエットして、結局、様々な宜しくない結果を招いてしまう。「中庸」という言葉は忘れてはならない。

4　冬の養生法

「冬三月、此謂閉蔵。水冰地坼、無擾乎陽。早臥晩起、必待日光。使志若伏若匿、若有私意、若已有得。去寒就温、無泄皮膚、使気亟奪。此冬気之応、養蔵之道也。逆之則傷腎、春為痿厥、奉生者少。」

冬の三ヶ月（旧暦の十〜十二月）を閉蔵の季節といい、至る所で水が凍り、地面が裂け、天の陽気は万物から遠ざかるので、万物が陽気を体内の奥に閉じこめて蟄蔵する。人間も万物と同様に起居すべきで、陽気を活発にさせるスイッチを入れない。夜は早く寝、朝はゆっくりと起き、起きる時間は必ず日の出を待つ。志を深く潜めるような状態を保ち、心を静かにする。まるで人に知られたくないプライバシーが外部に漏れないようにしっかりとガートするような心構えで、まるで欲しいものを手に入れて、内心の喜びをかみしめているような気持で、この秘かな思いを大切に秘蔵している。日常生活は、寒さを避け、体を暖かく保ち、大汗をかくほどの過剰な運動や過度な陽気の消耗を控え、精気が漏れ出ないようにする。これは冬の「閉蔵」の気に相応する養生の法則である。これに背くと、冬に最も活動する腎気が傷む。すると、春には肝気の「生発」に供給するエネルギーが足りなくなり、「痿厥」の病気になってしまう。

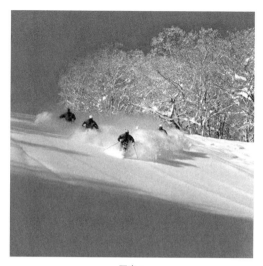

写真 4
出所：http://www.he.xinhuanet.com/news

　以下、詳しく解説する。「冬三月、此謂閉蔵。」について。冬の三ヶ月とは、旧暦を一ヶ月ずらした西暦の十一〜一月にあたり、立冬から始まり、小雪、大雪、冬至、小寒、大寒という立春まで六つの節気を含む。立冬の日は毎年の十一月七日か八日になる。「閉」は「閉じる、閉める」の意で、「蔵」は「大切な物を保管する場所、隠す場所」の意。「此謂閉蔵」とは、二通りの意味がある。一つに、冬は陽気を体内に深く貯蔵する時期。二つに、自らの「神」即ち精神と意志をコントロールして表に出さない。中国では「一年の計は春に在り、一年の根は冬にある」という諺がある。冬は植物の陽気が弱くなり、根元の部分に引っ込み、生命の最低限のエネルギーを守ろうとする。植物を育てている場合は、植物の陽気を最大限に節約し、翌年の開花と実るためのエネルギーを貯蓄するため、冬では枝の先や余計な枝を剪定する。大自然の水もそう。水は冬になると自らの生命力を失わないために精気を隠して、氷に変身する。人間も冬の間に陽気を洩らさずに「閉蔵」すれば、翌年の春から元気が満ち溢れていいスタートを切ることができる。

　中國では「冬不藏精、春必瘟病」の諺がある。冬の間精気を隠さなかったら、春には必ず疫病にかかってしまう、という意味である。自然現象の雷を一例と

して挙げよう。春は「生発」の時期で、雷は春の到来を伴う現象だが、もし冬の間強烈な雷が鳴ったら、翌年の春に疫病が流行する可能性がある。なぜなら、冬という陽気を閉蔵する時期に、雷や稲妻が鳴ったら、眠っている天地の陽気が衝撃を受け、万物が被害を受ける。実例として、二〇〇二年の冬、広東省では何日間も雷が鳴りつづけた、当時星相学と天文学に精通する医者はこう予測した：来年の春には疫病がはやる可能性がある。そして案の定、翌二〇〇三年、広東省から中国全土にわたって新型ウイルス風邪が猛威を振るった。人間も同様、冬の間にエネルギーを思いっきり消耗したら、翌年の春では疫病にかかる恐れがある。

「水冰地坼、無擾乎陽」について。『孫子兵法』に「水無常形、兵無常勢」の言葉がある。「軍には決まった勢いというものがなく、水には決まった形がない。」の意味。水は厳冬になったら氷の形に変身して、自らのエネルギーを「閉蔵」する。野原では、土が「閉蔵」するあまり、割れてしまって、朝になると割れ目から湯気が立ち上り、もうもうと蒸発する。この現象は、大地が「閉蔵」し過ぎて、地表がはちきれたしるしでもある。小宇宙である人間の体も同様な現象がある。凍えた手足にあかぎれができたり、裂け目や霜焼けができたりする。陽気が弱くなり、臓腑を第一に守るため、体内の深層に引っ込み、体表と四肢にめぐる気血が少なくなったからである。陽気が最も弱い時期とは、陽気が最も少なく、臓腑を優先的に守ることを精いっぱいで、四肢は二の次になってしまう。そのため、妄りに消耗してはいけない。現代の人々は一年四季にわたって「生」と「長」ばかりで、「収」と「蔵」だけは知らない。結局のところ、春になると様々な症状に襲われてしまう。これらの症状の種は秋と冬にまいたものである。以下は陽気を消耗しない生活スタイルである。

「早臥晩起、必待日光」について。冬では陽気が「閉蔵」するため、昼が短くなり夜が長くなる。古代の人は日が暮れたら寝る準備をし、日が昇ったら起きる、冬のリズムにぴったりと順応する形であったが、現代の人にとってはあり得ないことだ。しかし、寝る時間は遅くても十一時までにすべきである。『黄帝内経』では、「凡十一藏、取決於胆也」（五臓六腑は胆によって決まる）という表現がある。十一時から十三時までは胆が最も活動している時間帯で、熟睡しなければ、胆汁が充分に分泌されない。胆汁は食べ物の消化や血を作る材料

として必要不可欠である。従って、健康な体を作るには、十一時からの熟睡は何としても確保しなければならない。十一時までにネットや娯楽をきちんと止められるかどうかに、また、質の良い睡眠を確保できるかどうかにかかる。現代人の多くは、布団に入っても目がさえて眠れなかったり、夜遅くなってもネットやスマホを見続けて寝ようとしない。これも現代社会の一つの悲哀である。それから、「必待日光」についても説明する必要がある。何故朝起きる時間は日の出を待たなければならないのか。理由は、天地の陽気は日の出までまだ「閉蔵」されており、日の出に伴い天地の陽気が始めて動き出し、同時に人体の陽気も動き出す。陽気が「閉蔵」されている内に起床すれば、体内に眠っている陽気を無理やり起こすことに等しい。老子のいう「人法地、地法天、天法道、道法自然」（人は大地を模範とし、大地は天を模範とし、天は道を模範とし、道はおのずからあるべき姿に従う。）とは、このような人間の守るべき生活リズムも含まれる。

　「使志若伏若匿、若有私意、若已有得」について。この辺も「一語雙関」（一つの言葉が表と裏の二通りの意味を持つ）の意味を持つ。表の意味は、「まるで人に知られたくないプライバシーが外部に漏れないようにしっかりとガートするような心構え」、「まるで欲しいものを手に入れて、心の中で密かに喜びをかみしめているような気持」、という二つの比喩を用いて、体内の陽気を動かさない冬に相応する心の持ち方を表現しているが、裏の意味は、この時期では、性生活を極力控えるべきだと説いている。「腎は志を蔵す」「腎は精を蔵す」「腎は生殖を司る」、冬は腎が最も活動をしている季節で、腎気を保養するには、精を洩らさないことが最も大事だとされている。性行為時の男性の精液と女性の陰液はともに「精」の一部である。しかし、肉欲をほしいままにする現代人に対して、このような道理を聞かせようとしても、耳を傾けてくれるはずがない。この文に関する説明はここまでにする。

　「去寒就温、無泄皮膚、使気亟奪。此冬気之応、養蔵之道也」について。中国では、「精足不畏寒」（精が足りれば、寒気をきらわない）という諺がある。精気が満ちている男性は厳冬でも体が暖かくて、薄着でも平気でいられる。逆に夏には炎天下にいても体が蛇の体のように涼しい。しかし、現代人にはこのような人が少ないかもしれない。普通の人は、この時期ではまず体を暖かく保

つことを心がけるべきである。冬での冷えによって、真っ先にダメージを受けるのは腎である。現代の日本では、特に若い女性は、冬でも素足を丸出しにしたり、薄いストッキングにショートパンツやミニスカートの格好をしたりしている。マスクをつけながら薄着で街を寒そうに歩いている女性達の姿は一つの風物詩になっている。見た目の格好の良さを求めるあまり、寒さを我慢して、生命の質を左右する健康の大事さを忘れてしまっている。薄着の格好のうえ、さらに食生活には、冷たい飲料水にビール、冷たい野菜サラダ、冷たい弁当……、体の内外が「冷」に曝された結果、陰寒なものが体内に溜まり、冷え症、生理不順、生理痛、婦人病、鬱病、パニック障害等が押し掛けてくる。これも当然のことである。「無泄皮膚」は夏の「使気得泄」と呼応している。夏では陽気を発散させて、体内の寒邪・湿邪・毒素を追い出すため、汗をかくべき時期であるが、冬では逆。陽気が弱くなって体内の奥に引っ込んでいるので、汗をかくと無理やり陽気を起こして消耗したり洩らしたりすることになる。かりに汗をかくとしても大汗ではなく、微かに体表に潤いを感じる程度までにする。お風呂の際も、温度が熱すぎると毛穴が開き、陽気が抜け出してしまうので、低めに設定すること。運動する時も激しい運動を避けて、ウォーキング、ヨガ、太極拳などソフトな運動がお勧め。「去寒就温、無泄皮膚」は冬の「閉蔵」の気に相応した生活スタイルである。

　「逆之則傷腎、春為痿厥、奉生者少」について。冬の「閉蔵」の養生法則に背いて、陽気を消耗したり洩らしたりすれば、腎が傷む。東洋医学に「漏精」の用語がある。「漏精」の症状は以下になる。盗汗（寝汗）、自汗（何もしないのに汗をかく）、蛋白尿、尿漏れ、女性のおりもの、男性の遺精。また、唾液か鼻水か涙かいずれかの量が多く止まらない症状も含まれる。これらの症状はいずれも「精」が漏れているサインで、すべてが冬での「閉蔵」の養生法則に逆らって、腎がダメージを受けたからだと考えられる。腎が肝に「生発」の気を供給するので、「精」が漏れて腎が傷むと、春には肝気と肝血が足らず、「痿厥」の症状が出てしまう。「痿厥」とは主に手足が冷たかったり、吊ったりする症状で、男性の性不能もその一つである。自然界ではバラや蘭が、冬の間に枝を剪定すれば、翌年の春には花が枝の末梢までいっぱい咲くが、そうしなければ、枝にも「痿厥」の症状が出て花が咲かない。同じ道理で、万物が蘇って

生き生きと「生発」する春でも、人間は肝気と肝血が不足すれば、気血が四肢末梢までめぐらず、「痿厥」の症状が出て、「生発」できない。

　冬の養生法について、「腎気を保養して腎機能を良くする方法」の一節にも触れたが、ここで少し補足したい。

　ここでお勧めしたいのは足湯。冬では普通の庶民にとって、足湯が最も経済的で便利な養生法である。理由は以下である。その一、足には、脾経・肝経・腎経・胃経・膀胱経・胆経という六つの経脈が通っているので、足湯でこの六つの経脈を温めることで、六つの臓腑にも刺激を与え、保養することになる。その二、足は人体の「第二の心臓」と呼ばれ、心臓関係の病気は足湯や足のマッサージによって改善できる。足が暖かくなって始めて心臓に血液を提供でき、心臓が暖かくなって始めて全身に血液を提供できる。その三、足にはたくさんのツボと反射区があり、全身の縮図でもある。足湯によって体全体に良い刺激を与え、疲労や便秘を解消し睡眠を助ける。また、血圧が高い、血糖値が高い、コレステロールの高い、糖尿病、不妊症などの症状には特に効く。ゆえに、中国では古くから足湯が人々に愛され、足湯の重要さについてたくさんの言い伝えがある。幾つかを挙げると：

　「人之有脚、犹樹之有根。樹枯根先竭、人老脚先衰。」(脚は人体にとって木の根と同じで、木が枯れるとき根が真っ先に枯れる如く、人が年を取るとき足が最初に衰える。)

　「富人喫補薬、窮人泡泡脚。」(お金持ちは高い薬を服用して体を保養するが、貧乏人は足湯を楽しむ)

　「睡前一盆湯、賽過人参湯」(寝る前の足湯は朝鮮人参のスープよりも効果的)

※足湯に関するアドバイス
●足湯の温度は高すぎず低すぎず、四十五度前後で気持ち良く感じる程度が良い。時間が二十〜三十分程度で、水温を保つため、お湯のポットをそばに置いて、お湯を少しずつ足す。足を拭いてから両手で足の裏と足の甲をこする。終わった後冷やさないようにすぐ靴下をはく。
●足湯の桶は木製で膝まで浸る高さが望ましいが、日本ではこのような桶があ

第四章　東洋医学における四季養生法　233

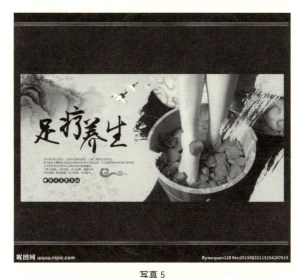

写真5
出所：http://baojia.zgyaye.com/yule

まり見かけないので、深めのプラスチック製で代用してもよい。
●漢方薬の紅花（もっと効果的なのはチベット産の紅花）が「活血化鬱」の作用があるので、足湯に入れると気血のめぐりがさらに良くなる。紅花が手に入りにくい場合は、花椒（中国産山椒）、または生姜（スライスして）、塩、酢、お茶の粕のいずれかが代用してもよい。
※注意点
1　空腹時または食後の三十分以内は足湯をやらない。
2　水温が高すぎないように。
3　自分勝手に漢方薬を入れない。
4　生理期と妊娠期の女性はやらない。
5　体に出血症状のある方はやらない。

　ついでに冬に合った食べ物を紹介する。冬の食べ物について、「腎気を保養して腎機能を良くする方法」の一節にも触れたが、ここで少し補足したい。夏の一節にすでに述べたように、中国では「冬喫蘿卜夏喫姜、不労医生開薬方」（冬には大根を、夏には生姜を食べれば、医者に世話にならなくて済む）の諺

がある。冬は、旬の野菜として大根を始めとする根菜が相応しい。根元から大地の陰気をたっぷり吸収して、秋から冬にかけて収穫するので、「春夏養陽、秋冬養陰」（春夏には陽気を保養し、秋冬には陰気を保養する）の理念に叶っている。人参、山芋、サツマイモ、ジャガイモ、大和イモ、サトイモ、ゴボウ、レンコン、白菜などは代表的な冬の根菜である。それから、豆類や雑穀類を主材料にして、時間をかけて弱火で煮込んだお粥類もこの季節に相応しい。冬の食べ物に関しては、「腎気を保養して腎機能を良くする方法」に合わせて参考にしてもらいたい。

終わりに

　このテーマの最後に、『黄帝内経・素問』四気調神大論の終わりの言葉を訳して締め括りにする。

　「夫四時陰陽者、万物之根本也。所以聖人春夏養陽、秋冬養陰、以従其根、故与万物沈浮於成長之門。逆其根、則伐其本、壊其真矣。故陰陽四時者、万物之終始也、生死之本也。逆之則災害生、従之則苛疾不起。是謂得道。（中略）是故聖人不治已病治未病、不治已乱治未乱、此之謂也。夫病已成而後薬之、乱已成而後治之、譬猶渇而穿井、鬥而鋳錐、不亦晩乎。」

　四季陰陽とは万物の根本である。そこで聖人は春と夏には陽気を養い、秋と冬には陰気を養って、この根本に従うのである。こうして聖人は、万物と同様に、生長発育の正常なリズムを充分保てるのである。仮りにこれに反してしまうと、生命の根本が傷つき伐られて、先天的な気もまた損なわれ、壊れてしまう。ゆえに、陰陽四季とは万物の始まりから終わりまでのサイクルであり、生と死の本源である。これに逆らえば災いが生じ、これに順応すれば小さな病気すら生じない。これは養生の本当の意味である。（中略）ゆえに聖人は病気になってから治療するのではなく、病気になる前に予防する。体のリズムが乱れてから治療するのではなく、乱れる前にきちんと毎日整える。病気にすでに

なってから治療すること、反乱がすでに起きてから鎮圧することは、まるで喉が渇いでから始めて井戸を掘ること、戦おうとするとき始めて兵器をつくること、これらと同然である、これではもはや手遅れである。

あとがき

　本書の第一部の内容は博士論文である。筆者は2004年京都大学博士課程に入り道教思想を研究する予定だったが、入学してまもなく武田時昌先生（京都大学人文科学研究所教授）が「『医心方』研究会」と「『五行大義』研究会」を立ち上げ、先生のご厚意により、私もその研究会のメンバーの一人になった。今振り返ってみれば、これは私が東洋医学研究分野に入った一つの大きなきっかけだった。武田先生は、鍼灸巻である『医心方』巻二の訳注をすべて私にさせて下さり、月一回のペースで研究会で訳注を発表させて頂いた。六朝時代の文章が大変難解な上、私は鍼灸知識が皆無に等しく、研究会の先生方は私のレベルの低さに驚いたに違いないが、それでも暖かくご指導して下さった。発表していくうちに、鍼灸学の源である『明堂経』が、六朝時代の多流派と多様性を経て、宋代までに発展と変化を遂げたことに気づき、その根本的な原因を追究した。これは論文の最初の形であった。ただ表面の技法だけを流した現代鍼灸の臨床において、鍼灸を発生させた奥深い思想根源を遡及し、根本を正すことは、大変意味を持つのではないかと考える。

　第二部は、2012年帝京大学に勤務してからの授業及び同年立ち上げた「東洋医学養生学研究会」の授業内容の一部である。現代社会において物が溢れていて、あらゆる面で大変便利にはなったものの、生活リズムの乱れ、激しい競争からくる精神面でのプレッシャー、ネットやゲームへの依存、光の汚染（一日中付けっぱなしの電気による心身へのダメージ）、ジャンクフードに依存する食生活の乱れ等、健康を脅かす現代特有な生活スタイルが枚挙に暇がない。そのため、「亜健康」状態や老化の早期化が進み、人間にとって最も大事なものである健康な体と清浄心が失われ、取り返しのつかない代償を払っている。ある意味では、現代社会に生きる人間の生活の質が退化していると言わざるをえない。このような歪みに処方できる薬は、「返朴帰真」「天人合一」の東洋医学思想しか考えられない。これらの歪みに焦点を当てて、本書は、『黄帝内経』

の「上古天真論」「四気調神大論」を取り上げて解読した。前者は女性と男性の体が一生における周期的な変化と変化の駆動力を、後者は一年の四季における大宇宙と小宇宙の変化とそれに対応する養生法を、現代文に訳した上で、できるだけ現代人の生活スタイルと「亜健康」状態を医学理論に照合しながら詳しく説明し、読者に体の不調の根本的な原因に気付いてもらう。一読すれば、目新しい見解を得られるはずである。

　思い起こせば、当時来日してまもなく、想像もつかぬ衝撃的な現実に次から次へと突き付けられ、そこから波乱万丈の生活が始まった。余りの衝撃と辛さに私は健康を失い、頭痛・めまい・アレルギー性鼻炎・無気力・不眠などに襲われた。まさに亜健康状態そのものだった。絶望のなか、修士時代に興味があった道教を思い出し、道教を研究しながら健康を取り戻して、どん底から這い上がらなければと強く思うようになった。この思いが神様に通じたか、恩師となる西脇先生が救いの手を差し伸べて下さった。三年間で単位を取得して千葉に戻り、マイペースで博士論文を書きながら、まず考え方を直すことから、食生活、生活習慣、生活リズムまであらゆる面をリセットし、お灸や経脈マッサージ、様々な道教養生法を実践していく内に、次第に健康を取り戻した。
　多くの困難を乗り越えてここまでやってこられたのは、言うまでもなくたくさんの方々に支えて頂いたからである。
　まず、恩師の西脇常記先生（京都大学教授）に感謝を申し上げたい。先生は東洋と西洋の哲学思想に精通し、学問研究に対しては真摯で厳しい態度をもって臨み、緻密さと厳密さを持ち合わせている。先生は、中国古代の士大夫の生活スタイルに興味を持たれて、中国哲学思想の根幹となる儒教・仏教・道教をともに研究された。特に仏典の研究に力を注がれて、得意なドイツ語を生かしてドイツで保管されるトルファン漢語文書の調査を行われたりして、傑出した仏教研究著作を世に出されている。先生は卓越した学者であると同時に、徳が高く非常に人望のある教育者でもある。私は先生のもとで三年間薫陶を受けられたことは大変幸せなことだと思っている。
　先生は若いころ台湾で凍頂烏龍茶に出会い、それから嗜好品となって毎日欠かさず飲まれているようで、研究室にはいつも優雅かつ幽遠で奥ゆかしい香り

が漂っている。私が先生の研究室に入る時は、先生はいつも私が入る時間を計算してちょうど良い温度のお茶を用意して下さった。月に一回ほど他の四、五人のメンバーと一緒に先生の研究室で読書会を行っていたが、読書会が終わった後、先生はいつも当日出来上がったばかりの和菓子を用意して、美味しいお茶と一緒にご馳走して下さった。そして、お茶の間の雑談も一つの楽しみだった。ある時、一人の学生が、以前はある学者に対して好感を持っていなかったが、彼の著作を読んで彼に対する見方が変わった、と話をしたところ、先生はこうおっしゃった。「この世界は様々な物事が存在しますが、実際私達の目に入るのはただ興味のあるものだけ。例えば、僕は奥さんが妊娠してお腹が大きくなった時、街に出ると、あ、この人も妊娠している、あ、あの人も妊娠している、妊娠する人があちこち見かけた、でも、それまでは全然気づかなかった。また、奥さんが腕を骨折して石膏で固定して大変だった時、街に出ると、あ、この人も骨折している、あ、あの人も骨折している、と骨折する人がすぐ目に入るが、それまでは全然気づかなかった。だから、物事は普通に存在するが、私達が普段気付かないだけであって、簡単に否定したりしてはいけない。」またある時、ある男子学生がガールフレンドの文句を色々言ったところ、先生はこうおっしゃった。「僕も時には奥さんのことになんでこうなのか、と不満に思ったりしますが、でも自分のことを顧みると、自分だってたくさんの欠点があって、自己嫌悪することだってあるし、ましてや相手から見ればなおさらのことでしょう、そう思うと不満な気分が自然に消えてしまう。」またある時、ある学生は自分の研究歴が浅いから論文を書けないと話をしたところ、先生はこうおっしゃった。「僕は今自分の若いころの論文を読むと恥ずかしく思ったりもしますが、でも若い時の論文はその時しかない鋭さがある。だから研究者になろうとする人は、未熟でも書くことが大事。」このように、先生は常にさり気なく若い学生に大事なことを教えて下さった。先生は仏典の研究に浸っているせいか、発しているオーラはまるで仏のようで、一緒にいるとその雰囲気が何とも言えない良い気持ちで、離れたくない。また、言葉数が少ないが、一言二言で人に目覚めさせる。私は出来の悪い弟子で、いつも先生のお顔に泥を塗る形になってしまい、ある日先生に謝ったところ、先生は微笑んで「どんどん恥をかきなさい」と返してくださった。先生に厳しく叱られる時もあった。

あとがき

　ある日、私はある先生の文句を言ったところ、「人の悪口を言ってはだめだ」と棒喝され、それ以来、裏で人の文句や悪口を一度も言ったことがない。私が三年間で単位を取得して京都を離れた後、先生はいつも丁度良いタイミングで葉書を送って下さった。簡単な季節の挨拶のような形だが、実は私の博士論文の進み具合を心配されており、はっきり聞くとプレッシャーになるので、このような形でメッセージを送って下さっていた。論文の初稿が完成した後、先生はチェックして下さり、内容の問題だけでなく、下手な日本語まで一字一句をすべて手直して下さった。私の下手な日本語論文を直すのはご自分の論文を書くよりも難しくて時間がかかったに違いないが、一章ずつ送ってはすぐに直してお送り下さった。出来の悪く手のかかる弟子の私は先生に大変なご迷惑ご苦労をおかけしてしまった。先生は、私の学業だけでなく、生活の面まで気を配られ、奥様も一緒に色々助けて下さった。奥様の弓子先生は大変賢く、聡明で明るい性格の持ち主である。仏教思想を深く研究され、見識が高く、先生とは呼吸までぴったりと合っているような感じで、一緒にいると「神仙羨慕好夫妻」という中国の言葉を思い出す。「学為人師、行為世範」（学問においては人々の師であり、行動においては世の模範である）「桃李不言、下自成蹊」（桃李は口をきいて人を招くことはしないが、良い花や実があるので人々が争って来て、結果として自然に小道ができる。）、このような表現は実に先生に相応しい。人生においてこのような導師に出会えることは最高に幸運なことだと思う。先生ご夫婦に対して「感謝」だけでは軽すぎる気がするため、黙々と研究に励み、世に貢献することを一番の恩返しだ考える。

　武田時昌先生（京都大学教授）は、冒頭に触れたように、私が東洋医学思想研究分野に入るきっかけを作って、論文を指導して下さったもう一人の恩師である。先生は生まれつきの天才で、術数学・医学・占術など多岐にわたって精力的に研究されている。先生の考え方は機智に富み、自在に変化し、話し方も面白い。私のような頭の回転が遅い者にとって、ついていくのはほぼ不可能にも関わらず、先生は、『医心方』研究会は暫くの間閻さんをサポートする、と宣言され、鍼灸編である『医心方』巻二の訳注をすべて担当させて下さった。そして、研究会の重鎮である坂出祥伸先生や森村謙一先生は毎回のように熱心に指導して下さった。この研究会でのご指導がなければ、論文の完成はないと

思う。ここで研究会のメンバーに深謝したい。私が京都を離れ、千葉に戻った後も、武田先生が東京に出張しに来られる度に、声をかけて下さり、論文の指導を途絶えることなくいただいた。時には私の頭の悪さと怠惰に喝を入れて下さり、最後まで一人の学者としての善意を尽くされて、私を見捨てることなくご指導して下さった。心より感謝を申し上げる。

道坂昭廣先生（京都大学準教授）と宇佐美文理先生（京都大学教授）のお二人は、西脇先生が退官された後も優れた研究環境をご提供いただき、論文を指導して下さり、私の非常識にも優しく答えて下さった。ここでお詫びと共に感謝を申し上げたい。

奈良在住の桜井謙介先生（薬学博士）は、『傷寒論』などの研究に力を注がれている。ご自宅は図書館のようになっていて、東洋医学の珍本や研究論文をたくさん収蔵されているため、私の必要な本を随時送って下さった。生活の面での悩みも優しく聞いて下さり、実に菩薩のような先生である。心より感謝を申し上げると同時に先生のご健康をお祈りする。

真柳誠先生（茨城大学教授）は熱心かつ世話好きで名が知られ、日本国内だけでなく中国の後進まで無償でご指導されたり、必要な時に常に手を差し伸べられたりして、どこに行かれても後進たちに囲まれ尊敬される存在である。先生は私に論文の指導をされていただけでなく、就職の難局も打開して下さった。心より感謝を申し上げたい。

そして、帝京大学では、冲長荘八副学長先生を始め、外国語学部学部長の江原裕美先生、学科長の今関雅夫先生及び外国語学部の諸先生方は、教育の面において貴重なご指導やアドバイスを下さった。また、教務グループの浜野茂人様を始めとした教務関係の職員の方々は、授業環境作りに周到かつ細心の配慮を下さった。ここで感謝を申し上げたい。

プライベートにおいては、私の京大留学を後ろから押して下さったピアニストの鹿野明子先生、来日してから生活面と精神面においてずっと暖かく支援して下さった田口宣稔・令子先生にはこの紙面を借りて感謝を申し上げたい。

それから、東洋医学養生学研究班の方々はいつも熱心に授業に反応して下さったり、積極的に色々な養生法の実践・効果の報告をして下さったりして、私の研究にとっては一つの大きい励みになった。ここで謝意を申し上げたい。

本書の刊行にあたっては、前野隆文眞堂社長に大変お世話になった。そして、編集部のご担当者は、丁寧にお仕事をして下さった。ここで感謝を申し上げたい。

 さらに、この紙面を借りて、私を研究者の道に導いて下さった修士時代の恩師朱金順先生（北京師範大学文学院教授）に心から感謝を申し上げる。

 最後に私の祖父母と両親への感謝の気持ちも少し述べたい。祖母は敬虔な仏教徒であるため、我が一門に与える影響が大きい。祖母は裕福な家庭に生まれ育ち、慈愛深く、生涯にわたって念仏して善行を行っていた。そして最後に、死期を予知して、私の帰国を待ち、私が帰国した三日目に、念願の「無疾の終」を叶えて八十八歳で往生した。往生する前夜は不思議な瑞兆が現れ、実に信じられない素晴らしい光景だったという。祖父は祖母の影響を受け、晩年では戒律を持って生活し、往生する一ヶ月前、軽い風邪をひき、両親の介護を受けたが、苦しむ期間が短く、最後に父親の阿弥陀仏を唱えるなか、静かに眠った。九十六歳だった。祖父母は私にずっと深い愛を注いでくれ、来日した私を心配し、最後まで私の平安と幸福を願ってくれた。両親も仏教の教え「善有善報」（善い事をすれば善い報いがある）を深く信じ、常に徳を蓄えることに心がけている。二人ともその善い報いが自分たちの身ではなく、子供達の身に降るように願っている。私がこれまでたくさんの素晴らしい方々に助けて頂けたのは、祖父母と両親の余薫を被っているからと思う。

 これまでの道を振り返り、思わず歓戯して已まない。小さい頃『西遊記』の連続ドラマを見ていた時、最後に三蔵法師と弟子達が取経のため、万難を克服してようやく西方の聖地について菩提樹の下で座禅するシーンがあった、画面とともに流れた挿入曲が未だに心に響いている。そこで最後にこの挿入曲の歌詞を味わいながらあとがきを終わりにする。

 青青菩提樹、宝像荘厳処。経過多少歳月、依然蒼翠如故。仰参菩提樹、遥望故郷路、幾多朝朝暮暮、漫漫曇煙無数。歴経坎坷終無悔、未教年華虚度。面対大千世界、功過従何数。願此身化菩提、護衆生光照千古。

 意訳：青々とした菩提樹よ、遥か昔は釈迦様がかつてこの下で悟りを開いた。いくら年月を経ても、依然として蒼翠した姿が変わらない。仰いで菩提樹に参拝し、遥か遠くから故郷への道を眺め、これまでの幾多の朝々暮々が目に

浮かび、漫漫たる曇煙がたなびく。しばしば不遇を経験してもやはり悔いがなく、歳月を虚しく過ごすことはなかった。大千世界にさしあたって、功績と過失はいったいどこから数えればよいか。唯々この身が菩提に化して、衆生を護持し、光が千古に照らすことを願う。

2015 年 11 月 2 日　　研究室にて

筆者

著者紹介

閻淑珍（イエン　シュチン）
帝京大学外国語学部専任講師
1995年北京師範大学大学院修了（文学修士）。2004年京都大学大学院人間・環境学研究科博士課程入学、2010年同大学人間・環境学博士号を取得。茨城大学非常勤講師などを経て、2012年より現職。なお、2012年以来、地元のコミュニティセンターにて社会人のための「東洋医学養生学」クラスを開設。
道教思想・東洋医学思想研究

主要学術論文
「楊玄操の著述断片から見た『明堂経』の流伝の変化（「従楊玄操文的片断看『明堂経』在唐代的流伝情況」）『東方学報』（第83冊）京都大学人文科学研究所刊行、2008年9月。
「『明堂経』の流伝と現状」『歴史文化社会論講座紀要』第8号京都大学大学院人間・環境研究科刊行、2011年2月。
「灸療法における〈八木の火〉避忌」『陰陽五行のサイエンス思想編』京都大学人文科学研究所刊行、2011年2月。
「中国医学における自然老化の"女七男八"理論について」『外国語外国文化』帝京大学刊行、2014年3月。ほか。

東洋医学思想研究
―鍼灸思想の伝承と現代人の養生―

2015年12月20日　第1版第1刷発行　　　　　　検印省略

著　者　　閻　　淑　　珍（イエン　シュチン）

発行者　　前　　野　　　　隆

発行所　　株式会社　文　眞　堂
東京都新宿区早稲田鶴巻町533
電話　03（3202）8480
FAX　03（3203）2638
http://www.bunshin-do.co.jp
郵便番号162-0041　振替00120-2-96437

印刷・モリモト印刷／製本・イマヰ製本所
Ⓒ 2015
定価はカバー裏に表示してあります
ISBN978-4-8309-4889-3　C3047